침구치료의 원조

통증과 침구치료

편저 : 박 종 갑

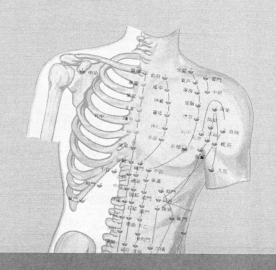

두통, 경완증후군의 임상, 오십견의 침구치료, 흉배통의 침구치료, 상복부통에 대하여
하복통의 침구치료에 대하여, 요통, 좌골신경통의 임상, 관절증의 침구치료

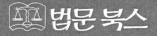
법문 북스

침구치료의 원조

통증과 침구치료

편저 : 박 종 갑

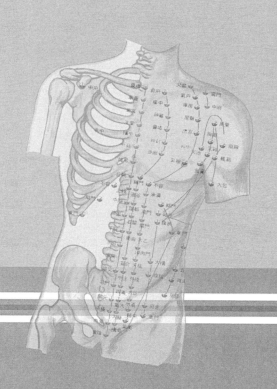

두통, 경완증후군의 임상, 오십견의 침구치료, 흉배통의 침구치료, 상복부통에 대하여
하복통의 침구치료에 대하여, 요통, 좌골신경통의 임상, 관절증의 침구치료

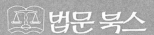
법문 북스

痛症과
鍼灸治療

本社編輯部 編譯

―執筆者―

代田 文誌

芹澤 勝助

鹽澤 幸吉

三木 健次

淸水 千里

倉島 宗二

森 秀太郎

木下 晴都

米山 博久

發 刊 辭

鍼灸 뿐만 아니라 어떤 醫療라고 하더라도, 먼저 患者가 呼訴하는 當面의 苦痛을 除去하여 주는 것이 先決이며 重要하다는 것은 말할 나위도 없다.

患者는 우선 苦痛에서 解放되면, 그것만으로도 病의 태반은 나아진듯한 기분이 될 것이며, 術者에 對한 信賴感도 한층 깊어질 것이다.

대개 「痛症의 治療」라 하면 우리가 흔히 쓰는 鍼灸治療라는 말과 같으며, 그것이 本命이며, 特色이라 할수 있으리라.

近年 針의 作用으로서 눈부신 威力을 發揮하는 證據로서 「中國의 針痲醉」가 널리 認識되어 있으나, 이와같이 「鍼」에 物理的, 强力한 痲醉 作用이 있다는 것은, 「鍼」에 依한 痛症의 治療와 깊은 關聯을 가르키는 것이다.

지금이야말로 鍼灸는 「鍼」에 依한 痛症의 治療를 現代的으로 再認識하고, 또한 高度의 發展을 期하여 檢討가 行해지려 하고 있다.

이때에 즈음하여 本社는 「痛症의 針灸治療」의 現代的 義意를 探求하여 治療 體系를 確立하려는 뜻에서 現代鍼灸 톱 權威陣의 여러분들이 總出陣하여 이 試圖가 이루어진 것이다.

아무쪼록 本書로 하여금 諸位 鍼施術에 參考가 된다면 多幸으로 여기는 바이다.

10月

차 례

下腹痛의 針灸治療에 對하여 ……… 倉島 宗仁 … 141

머리에—痛症의 臨床的 意義 ……………………………………141

頭　痛　　　　　《代田　文誌》

緒　言

　「痛症의 鍼灸療法」을 分擔하여 執筆함에 있어서, 筆者의 擔當은 「頭痛」으로 決定되었다. 安易한 생각으로 受諾하였던 것이나, 막상 執筆할 段階가 되어, 文獻等을 調査하였더니, 이것은 매우 큰 問題임을 알게 되었다. 박식한 나 로서는 到底히 쓸수 없는 어려운 頭痛이 많이 있는 것이다. 頭痛 가운데는 腦腫瘍에 依하는 것이라든가 腦底骨折에 依하는 것이라든가, 여러가지 있다. 그러한 것이 되면 렌트겐線檢査나 髓液의 檢査가 必要하게 되어, 鍼灸師로서는 바른 鑑別 診斷할 수가 없으며, 따라서 治療할 수도 없는 것이다.

　그러나 本稿에서는 針灸療法이 適應할 수 있는 頭痛의 治療法으로 묶어 記述하기로 했다.

1. 頭痛의 分類

頭痛 中에는 後頭神經痛이라든가 片頭痛이라든가 하는 여러 病名을 붙일 수 있는 것도 있으나, 大部分은 頭痛이라고 하는 症候名을 붙일 수 있는데 지나지 않는 症候性의 것이 많다. 그 原因은 여러 가지가 있다.

우선 最初로 「痛症의 臨床」(淸原迪夫著)에 나와 있는 分類表를 들기로 한다. 이것은 1962年 美國에서 頭痛의 分類에 關한 特別委員會에서 行한 分類이다.

Ⅰ. 片頭痛型의 血管性頭痛
  a. 古典的(定型的) 片頭痛
  b. 普通의 片頭痛
  c. 히스타민性頭痛
  d. 片痲痺와 眼筋痲痺性 片頭痛
  e. 下半部頭痛
Ⅱ. 筋收縮性頭痛
Ⅲ. 連合性頭痛(血管性과 筋收縮性의 合併)
Ⅳ. 鼻血管運動性頭痛
Ⅴ. 精神異常性頭痛
Ⅵ. 非片頭痛型 血管性頭痛
  A. 全身感染症
  B. 一酸化炭素中毒, 高炭酸가스血症, 痙縮後頭痛, 縮醉, 異種蛋白反應, 酸素缺乏, 低血壓, 高血壓
Ⅶ. 牽引性頭痛
  a. 腦, 髓膜과 血管의 腫瘍
  b. 頭蓋內血腫
  c. 頭蓋內膿瘍
  d. 腰椎穿刺後頭痛

e. 假性腦腫瘍, 腦腫張

Ⅷ. 頭蓋內炎症에 依한 頭痛

A. 髓膜炎, 動靜脈炎, 氣腦後反應

B.· 頭蓋外의 動脈炎

Ⅸ~Ⅻ. 눈, 귀, 코, 副鼻腔, 齒, 그밖에 頭蓋, 頭部의 疾患에 依한 頭痛

ⅪⅤ. 外傷, 腫瘍, 炎症에 依한 腦神經炎

ⅩⅤ. 頭蓋內神經痛

以上인데 이 가운데 Ⅰ의 e 下半部 頭痛이라는 것은 顔面 下部의 疼痛으로서, 非定型性 顔面痛을 뜻하며, 三叉神經痛이란 것과는 다른 것을 말한다.

이 分類表를 보면 너무 仔細하고, 더구나 專門的으로 分類되어 있으므로 그 낱낱에 對하여 記述하기는 어려우므로, 鍼灸治療에 適應할 수 있을 것 같은 頭痛만 묶어서 쓰기로 한다.

그 前에 頭痛에 關한 槪括的인 것을 써 두고 싶다. 뒤에 쓰는 것과 重複되는 嫌이 있으나, 그렇게 하는 편이 理解하기 쉬우리라고 생각된다.

2. 頭痛에 對하여

頭痛을 크게 나누면, 特發性 頭痛과 症候性 頭痛과 둘이다. 前者를 本態性이라고도 하며, 後者를 續發性이라고도 한다.

特發性이라 하는 것은 精密한 檢查를 하여도 그 原因을 찾을 수 없는 것으로서 片頭痛은 여기에 屬한다. 그밖의 頭痛은 어떠한 疾患이 있어서, 거기에 隨伴되어 일어나는 것이므로 症候性 頭痛이다.

지금 症候性 頭痛의 槪括을 적으면 다음과 같은 것이 있다.

(1) 熱性病의 初期에 일어나는 것. 感氣라든가 熱性病의 初期에 發熱에 따라 일어나는 것으로서, 이것은 腦血管의 擴張과 伸張 때문에 일어난다고 한다.

(2) 神經性 頭痛. 이것은 精神的인 영향으로 일어나며, 노이로제, 히스테리

등인 사람은 가끔 頭痛의 개운치 않음을 呼訴한다. 머리에 무엇을 쓴 것 같은 느낌이 난다든가, 띠(帶)로 머리를 조르는 것 같은 느낌이 난다든가, 머리의 芯이 텅 비어서 아프다는 症勢를 볼 수 있다. 常習 頭痛도 그 一種이라고 생각하여도 좋으리라고 여겨진다. 婦人들에게는 이런 類의 頭痛이 많아서 疲勞하든지 날씨의 變化에서도 곧 영향을 받아 頭痛을 하소연하는 것이다.

(3) 腦의 血行障害에 依한 것. 예컨대 腦貧血, 腦充血 等은 바로 그러한 증세이며, 頭痛이 따른다. 腦底 動脈이 硬化하여도 頭重이 일어난다.

(4) 鼻腔 및 副鼻腔에 原因하는 것. 副鼻腔炎에서는, 急性인 경우 甚한 頭痛이 일어나는 일이 있다. 慢性症이라도 頭重, 頭痛을 呼訴하는 수가 많다. 그리하여 前屈 姿勢로 오래 있거나, 過勞하게 되면 症狀이 더 나빠진다.

(5) 眼科疾患에서 오는 것. 그 代表的인 것은 綠內障으로 急性인 경우에는 심한 頭痛이 일어나며, 구역질이 일어나기도 하고 또는 嘔吐를 한다. 亂視・遠視等의 調節이나 屈折 異常에 依하여서도 頭痛이 일어나는 수가 있으며, 大部分은 頭部 全體의 鈍痛이다. 眼鏡의 度數가 맞지 않는 경우에도 頭痛이 일어나는 수가 있다.

(6) 頭蓋內의 壓의 變化에 依한 것. 머릿속의 壓의 變化에 依하여서도 頭痛이 일어난다. 頭蓋의 內壓이 上昇하는 것은, 腦膜炎이나 腦腫瘍과 같은 경우로서, 심한 頭痛이 일어난다. 腦膿瘍의 경우도 그러한 頭痛이 일어난다. 또 手術을 할 때 腰髓麻醉을 하기 위하여 脊髓液을 採取하면 頭蓋內의 壓이 低下하여, 그 때문에 頭痛이 일어나는 수가 있다.

(7) 頸椎異常에 依한 것. 頭部의 變形性 脊椎症, 外傷性 骨常 따위 때문에 椎骨動脈이 壓迫되어서 일어나는 頭痛으로서, 血管性인 頭痛에 屬하는 것이 많다. 잘 일어나는 年齡은 中年 以後의 高齡者에게 많다. 대개는 側頭部痛으로 前頭部痛이나 眼窩部痛일 때도 있다. 하루 가운데서 아침에는 比較的 좋으나 저녁이 되어 나빠진다.

(8) 鞭打症이나 頭部打撲에 依한 것. 鞭打症 뒤에는 頭痛을 呼訴하는 者가 많다. 頭部의 打撲 뒤에도 頭痛을 呼訴하는 者가 많다. 診斷上 確實한 原因을 確認할 수 없는 수가 많다. 쇼크에 영향이 많은 것으로 推定된다.

(9) 全身病에 따르는 頭痛. 高血壓・心不全等도 頭痛의 原因이 되는 수가 있으며, 尿毒症 또는 藥物中毒에 依하여서도 頭痛이 일어날 때가 있다.

(10) 一酸化炭素 中毒에 依한 것. 一酸化炭素 中毒에 걸리면, 腦貧血을 일으키는 수가 많고, 또 頭痛이 일어나기 쉽다. 暖爐를 使用하여 닫아 놓은 室內같은 곳에서도 일어나기 쉬우므로 換氣에 注意할 必要가 있다.

3. 頭痛과 針灸治療

前項에서 極히 概括的이기는 하지만, 頭痛에 關하여 大要를 記述하였으나, 이들 모든 頭痛에 針灸治療가 適應하며, 그들을 針灸治療만으로 處理할 수 있는가 하면, 그렇지는 않다. 針灸治療만으로 治療할 수 있는 것은 적은 것이다. 對症療法으로서라면 頭痛의 大部分에 針灸治療를 適應할 수 있고, 좋은 成績을 올리는 수도 있으나, 原因療法이 되면, 確實하게 針灸療法이 適應한다고 斷言할 수 있는 것은 적은 것이다.

腦腫瘍이라든가 硬膜下血腫같은 것이 되면, 外科的 療法이 必要하고, 手術을 하지 않으면 生命이 危險하다. 腦腫瘍 따위도 抗生物質의 大量 投與와 手術이 必要하다.

頭部外傷後의 頭痛에 對해서도 우선 必要한 것은 그 症狀이 심할 때는 硬膜外血腫의 可能性을 생각하여, 렌트겐診査의 必要가 있으며, 경우에 따라서는 腦外科醫와 相議할 必要가 있다. 그러나, 그 後遺症(例를 들어「鞭打症」等)인 경우에는 針灸療法이 適應하며 좋은 成績을 올릴 수도 있는 것이다.

片頭痛 따위는 대개 針灸療法으로 좋은 成績을 낼 수 있으나, 이것이라한들 完全하게 治癒할 수 있는 決定的인 手法은 없고 對症療法에 그치는 경우가 많다.

三叉神經痛(이것은 嚴密하게 말하면 顏面痛이지만) 現代醫學으로서도 그 治療에 決定的인 手法이 없어서 困難을 당하고 있으나, 針灸治療로서도 그 모든 것을 完全하게 治癒할수 있다고는 斷言할 수 없다. 그러나, 그 症狀을 가볍게 할 수 있는 것은 確實하다. 그 가운데는 全治시킨 것도 있기는 하나 再發하는 것도 있는 것이다.

神經性의 頭痛도 對症療法을 行하여 그 症狀을 가볍게 할 수 있을 뿐이며, 完全한 治癒라는 것은 없는 것으로 보아도 좋다. 眼科 耳鼻科等에 原因이 있는 頭痛이라도 그 大部分은 專門醫의 治療에 倂用하는 경우가 많은 것이다.

그러면, 針治療法은 頭痛에 對하여 別로 所用없는 것인가 하면, 決코 그렇지는 않다. 大端히 所用에 닿는 것이다. 그 낱낱에 對하여서는 各論에서 記述하기로 한다.

頭痛에 繁用되는 經穴

頭痛의 治療에는 以下에 말하는 經穴이 있으면 그것으로 充分하나 하면, 반드시 그런 것은 아니다. 頭痛의 治療에도 局所的 治療와 全體的 治療가 있고, 그 兩者의 倂用이 必要하나 本項에서는 局所的 治療에 쓰는 經穴에 重點을 두고 적은 것이므로 그렇게 알고 읽어 주기 바란다. 胃腸의 調整, 홀몬의 調整, 血壓의 調整, 스트레스의 解除 等 全體的인 調整을 한 뒤에 이들의 穴을 써 주었으면 한다.

다음에 적는 經穴의 治效는 主로 頭痛에 關係가 있는 것 뿐이다.

百會 頭頂의 中央部, 左右의 耳翼上緣 中央部를 連結하는 正中線에 交叉하는 곳의 陷凹部, 모든 頭痛에 쓰인다. 針灸함께 可함, 取穴함에 있어서는 손가락 끝으로 壓迫하여 보고, 약간 오목하게 패이는 곳, 또는 壓痛이 있는 곳을 取한다. 腦出血·腦充血인 경우는 刺絡하여 瀉血하면 좋다. 精神이 興奮하여 過敏하게 되어 있을 경우에는 3~5番의 短針을 찌르고 15~20秒 置針한다. 또 前方 또는 後方으로 針尖을 向하여 皮下刺를 行한다. 皮下刺의 깊이는 2~3센치, 灸는 쌀 반알만한 크기, 3~7壯, 精神이 흥분해 있을 때는 심하게 熱을 느낀다. 腦貧血인 경우는 뜨거움을 느끼지 않을 때도 있다. 그때는 뜨거움을 느낄 때까지 灸壯을 增加한다,

〔應用〕　① 不眠症, 神經症, ② 頭重・頭痛, ③ 血壓亢進症・腦出血後遺症・打撲에 依한 內出血의 瀉血, ④ 腦軟化症・腦充血일 때의 瀉血, ⑤ 精神興奮의 鎭靜

顋會 머리털의 前緣에서 四橫指의 陷凹部, 本經穴도 百會와 같이 繁用된다. 그리하여 應用法도 治効도 百會와 거의 같다. 그러나, 어느 편인가 하면 頭痛 中에서도 앞쪽의 痛症에 잘 듣는다. 刺鍼, 施灸 함께 百會처럼 行한다. 蓄膿症이나 눈병에 依한 頭痛에 많이 쓰인다. 또 低血壓이나 腦貧血인 경우의 頭痛에 使用된다.

後頂 百會의 뒷쪽, 二橫指의 正中線上에 取한다. 百會와 大體로 비슷한 効果이지만, 어느 편인가 하면 後頭部가 아플 때 使用한다. 筋緊張性인 頭痛으로서, 목을 돌릴 수 없을 程度로 後頭部가 캥기어 있을 때, 後頂에 刺鍼 또는 施灸를 하면, 即席에서 著効가 나타나는 수가 있다. 針끝은 뒷쪽으로 向하는 것이 좋다. 腦軟化症이나 腦血栓인 경우에는 이 穴이 繁用된다. 이 穴에 針灸를 行하면 後頭部나 後頸部의 血液 循環이 잘되는 것으로 생각된다.

正營 前頂(百會와 顋會의 中點)의 外側 二橫指에 取한다. 特히 壓痛이 있는 곳을 擇한다. 偏頭痛에는 特히 貴重한 穴이다. 아픈 쪽의 穴을 쓴다. 針도 灸도 다 좋다. 後頭神經痛에도 効果가 있다. 顚痛에도 特히 有効한 穴이므로, 이 穴에의 針灸는 腦의 홍분을 鎭靜하는데 보다 著効가 있다고 생각된다. 따라서 神經症性의 頭痛, 常習 頭痛에 使用된다.

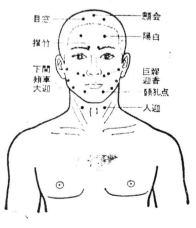

圖 Ⅰ

承靈 百會의 外側 二橫指의 點에서 後方으로 一橫指가 되는 곳, 正營과 거의 同効, 偏頭痛이나 神經症性의 頭痛에 쓰인다.

目窓 頭部 正中線에서 바깥쪽 二橫指, 頭

髮의 前緣에서 二横指의 位置, 必要할 때는 壓痛이 있다. 三叉神經의 第一枝, 眼神經痛일 때 使用된다. 針도 灸도 나 좋다. 綠內障性의 頭痛에도 쓰이며, 著効가 있다.

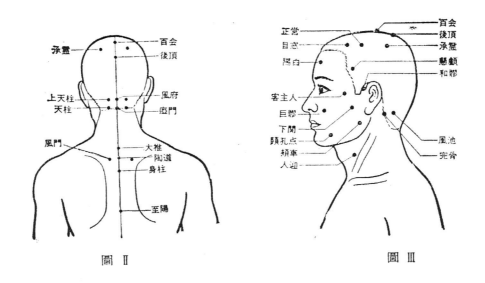

圖 Ⅱ　　　　　　　　圖 Ⅲ

懸顱　眉弓의 外端의 延長線이 頭髮의 前緣과 交叉하는 곳의 陷中, 三叉神經痛인 경우의 側頭部痛, 低血壓症 또는 腦底動脈硬化에 依한 側頭部 또는 관자놀이의 痛症, 그밖에 綠內障性의 頭痛에 쓰인다. 針灸 함께 效果가 있으나 針은 이 部에서 비스듬하게 外側 方向으로 向하여 皮下刺를 하면 좋다. 3cm 以上 찌를 수가 있다. 이 針도 잘만 되면 著効를 나타낸다. 動脈硬化性의 頭痛에서는 이部 또는 客主人의 部를 三稜針으로 찌르고 피를 짜내거나 吸角으로써 瀉血하면 매우 效果的이다.

攢竹　眉弓內端의 上緣의 陷中, 前頭神經의 通路이다. 二番程度의 針으로 이穴에 1cm 內外로 刺入한다. 이 部에 充血해 있을 때는 毫針으로 點刺하여 피를 내는 것도 좋다. 三叉神經 第一枝의 前頭 神經痛에 잘 든는다. 또 一般的인 頭痛, 神經性 頭痛에 效果가 있다. 眼 疾患·鼻疾患에서 오는 頭痛에 對하여서도 使用해야 할 穴이다. 特히 急性綠內障性 頭痛에는 必須의 穴.

下關　耳孔의 앞쪽, 頰骨弓의 中央部 下緣의 陷中, 입을 다물면 구멍이 생기고

입을 벌리면 구멍이 닫힌다. 刺針을 하면 上顎 또는 下顎의 齒槽에 울린다. 三叉
神經(第二枝・第三枝)에 쓰인다.

　　迎香　鼻孔과 같은 높이로 鼻翼의 外側 0.5cm의 位置，鼻炎이나 上顎洞 蓄膿
症에 쓰인다.

　　風府　外後頭隆起의 아랫쪽 約 一橫指의 陷中, 頭重이나 頭痛에 쓰인다.　여기
에 鬱血되어 있을 경우에는 刺絡하여 瀉血하면 좋다.

　　上天柱　風府의 外側 一橫指의 點, 針灸 함께 行한다. 針은 깊이 2cm 程度, 頭
痛・頭重・神經症・眼底出血・綠內障・亂視・腦出栓 等에 쓴다. 後頭 神經痛에는
必須의 穴.

　　天柱　瘂門(風府의 아랫쪽 二橫指 正中線上의 陷中)의 外側 一橫指의 僧帽筋
外緣에 取穴한다. 刺針의 깊이 2cm〜2.5cm, 여기에 針을 놓으면 大後頭 神經의
經路에 울린다.　頭重・頭痛・鼻閉塞・蓄膿症・眼底出血・視力減退・綠內障 等에
쓰인다. 大後頭 神經痛・筋緊張性 頭痛에는 必須의 穴.

　　風池　天柱와 乳樣突起尖端과를 連結하는 線의 中央部의 陷中,　刺針하면 後頭
部 또는 側頭部에 울린다.　刺針의 깊이 約 2.5cm, 頭痛・片頭痛・亂視・視力減
退・眼神經痛・肥厚性鼻炎・蓄膿症・後頭神經痛 等에 쓰인다.

　　完骨　乳樣突起先端의 後下側 陷中, 刺針의 깊이 2.5cm, 頭痛・片頭痛・側頭痛
等에 쓰인다. 腦充血 腦出血에 依한 頭痛에는 이 穴의 下部를 刺絡하여 瀉血하면
좋다.

4. 片　頭　痛

片頭痛은 一側性(片側性)에 오는 拍動性의 頭痛이다. 이것을 古典的 片頭痛(定

型的 片頭痛)과 이른바 片頭痛(普通의 片頭痛)의 둘로 나눈다.

① **古典的 偏頭痛**

　　頭痛이 片側性에 일어나는 것을 一般的으로 片頭痛이라고 부르고 있으나, 嚴密한 意味로서의 片頭痛은 다음과 같은 症狀을 가지고 있다.

　1. 家族歷에 片頭痛 患者가 있는 일이 많다.

　2. 頭痛·惡心·嘔吐가 頭痛과 함께 發作的으로 들이닥쳐서 反對側에 閃輝, 暗點, 그 밖의 神經症狀(視力障害·耳鳴·難聽·眩氣·味覺의 障害·感情의 異常)이 先行할 때가 있다.

　3. 痛症은 拍動性으로 漸次로 높아져 한 時間만에 最高調에 이르러 여러 時間 繼續된다.

　4. 入學·就職·姙娠 等의 스트레스로서 發作 頻度가 增加하는 傾向이 있다.

　5. 酒石酸에르고다민을 投與하면 病狀이 輕快한다. (血管性 頭痛의 特徵)

② **일반 片頭痛**

　1. 家族歷中前患이 있은 경우에 많이 있다.

　2. 發作 前부터 氣分의 變動(多幸感·우울·초조)이 있으며, 밤중 또는 早朝, 눈이 뜨이었을 때는 側頭部 또는 後頭部에 頭痛을 느낀다. 또 스트레스 後의 弛緩時에 일어나기 쉽다.

　3. 頭痛은 徐徐히 增惡하는 一側性의 拍動性 頭痛으로서 時間이 지나면 壓迫性 頭痛이 되는 수도 있다.

　4. 大部分은 片側性이며, 鼻閉·鼻漏·流淚·結膜充血을 同伴하는 수가 있다.

　5. 思春期·入學·就職·結婚·閉經 等으로 增惡하며, 姙娠·큰病·手術 等으로 가볍게 되는 수가 많다.

　6. 酒石酸에르고다민을 投與하면 가벼워진다.

　　以上과 같으며, 어느 것이든 一定한 症狀과 特有의 症狀이 있는 것이다. 一般的으로 한쪽편의 頭部가 아프면 흔히들 片頭痛이라는 病名을 붙이는 傾向이 있으나, 그것은 옳지 않다. 우리들이 平素의 臨床에서 取扱하고 있는 것에도 醫師로부터 片頭痛이라고 診斷받고 오는 분도 있으나, 그들의 많은 數가 진짜 片頭痛은 아니다. 나도 지금까지 古典的 片頭痛이나 일반 片頭痛을 治療한 經驗이 있으나 그 數는 그리 많지 않았다. 단지 片側頭部가 아픈 것이라면 日常 많이 治療하고 있는 것이다.

　從來 나의 片頭痛 決定의 決定的인 手는 ① 頭痛 發作과 함께 惡心, 嘔吐를 일으키며, ② 眼症狀으로서 閃輝暗點(眼前에 불꽃이 튀는 느낌)과 複視를 가져오게 하며, ③ 頭痛은 片側性이며 대개는 左側이다. 라는 것이었다. 그것만으로서도 片頭痛의 診斷이 붙는 터이지만, 片頭痛이라는 것의 槪念을 보다 正確하게 하려면 上記와 같은 區別과 觀察이 必要한 것이다.

治療法　그래서 治療法인즉, 그보다 앞서서 發病의 誘因이 되는 것을 避하는 것이 重要하다. 本病의 原因은 아직 確定되어 있지 않으나, 大體로 말할 수 있는 것은 本病은 血管性의 頭痛이며, 그 頭痛은 腦血管의 異常 擴張에 依한 것이리라고 한다. 그리하여, 腦血管의 異常 擴張의 誘因이 되는 刺激으로 다음과 같은 것을 들고 있다.

　Ⓐ 外的 條件. ㉠ 光輝·騷音·惡臭, ㉡ 氣壓·氣溫의 變化, ㉢ 모든 原因에 依한 酸素缺乏 狀態, ㉣ 或種의 藥物 및 飮食物(히스타민·알콜·니코친酸·쵸코렡·치즈 等)

　Ⓑ 生理的 條件. 不眠·月經·高血壓·發熱·過激한 運動·알래르기

　Ⓒ 精神的 條件. 長時間의 精神的 緊張, 不安感, 怒여움

　이들의 刺激을 될 수 있는 대로 避하도록 하는 것이 必要하며, 平素부터 心身의 安靜, 食事의 制限, 便通의 調整에 힘쓸 必要가 있다. 그리고, 本病을 일으킨 일이 있는 사람은 平素부터 健康 調整을 위하여 針灸療法을 行하여 두는 것이 必要하다. 그러기 위해서는 平素·中脘·腎兪·身柱·風門·至陽·百會·曲池·足三里 等에 灸를 行하여 健康 維持에 힘쓸 必要가 있다.

　一旦, 發病하였을 때는 먼저 洞刺를 行한다. 그리고, 다음의 經穴에 針灸를 行한다. 그 代表的인 것은 百會·正營 또는 承靈·天柱·風池·身柱·風門·至陽·肝兪·手三里·陽陵泉·中封 等. 特히 重要한 것은 百會·正營 또는 承靈의 針灸이다. 이들의 穴에는 平素부터 壓通이 있는 수가 많고, 發病했을 때는 壓痛이 强하다.

　藥物로는 過去에는 미그레닝이 흔히 使用되었다. 그러나, 現在는 酒酸石에르고

다민을 使用하게 되었다. 어느 것이나 急性 發作時의 對症療法으로서의 藥이다.

參考附記 일찌기 내가 診療한 片頭痛의 患者는 頭痛이 시작되면 自身이 左側의 正營 또는 承靈의 部를 눌러 보고 가장 아픈 곳에 灸를 하되 15壯 內至 30壯을 떴다. 그러니까 점점 痛症이 鎭靜되고, 그대로 痛症이 가벼워지며, 激痛이 일어나지 않고 멎더라고 했다. 그 사람은 곁에 사람이 없을 때에는 거울을 보면서 自身이 灸를 行한 것 같다. 片頭痛은 언제나 머리가 아픈 것이 아니라, 한 달에 2~3回 또는 1年에 2~3回 程度, 發作的으로 일어나는 것으로서 患者에게 그러한 灸의 뜨는 法을 가르쳐 두는 것도 豫防法 또는 應急手當으로서 좋으리라 생각된다.

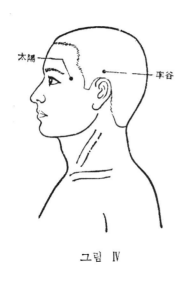

그림 Ⅳ

中國의 近著「快速針刺療法」을 보면 太陽穴(大體로 客主人의 穴)의 部에서 針을 질러 귀 위의 側頭部의 率谷의 穴에 이르게 하는 刺法에 依하여 片頭痛이 나아진다고 적혀 있다. 刺針할 때의 感覺이「나른하다, 저린다, 덮어누르는 듯하다, 아프다 等의 感覺이 약간 强하게 느껴졌을 때 針을 뽑는다」고 되어 있다. 그리하여「만약 效果가 不充分하면, 備用穴로서는 外關·風池·四瀆을 들고 있다. 太陽穴에의 斜刺는 3~5號의 針을 쓰며, 6~7cm 刺入할 必要가 있는 것이다. 나는 이 針을 行할 때는 仰臥位로 行한다.

5. 神 經 性 頭 痛

이것은 普通 一般的으로 頭痛이라고 하고 있는 것으로서 精神的인 영향으로 일어나는 것이 많다. 노이오로제에 依한 것, 神經質에 依한 것, 히스테리에 依한 것들이 있다. 常習性 頭痛이라고 일컫고 있는 것도 이 頭痛 속에 包含된다고 보아도 좋다. 婦人들에게는 이 類의 頭痛이 많고, 疲勞하여도 天候의 變化 마위에도 頭痛이 일어난다. 미리에 무엇을 쓴 것 같은 느낌이 난다든가 머리 속이 텅 빈것 같은 느낌이 나며 아프다든가 하며 呼訴하는 이가 있다. 一般的으로 神經質이며 血壓이 낮은 사람이 이런 頭痛에 괴로움을 겪는 傾向이 있다.

이런 類의 頭痛은 藥으로는 낫지 않는 것이 많다. 그래서 針灸治療가 適應하는 경우가 많다. 針灸治療로 多年間의 頭痛이 全治가 되었다고 좋아하고 있는 사람이 적지 않다.

治療는 針만으로도 할 수 있고, 灸만으로도 할 수 있으나, 針灸를 倂用한 편이 좋은 成績을 올릴 수가 있다.

針＝百會·正營·天柱·風池·風門·外關·合谷·足 三里

灸＝中脘·百會(또는 後頂)·上天柱·身柱·風門·曲池·陽陵泉·쌀알 반개의 크기 五壯

慢性化되어 있는 頭痛에는 相當히 長期에 걸쳐 灸를 떠야 한다. 針도 上記한 外에 證에 따라 行할 必要가 있고, 攢竹이나 客主人·完骨이 使用될 때도 있다.

6. 後頭神經痛

後頭部에 突發的으로 痛症이 일어나 項部에서 頭項部에 걸쳐 放散한다. 때로는 눈後部도 아프다. 심한 것으로는 미리의 털에 닿이는 것 만으로도 아파지는 것이 있다. 빗을 쓰거나, 頭部나 頸部를 屈曲하고, 또는 廻轉했을 때 痛症이 일어나는 수가 많다. 痛症의 發作이 없을 때도, 많은 경우, 片頭痛 또는 片頭重같은 느낌을 呼訴한다. 이러한 경우, 大後頭 神經이 皮下로 나오는 곳(上天柱 근처)을 손가락 끝으로 눌러 보면 몽글몽글한 굳은 웅어리가 있고, 神經痛같은 아픔이 일어나는 수가 많다. 그리고, 筋緊張性의 頭痛과 合倂하고 있을 때가 있다.

本 神經痛은 大後頭 神經痛 뿐만 아니라 小後頭 神經痛이나 大耳介神經痛을 同伴하고 있을 때가 많다. 壓痛點은 大後頭 神經痛에서는 乳樣突起와 上部頸椎의 中間部에 相當하며, 上後頭線上에서 項靭帶附着部의 外側에 있다. 小後頭神經痛에서는 胸鎖乳突筋·僧帽筋의 附着部와 乳樣突起의 위에 있다.

後頭 神經은, 第二頸椎에서 나오는 神經이지만, 그 知覺 支配의 分布領域은 左

側 後頭部의 總體에 걸쳐 있다. 그것을 念頭에 두고, 治療를 해야 한다. 本 病의 診斷治療에 임하여 렌트겐線 寫眞에 依하여 頸椎 異常의 有無를 確認할 必要가 있을 때도 있다.

本·病에는 針灸 治療가 適應하는 경우가 많고, 따라서 針灸 治療에 依하여 輕快 또는 治癒하는 수가 많다. 針은 主로 天柱·上天柱·風池·完骨 等(깊이 約 2~3cm)에 刺入하며, 後頂·承靈 等에 淺刺한다. 顔面部의 攅竹의 刺入도 奏效하는 수가 있다. 後頭部에 鬱血하며, 또는 細絡이 있을 때는 刺絡하여 피를 짜내거나 吸角을 붙여서 瀉血한다.

灸는 身柱·風門·天柱 또는 上天柱·後頂·承靈에 쌀알 半程度의 크기로 五壯 또는 七壯을 뜨고 또한 曲池, 足 三里에도 灸를 行한다.

7. 筋收縮性頭痛

筋收縮性 頭痛은 緊張性 頭痛이라고도 한다. 대개의 경우, 어떠한 社會的, 環境的 스트레스가 있고, 거기에 頭部의 筋肉의 緊張이 加하여져서 일어나는 頭痛이다. 이 病에는 感情的, 精神的 要因도 첨가되어 있다고 생각되는데, 오랜 時間에 걸쳐 頭部를 一定한 位置에 固定해야 하는 일, 예컨대 自動車의 運轉士, 타이피스트, 벨트콤페어의 作業이라든가 寒冷이나 濕氣에 젖으며 일을 하고 있는 따위의 경우에, 筋收縮이 일어나서, 그것이 頭痛의 誘因이 되는 수도 있다. 그러한 사람인 경우, 머리 全體가 壓迫 당하는 것 같이 아프다든가, 머리의 頂點이 덮어씌우는 것 같이 무겁다고 한다. 그리고, 精神的인 것에 症狀이 左右되는 수가 많으며, 일이 매우 바쁘면 頭痛을 잊고 있으며, 閑暇해지면 頭痛이 난다는 사람도 있다.

頭痛은 前頭部에 또는 後頭部, 관자놀이部에 느끼는 일이 많다. 頭蓋骨上에 壓病點이 있는 수도 있고, 側頭筋, 項部의 筋에 硬結이 있으며, 壓痛을 同伴하는 수도 있다.

針灸에 依한 治療로 가벼워지는 수도 있으며, 分明하게 治癒되지 않고, 恒常下安感을 안고 있다는 사람들도 있다. 治療法은 全體的 治療에 依하여 全身의 調和

를 꾀하고 精神의 鎭靜을 꾀하도록 힘쓰는 것과 함께, 頭部의 局所的인 治療를 行한다.

針＝百會·上天柱·風池·攢竹·合谷·足 三里·天髎·膈兪

灸＝中脘·身柱·風門·至陽·腎兪·百會·完骨·手 三里·陽陵泉·中封·쌀알의 半의 크기로 五壯

8. 外傷後의 頭痛

外傷에 이어서 일어나는 頭痛을 診察을 할 때는 愼重하지 않으면 안된다. 外傷 時의 狀況을 잘 듣고, 對策을 꾀할 必要가 있다. 輕率하게 診察하면 뜻하지 않은 過誤를 저지를 수도 있다. 自動車의 追突 따위도 그날은 아무렇지도 않았던 것이 그 다음날이 되어서 障害가 와서, 熱이 나거나 여러 가지의 症狀이 나타나는 수도 있다.

外傷後 얼마되지 않았을 때, 갑자기 심한 頭痛이나 구역질이나 嘔吐가 나고 進行性의 意識 障害나 片痲痺·瞳孔不同症 等이 나타났을 때는 硬膜外 血腫의 可能性을 생각하여 렌트겐 檢査를 하고, 腦外科醫와 相議할 必要가 있다. 硬膜外 血腫을 招來케 하면 進行이 빠르고 血腫을 빨리 除去하지 않으면 生命이 危險한 일도 있기 때문이다. 렌트겐線으로 살펴 보고 頭部에 骨折을 發見하면 일은 다시 重大하게 된다.

外傷後 한달 또는 석달 後라도 意識의 混濁이나 運動 機能의 低下가 일어나고, 動作이 緩慢하게 되며 健忘이 著明하게 되고, 嗜眠 狀態 等이 나타나면, 이것도 硬膜下血腫을 疑心하지 않으면 안된다. 이들의 血腫은 現今에는 外科的으로 除去가 되므로 이것을 看過해서는 안된다.

이들에 依한 頭痛은 片側性일 수도 兩側性일 수도 있다. 또 間歇性이거나 持續性이기도 하다. 痛症의 性質도 多樣하지만 그 頭痛의 消長이 感情的 또는 社會的인 스트레스로 動搖하는 수가 많으므로 이 點에도 注意를 할 必要가 있다.

頭部의 軟部 組織의 損傷이나 頭蓋骨 骨折이 있을 경우에는 그 部에 局限된 自發痛과 壓痛을 患者가 呼訴할 때가 많다. 이 局所性의 痛症이 精神의 緊張이나

스트레스에 依하여 全頭部의 痛症으로 느끼어져 患者는 苦痛을 呼訴하는 수가 있다.

頭部 外傷과 함께 頸惟 및 그 周邊部의 組織의 損傷에 依하여, 項部에서 後頭部에 걸쳐 放散하는 重壓感은 鞭打症일 때 흔히 볼 수 있는 것이다.

外傷에서 며칠 지나서 일어나는 頭痛은 보통 밴드로 조이는 듯한 아픔으로 繼續되고, 主로 後頭部의 筋의 持續的인 硬直에 依하여 全體的으로 波及된다. 여기에 對하여 發作性에 일어나는 拍動性의 頭痛은 片頭痛과 흡사하여 매시꺼움이나 嘔吐를 同伴하는 수가 있다.

外傷後의 頭痛에는 器質的, 精神的 및 社會的 因子等의 各種 因子가 關係하고 있다. 器質的으로는 腦實質의 損傷, 變位, 髓液 動態의 變化硬膜의 療着, 軟部組織의 損傷, 그밖에 器質的 變化가 있는 수가 있다. 社會的 要因으로서는 어느 程度 補償 問題와 關係하며, 職場 災害, 交通 傷害 等에 있어서 그것이 甚하다. 精神的 要因으로서는 傷害를 받은 사람의 性格과 關係가 깊고 神經質인 사람일수록 그 영향을 받는 수가 많다. 같은 쇼크라도 그러한 사람이 强度로 받는 것이다.

이와같은 諸因子를 考慮에 넣고, 治療를 行해야 하며, 治者의 配慮는 이러한 面에 特히 쏟아야 할 必要가 있다. 따라서 患者의 精神的 安靜을 얻을 수 있도록 慰撫하고, 激勵하고 또 說得할 必要가 있다.

頭部, 外傷 또는 鞭打症 가운데 重大한 傷害가 아닌데도 언제까지나 頭痛, 뻐끈한 어깨, 上肢의 저린 느낌, 不眠, 不安, 초조 따위를 가진 사람들은 針灸治療를 베풀면, 그것이 著明하게 좋아지며 또는 가벼워지는 수가 많다. 그들을 治療할려면는 어떻게 하면 좋은가, 特別한 措處가 있는 것은 아니지만 結局, 患部에 차근하게 針을 놓고, 그위에 全體的인 調整을 하듯이 針灸를 行하는 것이다.

針=天柱・完骨・第六頸椎의 側部에서 大杼의 一行에 걸쳐 約 3 cm 의 깊이로 刺針하고 上肢의 手三里・四瀆・郄門・神門 等에 刺針한다.

灸=身柱・風門・大杼・天柱・百會・曲池・內關・足 三里等에 5〜7壯行한다.

그 밖에는 證에 따라 適當하게 治療를 加하며, 苦痛을 呼訴하는 곳에는 거기에 針을 놓으면 된다.

9. 眼科疾患에 따르는 頭痛

眼科疾患에 依하여서도 頭痛이 일어나는 것이 있다. 그 代表的인 것은 綠內障인데 심한 頭痛・구역질・嘔吐가 일어나고, 이어서 視力 障害가 나타난다.

急性 綠內障에 依한 頭痛은 針灸 治療에 依하여 著効를 나타내는 수가 많다.

主要 治療穴은 攢竹・眉弓의 中央點(眉冲)・陽白・客主人・目窓・風池・完骨의 刺針이며, 補助穴로서는 承靈・澤田流合谷에 針을 行하는 것이다. 灸穴로서는 和髎・目窓・懸顱・天柱・心兪・天髎・曲池・澤田流合谷・陽陵泉을 쓴다. 쌀알 半個의 크기로 五壯석 뜬다.

眼科에서 오는 頭痛에는 이 밖에 屈折 異常・調節障害・亂視等이 있으나, 이것들에도 針灸가 잘 奏効한다. 主要穴은 綠內障의 경우와 같다.

葡萄膜炎에 따르는 頭痛도 三叉神經의 第一枝에 局限된 神經痛같은 疼痛이며, 病側의 頭頂에서 側頭部에 放散하는 痛症인데, 針灸療法은 急性 綠內障의 경우에 準하여 行하면 된다.

10. 鼻 疾患에 따르는 頭痛

鼻疾患 가운데 頭痛이 일어나는 것은, 急性 副鼻腔炎이며, 慢性 副鼻腔炎이 여기에 다음 간다. 急性 副鼻腔炎의 경우는 심한 頭痛이 일어나는 수가 많다. 그리하여 慢性 副鼻腔炎에 依한 頭痛은 頭痛이라기 보다는 頭重感에 괴로움을 받는 수가 많다. 副鼻腔炎에 依한 頭痛은 前屈位로 오래 있거나, 步行하거나, 過勞하는 따위 때문에 增惡해진다. 심하게 기침을 하면 惡化하는 일도 있다. 그리고, 前額洞炎의 경우에는 午前 10時頃부터 아프기 시작하여, 午後가 되면 아픈 것이 사라진다. 아무튼, 鼻腔의 粘膜에 充血을 가져 오게 할 때, 症狀이 惡化하는 傾向이있다.

上顎洞炎인 경우는 眼窩의 下部인 內管에 가까운 곳에 痛症이 나타나고, 또 眼窩의 上部에도 나타난다. 前額洞炎인 경우는 前額部에 아픔을 느낀다. 또 副鼻腔炎인 경우에는 後頭部에 痛症을 느끼는 일이 많은데 이것은 코의 炎症에 因한 反射와 頸部의 筋緊張이 겹쳐서 일어나는 듯하다.

副鼻腔炎에 依한 頭痛은 原病이 나아지면 消失되는 性質의 것인데, 耳鼻科的 療法으로는 排膿·化學療法, 또는 觀血的 療法(手術)이 行해진다. 그러나, 再發하는 수가 많다.

針灸療法은 急性症에도 慢性症에도 適應하는 수가 많다. 副鼻腔炎에 對한 針灸療法은 詳細하게 적는다면 매우 많은 紙面을 要하게 되므로 그것은 다음날로 미루고 이번 回는 極히 간단하게 적음으로써 問責을 免할까 한다.

急性症의 경우는 攢竹·迎香·巨髎·顖會·天柱·風池 等에 針을 놓고, 顖會·天柱·身柱·風門·手 三里·足 三里 等에 灸를 뜨면, 신속하게 症狀이 가벼워지나 頰部의 觀骨의 周圍가 充血하여 있을 때는 이 部를 刺絡하여 瀉血하면 著効가 나타나는 수가 많다.

慢性症인 경우의 治療는 다음과 같이 行한다.

針＝攢竹·迎香·四白·天柱·風池·大杼

灸＝中脘·身柱·風門·大杼·脾兪·天柱·顖會·手 三里·少海·足 三里(쌀알 半의 크기, 五壯)

天柱나 風池의 部에 壓痛이 있고 鬱血하였을 때는 三陵針으로 刺絡하여 吸角으로 瀉血하면 갑자기 막혔던 코가 트이어 머리가 가벼워진다.

11. 腦血管의 障害에 依한 頭痛

腦卒中·高血壓症·一過性의 腦貧血 等으로 頭痛이나 頭重이 일어나는 수가 있다. 動脈瘤·血管炎·動脈硬化 等이 그 原因의 하나가 되어 있는 일이 있는데 動脈硬化 自體는 頭痛의 原因은 되지 않는다는 것이다. 그렇지만 腦血栓인 사람들을 다루어 보면 腦의 血行이 나쁜 탓인지 頭重을 呼訴하는 이가 적지 않다. 腦梗塞(腦血栓 및 栓塞) 患者의 三分의 一은 頭痛이나 頭部 不快感을 呼訴한다는 것이다.　椎骨動脈이나 腦底動脈의 血行障害가 있으면, 項部가 몹시 땃땃해지고 頭重이 일어나는 수가 많다.

高血壓性 腦出血에서는 患者는 發病과 同時에 意識의 低下 또는 失語症을 招來케 하는 일이 많으므로 頭痛을 呼訴하는 일이 적지 않다.　여기에 對하여 橋部에서 出血하였을 경우에는 심한 頭痛이 있는 것이 그의 特徵이다.　患者는 갑자기 심한 頭痛에 부딪치 머리를 끌어 안고 넘어지며 嘔吐를 되풀이 하고 있는 동안에 昏睡狀態에 빠진다.

高血壓의 患者는 一般的으로 이른 아침에 일어났을 때 頭痛을 呼訴하지만, 朝飯 時間까지에는 그것이 사라져 버리는 일이 많다.　神經質인 사람이며 너무 血壓이 높지 않아도 頭重·頭痛을 呼訴하는 이가 많았다.

腦血管의 障害에 依한 頭痛에는 針灸治療가 適應하는지 않는지는 쉽게 決定 지을 수 없다.　그러나, 對症 措置로라면 適應한다.　내가 다룬 者에 限에서는 腦血栓의 後遺症의 경우거나 高血壓의 경우라도 針灸治療에 依하여 뚜렷하게 그 症狀을 가볍게 하며, 또는 好轉시킬수 있었던 것이다.　勿論,　動脈瘤의 破裂에 依한 頭痛 따위는 外科醫의 領域이다.

針灸 함께 腦의 動靜脈의 血行을 促進시킬수 있도록 行할 것이며, 심한 頭痛의 경우에는 項部나 頭頂部(特히 百會·正營의 部) 또는 側頭部(客主人의 近處)에 刺絡을 行하여 瀉血을 하면 對症的으로 著效가 나타나는 수가 많다.　그리고, 下記의 點이 針灸의 刺激點으로서 重要하다.

百會·顖會·後頂·正營·天柱·風池·完骨·大杼·客主人·人迎 (人迎에는 洞刺한다), 손과 발에서는 神門·合谷·足 三里·中封 等이 쓰인다.　腦가 매우 흥분하여 있을 때는 少澤에 小灸를 五壯 뜨지만, 毫針으로 刺絡하여 出血하면 著效를 나타내며, 頭部에도 머리카락에 닿일 수도 없는 頭痛이 卽時에 鎭靜되는 수가 있다.

12. 腦內壓의 變動에 依한 頭痛

頭痛 가운데에는 腦腫瘍·硬膜下血·腫腦膿瘍 等에 依하는 것이 있다.　이들은

腦壓을 亢進시키는 것으로서 그것에 依하여 頭痛이 일어나는 것으로 되어 있다. 그 頭痛은 천천히 進行하는 性質의 것으로 그 程度는 여러 가지이다. 一般的으로 前頭部에 많으나 後頭部일 수도 있다.

　頭痛은 早朝의 起床時부터 自覺的으로 되어 자리에서 일어나면 더 심하여진다. 初期에는 朝飯을 取하는 무렵이 되면 가벼워지는데, 病巢가 進行함에 따라 심하게 되어, 끝에는 하루 종일 頭痛이 持續하게 된다. 몸을 움직이거나, 기침을 하면 頭痛이 한층 심하여진다. 그리고 허리를 굽히는 體位의 變換에 따라 症狀이 變化하는 것이 特徵的이다. 腦壓이 亢進하게 되면 매시꺼움, 嘔吐, 徐脈 따위의 腦壓亢進症狀이 나타나 眼底에 鬱血乳頭가 出現한다.

　이와같은 原因에 依한 頭痛에는 우리들은 거의 만나지 않지만 때로는 만나는 일이 있기 때문에 이러한 知識을 가져두는 것은 必要하다. 나는 一例의 經驗밖에 없으나 그 頭痛은 심하였다. 그리하여 어느 큰 病院에서 精密 檢査를 하여 硬膜下血腫이라는 것을 알고 血腫剔出手術을 行함으로 해서 살아난 것이다. 그 血腫은 대단히 컸었다는 것이었다. 나의 親舊도 醫師는 아니지만 知人의 頭痛이 너무 심하므로 혹시 腦腫瘍은 아닌가 하고 疑心하여 患者를 大學病院에 보내어 診察하여 보았더니 腦腫瘍임을 알고 手術을 하여 살아난 일이 있다. 그러므로 너무 심한 頭痛일 때는 腦의 精密 檢査를 받도록 勸하는 바이다.

　上記와 같은 腦壓亢進과는 反對로 腦壓低下에 依하여 頭痛이 일어나는 일도 있다. 대개는 腰椎穿刺 後의 頭痛이다. 頭痛의 性質은 腦壓亢進에 依한 것과 마찬가지인데 症狀이 重篤한 경우에는 顏面이 蒼白하여지고 脈拍이 흐트러지면, 嘔吐하는 따위의 自律神經 症狀이 나타난다.

　通常, 頭部를 낮게하여 背臥位로 하여 두면 3內至 5日間에 自然히 緩解되는데, 患者가 매우 苦痛스러워 할 때는 生理的 食鹽水 500밀리릿틀의 點滴 靜注를 하면 效果가 있다고 한다.

　나는 어느 大學病院에서 腰椎穿刺를 한 後에 일어난 頭痛이 後遺症으로서 오래 끈 사람을 治療한 일이 있으나, 여늬 頭痛의 治療와 같이 全體的인 調整을 꾀하기 위한 鍼灸와 함께 局所的인 頭痛의 治療穴을 倂用하여 이것을 全治시킬 수가 있었다.

13. 頸椎異常에　依한　頭痛

　頸部의　變形性脊椎症, 先天的　또는　外傷性의　骨異常　따위　때문에　椎骨動脈이　壓迫되어　일어나는　것으로서, 血管性의　頭痛이　많다. 잘　일어나는　年齡은　脊椎의　變形이　일어나는　中年　以後의　사람에게　많다.

　頭痛은　대개　一側性에　일어나지만　兩側性에　오는　것도　있다. 後頭部痛이　많고　側頭項部痛, 前頭部痛, 眼窩部痛일　때도　있다. 特徵的인　것은　頭部를　特定의　方向으로　움직이면　頭痛이　誘發되는　것인데　自動車의　運轉中에　갑자기　옆을　보았을　때나, 거리　모퉁이에　서서　信號燈의　信號를　보기　위하여　머리를　옆으로　돌렸을　때라든가　했을　때　갑자기　頭痛이　일어나고, 거기에다　眩氣症을　同伴하는　수도　있다. 또　오랜　時間에　걸쳐　同一한　頭位를　지킬　必要가　있을　경우, 예컨대　劇場에서　觀覽할　때　頸部의　後方伸展位를　오랜　時間　繼續할　때도　일어나기　쉽다.

　痛症의　性質은　鈍痛·拍動痛·神經痛　같은　病症은　천천히　增强하여　가는　性質의　것으로　하루　中에서는　아침이　比較的　가볍고, 저녁이　되면　무거워진다. 隨伴症狀으로서는　一過性의　難聽, 耳鳴　等이　있으며, 椎骨動脈循環　不全의　症狀이　나뜨나는　수가　있다. 　또한　高齡者에게는　動脈壁의　아테로우므性　硬性에　依하여　血管腔이　狹小化되어　있기　때문에　循環　不全이　일어나는　경우도　생각된다.

　治療法으로서는　脊椎의　變化에　對하여서는　牽引療法　또는　固定療法이　行해진다. 動脈　硬化에　對하여서는　糖尿病이라든가　高血壓이라든가의　促進　因子를　是正하는　方策이　必要하다.

　針灸療法으로서는　頸椎側部에의　局所的인　散針이　有效하며, 補助的으로는　灸를　行한다. 要컨대　頸部의　血液　循環을　좋게　하는　것으로써　椎骨動脈의　正常化를　꾀하는　것이다.

14. 結　語

　以上 頭痛과 그 對策으로서의 針灸療法에 對한 槪說的인 것을 썼으나, 充分하지는 못하다. 그리고, 頭痛에 對하여 쓰는 것은 대단히 어렵다는 것을 알았다.

　이것을 쓰는데 즈음하여, 內科나 外科書籍이나 醫學辭典 等를 읽어 보았으나, 所用에 닿지 않았다. "벧드·사이드의 病狀學"(阿部正和編集)이나 "痛症의 臨床"(淸原迪夫著)도 相當히 參考는 되었으나, 가장 많이 參考가 된 것은 "頭痛의 臨床"(古和久幸)이었다. 이 책에서 배운 것이 적지 않다.

　頭痛 中에는 三叉神經痛을 包含하고 있는 책이 있고 頭痛의 臨床에도 包含되어 있으나 三叉神經痛은 頭痛이라기 보다는 오히려 顔面痛 속에 넣어야 하리라고 생각한다. 따라서, 本稿에서는 三叉神經痛에 對해서는 쓰지 않기로 했다.

　여하튼 이 글을 써 보고, 頭痛을 일으키고 있는 病은 매우 많다는 것을 알았다. 허나, 外科的 手術이나 內科的으로 應急 治療를 하지 않으면 안되는 頭痛을 除外하면 대개의 頭痛에 對하여 針灸療法은 著明한 效果를 가진다는 것을 斷言하여도 過言은 아니라고 생각한다.

頸腕症候群의 臨床   《芹澤勝助》

머 리 에

人間이 四足獸에서 호모사피엔스라고 불리는 두 다리로 進化하여 손을 自由로 써서 道具를 만들고, 그것을 使用하게 된 것은 萬物의 靈長으로서 偉大한 文明을 形成하는 바탕이 되었다. 그러하나 두 다리로 섬으로 해서 頸과 어깨가 뻣뻣해지고 腰痛을 일으키는 宿命을 질머지게 된 것이다. 이것이 日常 우리들의 臨床에 頸이나 허리, 다시 무릎 等이 重要한 對象이된 理由이며 今後도 重要한 關係를 가지게 될 것이다.

먼저 臨床에 對하여 記述하기 前에 頸의 構造나 作用에 對하여 간단히 살펴보자.

1. 頸의 構造

頸腕症候群을 살피는 데 있어서, 頸의 構造를 아는 것은 症狀이 일어나는 理由, 豫後, 治療의 決定에 重要한 일이다.

頸의 뼈는 일곱個가 있어서 胸腰椎와 함께 脊柱를 構成하며, 頸椎 全體로써 머리를 지탱하고 용수철로서의 구실을 다하기 위하여, 後側이 움푹 들어가고 前側이 튀어나와 있는 이른바 前彎의 狀態를 나타내고 있다. 頸椎는 위에서 아래로 차차로 크게 되는데, 胸腰椎보다는 작고 높이가 낮으며, 左右膜으로 긴 楕丹形이다. 第1頸椎, (環椎 : C1)는 椎體가 없고 꼭, 엄지손가락과 人指로 동그라미를 만든 모양이며, 橫突起의 윗面에 後頭骨 後頭顆가 乘하는 上關節窩가 있다. 頸의 前後屈의 大部分은 여기에서 行하여진다. 前弓의 後面에는 軸이 막대처럼 第2頸椎의 齒突起가 서 있고, 그뒤에 뒷받침으로 環椎橫勒帶가 緊張하여 있다. 여기서 頸의 回旋의 大部分이 行하여진다. 나의 外來의 류마치 患者로서, 일어나 있으면 全혀 목을 돌릴 수 없는데 누우면 머리의 重量이 없어져 돌릴 수 있다는 例가 있었다. 이것은 아마 突起의 周邊에 變形이 일어났거나, 橫勒帶에 肥厚가 생긴 것이리라.

본디 頸에 異常이 있을 때는 4kg인 머리의 무게를 덜어 버리면 가볍게 되어 症狀은 밀어지는 것이다. 머리를 잘라 버릴 수는 없으므로, 눕혀서 그 무게에서 解放시키는 것이다.

棘突起는 第2頸椎가 크고, 여기에서 第7頸椎까지 센다. 頸椎의 棘突起의 끝은 약간 넓고, 結合織의 項中隔(목뒤의 가운데에 단단한 세로로 된 筋)이 머치럼 附着하여 흔히 石灰化가 일어난다.

頸椎橫突起는 모두 세로로 連結되는 穴을 가지고 있으며, C5~C6의 位置에서 椎骨動脈이 들어가 C1과 後頭骨의 사이에서 頭蓋로 들어간다. 橫突起는 肋骨의 흔적이 남은 것으로서, 特히 이것이 크면 神經을 壓迫하며, 頸肋症候群이 일어나곤 한다.

頸部의 脊髓는 頸膨大라고 일컬어저 굵으므로 뼈와의 틈이 없고 頸椎의 骨折이나 椎間板 헤르니아로 損傷을 받기 쉽다.

다음에 頸의 筋肉을 보기로 하자. 頸을 뒤로 젖히면 前頸筋肉이나 前從勒帶가 緊張하고, 頸椎棘突起 同志가 부딪쳐 어느 程度에서 멈춘다. 頸을 後屈하는 筋은 僧帽筋, 仙棘筋, 頭一頸板狀筋, 頭一頸棘筋, 肩甲擧筋, 頭斜筋 等이다. 僧帽筋은 皮下에 있고, 그 아래에 菱形筋이나 肩甲擧筋이 있고, 그 아래에 仙棘筋이 있다. 板狀筋이나 肩甲擧筋은 僧帽筋의 外側에 線維에 닿아 흔히 뻣뻣해지거나 담을 일으키곤 한다. 이들의, 筋群은 모두 頸髓神經後枝에 依하여 支配되어 頸腕症候群일 때, 壓痛, 硬結이 일어나기 쉽고 또 後頭骨에 붙는 部分은 結合織이 增殖하여 頭痛의 原因이 되기도 한다.

頸의 前屈은 後縱靭帶, 橫靭帶, 棘間靭帶, 項中隔, 後頸筋의 緊張이나 椎體의 衝突에 依하에 制限된다. 前屈의 主動作筋은 胸鎖乳突筋인데 補助筋은 頭一頸長筋, 斜角筋, 前頭直筋 等이다. 左右의 筋群이 同時에 일을 하면 前屈을 하고 한쪽이 일을 하면 反對側으로 목을 돌리는 것이 된다. 頸을 돌리는 경우는 前頸筋뿐만 아니라, 後頸筋도 共同으로 일을 한다. 이 가운데 斜角筋群은 頸腕症候群일 때 곧잘 過緊張을 일으켜 前中斜角筋의 사이를 지나는 鎖骨下動脈이 壓迫되기 쉽다.

또한 頸의 움직임에는 體幹의 固定이 必要하고, 그 때문에 背筋, 腹筋이 일하고 있다. 이것은 仰臥하여 목을 들려고 하면 腹筋이 收縮하는 것으로 理解되리라.

頸部의 筋은 外頸動脈의 가지(枝)의 胸鎖乳突筋動脈과 椎骨動脈과에 依하여 榮養되어 있다.

椎骨動脈은 前中斜角筋 사이를 지나는 鎖骨下動脈에서 갈라져서 뒤로 달리고 앞에서 말한 橫突起孔을 거쳐 頭蓋內로 들어간다. 頭蓋內에서는 腦의 뒷 部分을 榮養하며 內頸動脈의 가지 가운데 中大腦動脈과 連絡한다. 따라서 椎骨動脈은 腦와 密接한 關係가 있다. 이 動脈이 頭蓋에 들어가기 前에 脊髓를 榮養하고, 脊髓의 周圍의 內椎骨靜脈叢으로 들어간다. 이 靜脈叢은 脊柱와 脊柱筋과의 사이의 外椎骨靜脈叢과 連結되어 있고, 이 部分의 鬱血이 頸이나 어깨가 뻣뻣한 것이나 痛症을 가져오게 하는 것이다. 이러한 때에는 循環의 改善을 行하여 그部의 症狀을 除去할 수가 있다. 또 椎骨靜脈은 後頭下靜脈叢과 連絡하고 있으므로 어느 種類의 頭痛은 頸의 治療로 除去할 수가 있다. 또한 後頸部의 筋肉의 血液은 귀 뒤에서 시작하여 腦鎖乳突筋을 따라, 그 內側으로 내려가서, 鎖骨下靜脈으로 이어지는 外頸靜脈에 回收된다. 그러므로 胸鎖乳突筋部의 緊張을 除去하면, 後頭部後頸部의 症狀이 가벼워진다.

頸髓에서는 손의 神經이 나오므로 굵게되어 있고, 그때문에 椎間板이 脫出하거나·하면 壓迫되어 頸에서 팔에 걸친 症狀뿐만 아니라 다리에까지 영향을 미치는 일조차 있다. 第1~第4頸髓에서 나오는 神經은 胸鎖乳突筋의 深部에서 頸神經叢을 만든다. 이 神經叢에서 나오는 가지는 頸部, 鎖骨上部, 前胸部의 第2肋間 가까이까지의 皮膚와 舌骨下筋群, 胸鎖乳突筋, 僧帽筋의 一部로 循環하므로 C1~C4까지의 障害時에는 이들의 部에 痛症이나 不快感을 느낀다. 또 이 神經叢에서 나오는 橫隔膜神經의 가지는 心膜이나 心臟에도 循環하므로 頸腕症候群일 때 動悸가 있거나 가슴이 조여드는 듯한 느낌이 날 때가 있다.

第5~第8頸神經과 第1胸神經이 前中斜角筋 사이에서 만드는 것이 腕神經叢이다. 이 神經에서 나오는 가지(枝)는 肩上部, 肩甲部, 上肢의 知覺 및 運動을 支配하고 있다. 자세한 것은 成書에 미루기로 하고, 臨床上 特히 重要한 三大神經에 對하여 말해 두고자 한다. 橈骨神經(C5~Th1)은 上腕三頭筋, 腕橈骨筋, 손가락의 伸筋, 廻外筋, 上腕, 前腕의 背側, 手背의 橈側, 栂·示·中指의 指背를 支配하고 있으며 이 神經이 障害되면 手背橈側(合谷穴)에 知覺鈍麻를 일으킨다. 正中神經(C5~Th1)은 廻內筋 손 및 손가락의 屈筋群, 手掌橈側, 栂·示·中 指掌側을 돌며 이 神經이 障害될 때는 指腹에 知覺鈍麻를 일으킨다. 尺骨神經(C7~Th1)은 尺側手根屈筋, 小指珠筋, 骨間筋, 手掌筋의 尺側, 環指, 새끼손가락의 皮膚를 돌므로 이 神經이 障害될 때는 새끼손가락의 손톱가에 知覺鈍麻가 일어난다.

神經支配는 障害를 받은 神經이나 頸髓의 높이를 알고, 診斷, 治療 및 豫後의 決定에 重要한 知識인 것이다.

2. 頸의 運動

頸은 自由롭게 움직이는데 頸腕症候群일 때는 運動에 制限이 일어나거나 運動痛을 일으키기도 한다.

頸의 運動을 分析하면, 前方屈曲(앞으로 굽힌다), 後方屈曲(뒤로 굽힌다), 側

屈廻旋(左右로 돌린다)이 된다.

前方屈曲에서는 頸椎前彎이 없어지고 環椎後頭關節이 일을 한다. 그 生理的 運動範圍는 50~60度이며 그 以上 굽혀지지 않는 것은 後縱靭帶, 橫靭帶, 棘間靭帶, 棘上靭帶(項中隔), 後頸部의 筋肉等의 緊張과 椎體의 前緣이 衝突하기 때문이다.

後方伸展의 生理的 範圍는 70~80度며, 主로 環椎後筋關節에서 行해진다. 그 制限 因子는 前縱靭帶나 前頸部의 筋肉의 緊張과 棘突起 同志의 衝突이다.

側屈의 生理的 範圍는 50~60度며, 굽힌 側의 橫突起 同志의 衝突과 그 反對側의 筋肉의 緊張으로 制限된다.

廻旋은 70~80度가 運動範圍이며, 얼굴의 方向과 反對側의 筋肉과 椎間板의 緊張에 依하여 制限을 받는다.

實際의 運動에서는 以上의 여러 가지 方向의 運動이 믹스(混合)되어 頸의 뿌리(根元)을 中心으로 빙글빙글 自由롭게 도는 것이다.

3. 頸腕症候群의 原因과 症狀

1. 頸椎椎間板症

頸腕症候群의 約 50%가 椎間板症(椎間板헤르니아·骨軟骨症이라고도 함)이며 外傷에 依하여 갑자기 일어나는 것은 約 10%, 그밖에는 어느 사이엔가 일어나서 慢性化한다. 그 理由는 頸椎體의 表面이 쟁반같이 옴폭하게 되어서 周圍가 높게 되어 있어 上下의 椎體가 서로 물린 형태로 된 特殊한 關節이므로 椎間板이 나오기 어려운 것과, 一旦 나오면 알지 못하는 사이에 石灰化가 일어나 딴딴하게 굳어지는 일이다. 또는 椎間板脫出에 첨가하여 贅骨이 形成되는 탓으로 보인다.

椎間板症이 가장 일어나기 쉬운 것은 C5~C6間에서 全例의 約 50%, C6~C7間에서 約 40%, C4~C5間은 約 10% C3~C4間은 極히 적다. 最初는 한군데에 單發하지만 오래되면 多發한다. 兩側性일 수도 있으나 대개는 한쪽이며 더구나 右側이 많다. 年齡的으로는 40代 50代에 볼 수 있다.

C2~C3間에 일어나면 後頭症候群이라 하여 後頭痛이 일어난다.

저리는 느낌은 約 1/3 의 患者에게 처음부터 일어나고, 그밖에는 途中에서 일어난다. 神經 가운데에는 橈骨神經, 正中神經에 强하며, 尺骨神經의 저림은 적다. 어느 것이든 手腹에 많은 것이 特長이다.

知覺鈍麻는 C2~C3 間에서는 頸의 周圍, C3~C4 間에서는 鎖骨附近, C4~C5間에서는 上腕, 前腕의 外側, C5~C6 間에서는 橈骨神經이 支配하는 栂指와 人指 사이 (合谷穴 近處), C6~C7 間에서는 正中神經이 支配하는 中指에, C7~Th1 間에서는 尺骨神經이 支配하는 새끼손가락에 나타난다. 이러할 때는 左右를 잘 比較하여 檢査해 보면 좋다. 이 病狀은 椎間板病의 大部分에 나타난다.

自發痛은 患側에 頸을 廻旋하거나, 기침이나 재치기를 할 때 일어나 여니때는 어깨가 뻣뻣해진다. 기침이나, 재치기를 할 때 放散痛이 있으면 脊髓壓迫症狀이 있다고 생각된다. 이때는 上肢의 不全麻痺, 巧緻運動의 障害, 痙性步行, 上下肢의 크다란 運動障害, 狹心症 모양의 症狀을 同伴하는 수도 있으므로 잘 注意하여 觀察할 必要가 있다.

他覺的인 檢査法으로서는 다음과 같은 것이 있다.

a. 頸椎棘突起의 壓痛, 叩打痛

患者의 頸을 약간 前屈시키고 棘突起를 가볍게 손가락으로 누르거나 두드리거나하여 보면 아파지는 것이다. 아픈곳, 特히 壓痛과 叩打痛이 一致하는 곳은 障害가 일어나 있다.

b. 運動制限의 檢査

頸의 各運動 方向의 角度를 計算하여, 生理的 範圍와 比較하여 본다.

c. 椎間孔壓迫試驗

椎間狹小試驗 或은 스파아링法이라고도 하며, 側屈시킨 머리의 頭頂部를 頭部의 軸方向(똑바로 숙이는 것)으로 누르면 아픈것이 特長이다. 患側이 아픈 것이 普通이지만 反對側이 아픈 때도 있다.

d. 伸展壓迫試驗

頸을 後屈시키고, 頭頂部를 頭部의 軸方向으로 누르면 아파진다.

e. 이一튼試驗

頸을 腱側으로 굽히어 患側의 上肢를 後下方으로 끌어 당겼을때 頸에서 팔에 걸쳐 아프다. 이밖에 下部頸椎 椎間板症에서는 斜角筋症候를 同伴하므로 그 檢査도 첨가하면 좋다.

2. 變形性頸椎症

사람은 모두 老化 現象이라는 汽車를 타지 않으면 안된다. 사람에 따라 新幹線을 탄 사람은 20代의 後半에서 老化가 일어나고, 鈍行을 탄 者는 40代 後半에서 50代에 걸쳐 老化가 시작된다. 脊柱의 老化의 하나가 變形性 脊椎症으로 가장 일어나기 쉬운 場所가 腰椎와 頸椎이다. 그 가운데 頸椎에 일어나는 것이 變形性頸椎症이다. 여기서 말하는 老化現象이란 一種의 抵抗에 對한 化骨의 周緣에 뚝과 같은 둔덕이 생기는 것이다. 椎體로 되기 쉬운 것은 C5~C6間, 다음은 C4~C5間이다. C3~C4 間이다. 椎間關節에서 일어나기 쉬운 것은 C4~C5間, 다음은 C3~C4 間, C5~C6間이다. 椎間後部에서는 C5~C6間 C6~C7間, C3~C4 間, C7~Th1間의 차례로 되어 있다. 大體로 50才가 되면 約 50%로 변화가 일어난다고 일컬어지고 있다. 그러나, 변화가 있어도 症狀이 나타나지 않는 경우도 많다.

椎體後緣에 贅骨이 생기면 椎間板症과 같이 된다. 높이에 따르는 症狀의 差異는 椎間板症의 경우와 같다.

自覺症狀은 疼痛, 어깨가 뻣뻣해지는 것이나 運動을 할때의 雜音이 强한 運動制限 이다.

他覺的으로는 頸椎의 壓痛, 叩打痛, 可動性의 檢查, 椎間孔壓迫試驗, 伸展壓迫試驗 등을 行하지만 더욱 原因을 分明히 하는 데는 렌트겐 寫眞에 依하지 않으면 안된다.

椎間板症의 경우와 같이 下部頸椎에서는 斜角筋症候群을 合倂하는 경우가 많다

3. 頸肋症候群

이것은 一種의 奇形으로 태어면나서 C7의 橫突起가 肋骨처럼 길고, 때로는 第1肋骨에 附着되어 있다. 그때문에 第1肋骨에 附着하는 斜角筋을 쓸데없이 늘어나게 하거나 腕神經叢이나 鎖骨下動脈을 壓迫하여 斜角筋症候群과 같은 症狀이 일어난다.

鎖骨上窩의 內側에서 僧帽筋의 前緣에 매우 딱딱한 것이 있으며, 안만 治療를 하여도 뻐끈한 어깨가 낫지 않는 수가 있다. 그럴 때가 딱딱하게 굳은 것에 向하

여 鍼을 찔러보고, 그것이 뼈일 것 같으면 바로 頸肋이다. 整形外科에서는 대개 斜角筋을 끊는다. 그러나 좀체로 좋아지지 않는 것으로, 어느 것이든 一生 동안 患者를 괴롭히는 根本이 된다.

태어나면서부터 이와같은 狀態가 되어있으나 筋力이 있는 젊은 時節에는 症狀 도 나타나지 않고, 中年 以後에 症狀이 나타나 처음으로 發見되는 것이 많다.

4. 斜角筋症狀

이것은, 前斜角筋症候群이라고도 하는데 單獨으로 일어날때는 一次性이라 하고 지금까지 말한 것처럼 다른 症候群과 合併하여 일어 날때는 二次性이라 한다. 年齡的으로는 20~30代의 比較的 젊은 사람에게 많고 右側에 곧잘 일어난다.

처음에는 무거운 것을 든다든가 가방이나 가벼운 것이라도 오래 들고 있으면 손에 持續性의 鈍痛이나 저림感이 있어서 비로소 깨닫게 되는 것이다. 症候群은 頸腕症候群患者의 約 20%로 보여진다.

自覺症狀의 저림感은 前腕에서 손가락에 걸쳐 特히 尺骨側이 强하며, 知覺鈍麻는 적다.

他覺的으로는 다음의 檢査를 行한다.

    a. 鎖骨下動脈의 觸診

鎖骨上窩안이며 鎖骨下動脈의 拍動을 觸診하고 左右를 比較하여 약한 쪽이 患側이다.

    b. 橈骨動脈試驗

患者의 頸을 患側으로 기울이게 하고, 術者는 橈骨動脈의 拍動에 닿으면서 그 손을 어깨보다 높이 든다. 그때 拍動이 사라지거나 약하여 지면 이 症候群이다.

    c. 斜角筋의 緊張度

胸鎖乳突筋의 後緣에서 緊張度를 觸診한다. 緊張度가 높아져 있으면 이 症候群이다.

    d. 斜角筋緊張位試驗

頸을 後外側으로 젖히고 얼굴을 健側으로 돌리면, 患側의 上肢에 痛症이나 저림이 생기거나 增強하거나 한다. 이것은 二次性 斜角筋症候群에 잘 나타난다.

    e. 아드슨 試驗

얼굴을 患側으로 向하게 하여 患側 上肢를 들고 深呼吸을 시키면 患側上肢의 脈搏이 사라지거나 약하여 지거나 한다. 이것은 頸肋症候群일 때 나타난다.

　f. 아랜 試驗

患側上肢를 外轉하여 팔굽을 굽히고, 머리를 健側으로 向하면 患側上肢의 脈搏이 사라지거나 약하여지거나 한다.

　g. 하르스탯드 試驗

前記의 이튼試驗과 한가지로 行하였을 때, 患側上肢의 橈骨動脈의 脈搏이 약하여지거나 사라지는 것을 말 한다.

5. 그밖의 症候群

이밖에 過外轉症候群이라 하여, 上肢를 옆으로 들면, 患側上肢에 痛症이나, 저리는 느낌을 가지는 것, 項中隔에 石灰化가 일어나는 項中隔石灰化症(바르소니病이라고도 함). 黃靭帶肥厚症等이 있으나 그들은 지금까지 말한 主된 症候群에 뒤伴하여 일어나는 수가 많으므로 特히 區別하지 않아도 治療에는 一切 지장이 없다.

4. 鑑別과 豫後

以上의 症狀을 자세하게 觀察하고 檢査하는데 脊髓膜炎, 脊髓炎, 脊髓의 腫瘍, 脊椎카리에스, 류마치 關節炎, 强直性脊椎炎, 頸部筋—筋膜症, 頸髓의 損傷(特히 不全型)上肢의 神經痛, 上肢의 末稍神經麻痺 따위와 區別을 잘 하여 治療하는 것이 重要하다.

一般的으로 頸腕症候群의 豫後는 좋으나 椎間板症으로서 脊髓에 損傷이 일어나고 있는 것은 豫後가 나쁘다. 또 頸椎症의 器質的 變化는 낫지 않아도 痛症이나 저림 따위의 臨床症狀은 充分히 輕減할 수 있다. 그 대신에 再發하는 수는 있다. 頸肋症候群은 언제나 頑固하게 어깨가 뻐끈한 데에 苦痛을 받는다. 매우 고치기 어려운 것이다. 一次性斜角筋症候群은 比較的짧은 時日에 나아지지만 二次性의 것은 그 原因이 되어 있는 症候群과 같은 傾向이 되기 쉽다.

5. 治 療

먼저 頸部의 軟部組織의 過緊張과 收縮을 除外하고, 이 部의 循環動態의 改善을 꾀하여 溫熱療法을 行한다. 溫熱療法에는 後頸部에 마이크로·웨이브(極超短波)의 照射, 超音波治療 等이 있다. 超音波는 溫熱效果와 深部 맛사지를 兼한 것이다. 핫빠크의 頸部用은 손쉽게 잘 듣는다. 濕熱로 20~30分 保溫할 수 있으며 水分으로 緊張을 緩和하고 溫氣로 血管擴張의 效果를 期待한다. 어느 것이든 溫熱療法을 10~15分間 行하는 것은 鍼灸治療의 前措置로서, 그 效果를 倍增시킨다. (超音波는 대체로 5分程度로 하고, 그 세기는 1m² 程度, 3W 以下로 한다)또 溫熱療法의 一種으로서 파라핀浴의 파라핀을 솔로 바르거나 베(布)를 파라핀에 적시어서 빠크를 하는 方法 따위도 있으나, 뒤의 處理가 약간 귀찮으며, 一般治療院에서는 適當하지 않다.

溫熱療法의 前措置를 마치면 治療에 들어간다. 後頭部 머리털 언저리의 天柱 風池의 刺鍼, 側頸溝나 斜角筋部의 散鍼, 上部 僧帽筋部의 肩井, 天髎, 曲垣, 肩外兪, 肩中兪, 膏肓에 刺鍼하되 深鍼은 하지 않는다. 抵抗을 늦추는 기분으로 軟部組織의 過緊張이나 收縮을 늦추어 鍼痛效果를 目的으로 手技를 行한다. 또 壓痛이나 叩打痛이 있는 頸椎의 바로 左右의 直刺나 그 上下에 後電極으로 1~15 헬츠 以上으로 弱한 파르스(衝擊電流)를 보내면, 痛症, 저림에는 效果가 좋다. 通流 時間은 15~20分間, 파르스제네레타는 나의 硏究室에서 開發한 出力 9V. 單安定마르티바이브레타 回路에 依한 發生 裝置를 活用하고 있다. 세기(强度)는 痛症이나 筋의 攣縮을 일으키지 않을 程度로 하고, 後頭痛等의 强한 痛症에 對하여 참을 수 있는 程度의 세기(强度)로 通電하면 效果가 있다. 誘導反射鍼으로서는 天井, 三里, 內關, 合谷, 郄門, 陰郄 等에 刺鍼한다.

맛사지는 靱帶나 筋肉 等의 軟部組織의 緊張을 늦추는 目的으로 5~10分 程度 가볍게 行한다. 急性의 痛症에는 極히 짧은 時間(5分間 程度의) 結合織 맛사지가 매우 效果的이다. 마지막으로 徒手 牽引을 行한다. 患者를 仰臥시키고 術者는 頭部의 方向으로 位置하며 患者의 턱과 後頭部에 손을 걸치고. 천천히 몸이 약간 닿일 程度로 寢台에 平行하게 천천히 끈다. 그때, 頸部 빠크를 하면서 牽引하면 된다. 徒手牽引의 時間은 30秒 잡아당겨서 30秒 쉬는데 5～10回쯤이 좋다. 器械를 쓰지 않고 術者의 양손으로 잡아당기는 것이 特徵이다.

　治療後 다음번에 治療할 때까지의 持續 效果를 겨냥하여 疼痛部에 皮內鍼이나 粒鍼을 使用하거나 頸部의 固定을 行하면 낫는 것도 빠르다. 固定에는 간단하게 쓸수 있다. 보리네크나, 라이프네크 따위도 있으나 솜을 넣은 긴 띠(帶)를 만들어서 그것을 頸에 감아두어도 뜻밖에 效果的이다. 그 띠는 너비가 넓은 彈力包帶에 그 幅의 1/3 程度의 너비의 脫脂綿을 놓고 양쪽에서 접고, 그 너비가 大體로 頸部의 높이가 되도록 만든다.

　慢性인 것으로서 治療後 頸의 運動을 하는 편이 나은 수도 있다. 頸을 온갖 方向으로 他動 運動이나 自動 運動을 行하든지, 頸을 前後, 水平으로 移動한다. (前後屈은 아니다) 거기에다 上肢의 온갖 方向으로 自動 運動을 行한다.

　上肢의 痛症에는 痛症의 經絡을 따라 거기에 알맞은 治療를 行하지만, 頸部에 原因이 있을 경우에는 어깨에서 끝의 上肢만 治療해서는 充分한 效果는 바랄 수 없다. 우선 팔로 가는 神經 根部, 特히 頸의 綿密한 觀察 檢査를 行하여 그 病狀을 바르게 理解하고, 前措置, 鍼治療, 後治療를 總合하여 그 病狀의 輕減消去를 꾀하여야 한다.

　治療의 要點을 要約하면, 前措置의 溫熱療法은 慢性化된 病巢部의 軟部 組織의 緊張을 緩和 (特히 濕氣, 水分에 依한 效果)와 循環改善(血管의 擴張 效果)을 꾀하고, 鍼(파르스刺激)으로 神經根部의 壓迫에서 일어난 痛症을 鎭定시킨다. 後療法으로서의 短時間의 結合織 맛사지나 徒手牽引, 運動法으로 頸의 運動制限을 늦추어서 回復의 促進을 꾀한다.

　그러나, 이러한 症候群은 慢性이며, 治療의 本態가 病巢를 保存한 채로의 對症療法이므로 될 수 있는대로 持續 效果를 期待한 皮內鍼, 壓反射를 겨냥한 粒鍼따위는 꼭 併用해야 할 것이다. 또한 治療 前에 行한 觀察檢查는 治療 直後에 반드시 다시 한번 行하여 治療前과 治療後와의 檢査 成績을 比較하는 것을 잊어서는 안된다. 治療後의 觀察 檢査는 더말할 것도 없이 治療 成績의 評價法인 것이다.

　觀察檢查에 依한 病像의 理解, 合理的인 治療 指針과 그 方法 (前措置, 治療, 後療法) 治療成績의 바른 評價 그리고, 記錄은 우리들의 臨床의 重要한 要件이라고 생각하고 있다.

以上은 나의 臨床硏究室에서의 頸腕症候群의 取扱에 對한 大要를 要約한 것인데 大方諸賢의 批判을 期待하여 마지 않는다.

稿를 마침에 앞서 雜件에 쫓기는 筆者를 위하여 拙稿의 執筆에 協力하여 준 筆者의 門下生이며, 有能한 硏究室의 硏究要員이기도 한 長尾榮一君의 勞苦에 충심으로 감사하는 바이다.

<參考文獻>

1) 藤田恒太郎著・生體觀察・1960 南山堂
2) RUTH JACKSON 著・頸部症候群 1967
3) RENE CAILLIET 著・頸과 팔의 痛症 1972.
4) 斤山良亮著・頸, 背, 腰痛 1968.
5) 高橋晄正 森 和 著 物理療法의 實際 (外科 및 整形外科疾患) 1970.
6) 拙 著・東西醫學의 接點에서의 맛사지 1971. 指壓法의・實際(結合職 맛사지)
7) 拙 著・人體經穴의 硏究 1972.
8) 藤平健 芹澤勝助 著 慢性病의 漢方・鍼灸療法 1973.
9) STDNEY LICHT 著・溫熱療法(傳導熱 마이크로・웨이브 超音波治療) 1963.
10) 天兒民和 城戶正明 編運動療法(整形外科에 있어서의 運動 脊椎) 1972.
11) 大塚哲也 著・寫眞으로 보는 運動療法의 實際 1970.

五十肩의 針灸治療 《塩澤幸吉》

머 리 에

中年을 지난 患者가 높은 곳에 손을 올리면 어깨(關節)가 아프다. 아파서 손이 올라가지 않는다. 팔을 뒤로 돌리려고 하자 어깨가 아프다. 어깨가 아파 띠(帶)를 맬 수가 없다. 이와 같은 온갖 表現으로 肩關節의 苦痛을 呼訴한다. 우리들 針灸師들에게는 이러한 患者들이 많이 찾아오는데 기의 大部分이 이른바 五十肩患者로 看做하여도 될 것이다.

이러한 患者의 태반은 처음에는 注射나 服藥을 經驗하거나 또 여러곳을 둘러서 電氣治療나 형겊을 추기어 얹거나 或은 溫泉治療나 하여 여러 가지 試驗하여 보는 듯하나 解決이 나지 않아 來院하는 者가 매우 많다. 그 中에는 남들이 권하기 때문에 처음에 針灸治療를 받으러 오지만 短期間의 治療를 받고서는 轉醫하여 가는 患者도 있다. 그러나, 얼마 아니하여 다시 針灸로 되돌아 오는 患者도 많이 있다. 患者는 한번 轉醫하면 感情도 加해져서 여간해서 되돌아 오기 힘드는 듯하다. 그렇지만 五十肩의 患者에게는 이와 같은 例가 많이 있다.

五十肩은 一般的으로 半年을 經過하면 自然히 治癒된다고들 하지만 關節이 固定하여 버린 것 조금만 팔을 움직이려고 하면 疼痛이 일어나고 夜間의 自發痛에 依한 睡眠不足은 일에도 영향을 주어 그 苦痛은 日常生活의 크다란 방해가 된다 患者는 하루라도 빨리 이 苦痛에서 벗어나고 싶다. 自然治癒를 기다리고 있을 수는 없는 것이다. 여기에 適切한 治療가 要求되는 것이다.

나는 針灸師의 資格을 얻었을 무렵 五十肩患者에 刺針하자 곧 痛症이 緩解되어 運動範圍도 擴大되는 現象에 흥미를 가졌었다. 以來 30年間의 臨床에서 그 實驗과 經驗에서 五十肩에는 針灸治療가 極히 有效하다는 確信을 가지게 이르렀다.

그래서 五十肩에 對해서는 누구라도 「이렇게 治療하면 最低로 이 程度의 治癒

成績을 올릴 수 있다」는 針灸治療法의 設定에 努力하여 왔다. 本書에서 公開하는 것도 自己의 判斷에 지나지 않는 點, 臨床的인 統計觀察도 不備의 點이 많으리라 생각하지만 本稿가 조금이라도 參考가 되어 治療操作, 刺激의 强弱, 그 밖에 關하여서 다시 卓越한 技術을 各者가 經驗 硏究하시기 바란다.

또한 本稿는 經絡治療的 立場에서는 거의 떠나서 執筆하므로 처음에 미리 말해 둔다. 그것은 淺學인 筆者보다는 專門的 硏究家들에게 맡기는 것이 마땅하기 때문이다.

1. 五十肩과 그 原因·症狀

1. 五十肩이란

五十肩은 옛부터 四十手·四十腕·四十肩·五十腕·壽命痛·長命病이라고도 하여 中年 以後에 볼 수 있는 肩關節의 疼痛으로서 運動障害를 同伴하는 病이다.

代田文誌는 著書〈針灸治療의 實際〉에서 다음과 같이 쓰고 있다.

五十肩이라는 것은 日本古來로부터의 病名인데「大言海」에 依하면「俚言集覽」에 다음과 같이 記述되어 있다고 한다.

『무릇 五十才일 때, 손·팔, 骨節이 아플 때 있나니 때가 지나면 藥을 쓰지 않아도 낫는 것이니라. 俗稱하여 이것을 五十腕이라고도 하니라. 또 長命病이라고도 하니라.』

三木威勇治博士는 東北帝國大學時節의 著書에서「老人性變化를 主要한 發症素因으로 한다. 初老期의 疼痛性 肩關節 制動症으로 解釋한다」고 報告한 以來 五十肩의 槪念으로서 널리 通用하고 있다.

岡山大學의 兒玉俊夫博士는「五十肩이란 40~50才의 初老期인 사람에게 생기며 肩關節의 運動制限과 疼痛이 著名한 一種의 症候群이다」고 말했다.

東京慈惠大의 片山良亮 博士는 最近의 著書에서「五十肩은 以前에는 肩關節의 老人性 變形性 關節症이라고 생각되었으나 그 病變은 肩關節 自體보다도 周圍組

織에 있는 수가 많다는데서 學問的으로는 上腕 關節 周圍炎이라고 부르는 것이 옳다」라고 하여 다시 五十肩이라는 非學問的인 울림을 가진 病名을, 왜 純粹하게 表現하지 못하는가 하면 이 病의 症狀을 나타내는 原因이 肩關節의 周圍에 너무나 많이 分布하여 있기 때문이라고 말하고 있다.

2. 原　因

肩關節은 身體의 다른 여러 關節에 比하면 特異한 解剖學的 性質을 가지고 있다. 即 棘上筋·棘下筋·上腕二頭筋의 滑液包通過와 뼈와의 附着狀態, 肩峯과 上腕骨 等 및 肩關節包라고 하는 것처럼 매우 複雜한 關節形成이다. 따라서 이 關節 周圍에는 炎症이나 組織의 變性이 일어나기 쉬운 可能性은 多分히 있다.

여기에 대단히 要領을 얻은 原因의 分類가 있다. 그것은 Steindroker가 1961年에 美國의 류마치學會에서 發表한 것으로 그것을 여기에 參考로 表示하여 본다.

五十肩과 變形性關節症(片山良亮著)에서 引用

A. 本質的 原因
  i. 棘上筋·棘下筋 等의 附着腱의 石灰化粘液包炎
  ii. 棘上筋·棘下筋 等의 上腕骨 大結節에의 附着部의 變性
  iii. 上腕二頭筋腱鞘炎
  iv. 肩關節包炎
  V. 上肢外傷後의 交感神經障害

B. 非本質的 原因

  非本質的 變化：頸椎椎間板헤르니아·前斜角筋症群候等에 依한 頸·肩·腕等의 疼痛은 頸肩腕症候群으로서 一括되어 五十肩과는 區別되어야 할 것이지만 間接的으로 五十肩의 原因이 되거나 五十肩의 本質的 原因에 合併하여 症狀을 더욱 나쁘게 한다.

以上에 依하여 五十肩의 原因은 거의 理解되었으리라 생각하지만, 더 자세한 것은 專門書에 依하여 아시기 바란다.

그 밖에 臨床上 注目해야 할 것은 上肢에 外傷을 받았을 때, 乳腺炎 및 內臟疾

患에 依한 手術을 한 뒤, 或은 內臟疾患 等에 依하여 身體的 諸機能이 減弱되었을 때에도 五十肩은 일어나기 쉽다.

그러나, 身體諸器官의 減弱이라든가 內臟疾患의 反射라고는 하여도 五十肩이 일어나는데는 그만큼의 條件, 卽 老人性 變化를 일으키기 쉬운 組織이 되어 있는 것과 特히 個體의 感受性의 問題도 덧붙어서 反應을 일으키는 것으로 생각된다. 一般的으로는 極히 弱한 刺戟이라도 年齡的 變化를 가지는 組織은 障害되기 쉽다 故로 弱年者라면 發症할 수 없는 程度의 內因 및 外因의 刺戟에도 初老期 以後에는 發症할 수 있는 素因이 多分히 있다고 하여도 좋을 것이다.

3. 症　　狀

1) 外的 所見

肩關節은 外見的으로는 아무런 變化도 認定되지 않는 것이 普通이다. 그 中에는 急性症狀을 나타내는 症例도 있다. 이런 경우는 肩關節에 熱感과 腫張을 보는 수가 있다.

2) 運動制限과 疼痛

제일 明瞭한 것은 上肢를 뒤로 돌리는 運動을 할 때 肩關節에 疼痛을 나타내는 것인데 높은 곳에 손을 올리려고 하는 擧上障害, 팔을 뒤로 돌려서 띠를 매려고 할 때의 廻後障害를 同伴하는 患者가 가장 많다. 患側의 손을 腱側의 어깨 方向으로 가져가는 內轉時의 障害는 比較的 적다.

運動 制限은 一定 範圍內에서의 運動은 어느 方向으로라도 自由로와서 制限되지 않으나 그 以上의 運動이 되면 特定한 方向에 强한 疼痛을 느끼며 運動은 制限된다.

대개의 경우의 初發症狀은 肩關節·三角筋 附近의 重壓感·寒冷 그 밖의 知覺異常·鈍痛 어깨가 뻣뻣한 症狀인데 病의 進展과 함께 차차로 그 程度를 增加하여 運動 障害가 일어나게 된다.

3) 自發痛

運動을 할 때 以外라도 自發痛을 呼訴하는 患者는 많다. 特히 夜間自發痛이

않고 夜間 또는 아침에 걸처서 肩關節을 中心으로 나른한 듯한 팔을 둘 곳이 없어 困難한 무엇에다 比할 데가 없는 痛症이 있을 때가 많다. 때로는 冷感이 있고 또 욱신욱신 아플 때도 있다. 또 때로는 팔 또는 肩背部에까지 放散하는 수도 있다.

4) 放 散 痛

上肢를 一定範圍 以上으로 運動을 시키려고 하면 痛症은 肩關節 周圍뿐만 아니라 上腕 肘關節, 때로는 前腕까지도 放散하거나 肩背部까지도 放散하는 수가 있다. 또 夜間自發痛으로서는 肩關節에서 遠隔部에 放散痛을 보는 일이 적지않다.

5) 壓 痛

五十肩인 경우의 壓痛은 肩關節 前面에 있어서 著明하다. 이어서 肩峰下에서 三角筋의 前外側에 强하게 나타난다. 背面에 있어서는 肩甲棘 中央의 下部(天宗)에 强하게 認定되는 外는 어느 편인가하면 快感을 느끼는 類의 壓痛일 때가 많다 또 肩甲間部에 壓痛이 著明한 수도 있으며, 大胸筋中의 壓痛도 看過할 수는 없다

6) 其 外

各種 內臟疾患에 依하여 體力이 쇠약해졌을 때라든가 內臟 그 外의 手術後의 體力減退에 同伴하여 五十肩을 誘發하는 것도 많이 經驗하는 일이다. 特히 惡性腫瘍의 手術後에는 五十肩을 일으키기 쉽다.

그런 경우는 창백하여져서 보기에도 意氣가 消沈되고 虛脫的인 마치 방금 病床에서 일어난 듯한 特異한 容態를 나타내고 있다. 또 上肢의 骨折 및 外傷을 입었을 때도 五十肩의 發症 素因이 되기도 한다.

이와 같이 다른 疾患에서 合倂 또는 誘發되어 일어나는 것은 제각기의 起因症狀과 相對하여 五十肩의 觀察을 하지 않으면 안된다.

2. 五十肩에 對한 一般的 臨床觀察

1. 觀察의 基礎와 條件

1) 觀察의 場所와 環境

觀察을 行한 場所는 長野市縣町 45 針灸硏究所이다. 針灸硏究所의 構成은 所長 代田文誌·副所長 倉島宗二·所員兼主事鹽澤幸吉·助手는 常時 3名을 確保하여 延 14名.

環境은 新合倂에 依한 長野市 29萬名의 山間都市를 中心으로 4市 6郡 8町(洞) 12村(人口 601,604名)이 主된 通院範圍였으며, 거기에 上田市, 松本市에서도 또 他市縣에서도 患者는 來院한다. 特히 長野市 以北에는 12月에서 3月까지는 1미터 以上 2미터, 많을 때는 2 以上 지붕까지 눈에 파묻친다는 全히 想像도 할 수 없는 地域도 많이 있다. 針硏究所에 來院하는데는 電車·汽車로 約 2時間, 버스로 1時間 40分을 要하는 먼 거리의 不便한 곳도 많다.

2) 觀察의 期間 및 症例

第1次 : 1948年 8月부터 1958年 5月까지의 9個月間에 針灸硏究所의 外來新患으로서 代田, 倉島, 鹽澤 세 사람이 取扱한 16'968名 中 五十肩으로 診定한 것은 1,173名.

第2次 : 1968年 5月부터 1970年 4月까지의 滿 2年間에 鹽澤 個人이 取扱한 外來 新患 1,929名 中 五十肩으로 診定한 109名.

綜合 : 第1次, 第2次를 綜合하면 新患으로서 처음 來院한 18,897名 中 1,282名 의 五十肩 患者가 觀察의 對象이다.

≪參 考≫

이 針灸硏究所는 1968年 10月 16日로서 代田 (鍼灸硏究所 井頭療院)倉島(針灸

研究所旭町療院)・鹽澤(針灸研究所千歲療院)과 각 研究所를 分散하였다。

2. 五十肩患者에 對한 一般的 觀察

1) 다른 疾患과의 比率

患者 全體(新患만)에서 본 五十肩의 比率은 18,897名 中 1,282名으로 約 6.7% 即 처음으로 찾아오는 新患者 15名 中 한 사람이 五十肩의 患者였다. (圖 1)

2) 性別・年齡別 頻度

性別・年齡別의 頻度는 圖 2, 圖 3에 依하여 分明하다. 그림의 一線은 男女總合…線은 女子 一線은 男子로 각기 區別하여 表示했다. 圖 2는 第1次의 調査, 圖3은 第2次의 調査이다. 이 圖表에 依하면 五十肩 患者는 男女함께 50代가 가장 많고, 60, 40代의 順序이다.

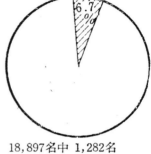

18,897名中 1,282名
圖 ; 他疾患과의 比率

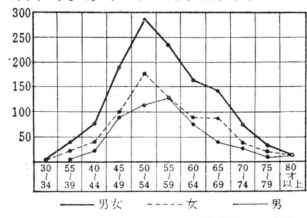

━━ 男女　----- 女　━━ 男

圖 2　性別・年齡別 頻度 1,173例

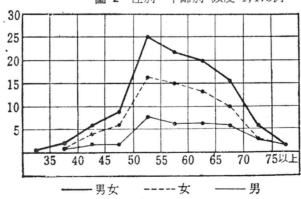

━━ 男女　----- 女　━━ 男

圖 3　性別・年齡別頻度 109例

3) 左右罹患頻度

左右罹患頻度를 圖4에 依하여 살펴보면 男子가 오른쪽 257 : 왼쪽 238·女子는 오른쪽 361 : 왼쪽 337로서 男女 합계 오른쪽의 比率이 많다. 또 양쪽이 同時에 罹患하고 있는 것도 意外로 많다. 그러나 이런 경우 어느 쪽이든 한쪽이 먼저 시작하여 그쪽이 어느程度 나아지려는 무렵에 또 다른 한 쪽이 發症하는 例가 많다.

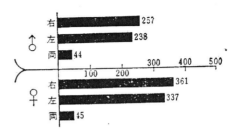

圖 4 左右罹患頻度 1,282例

4) 既往症 및 合併症

既往症 및 合併症에 關하여 여기에 圖5를 表示하는 것은 실로 부끄러운 일이다 왜냐 하면 分類가 粗雜하였던 것은 一大缺點이다. 現在의 觀察로 한다면 五十肩의 合併症에는 變形性 膝關節症 等은 極히 많을 터인데 여기에는 記載되어 있지 않다. 아마 神經痛, 류우마치 안에 넣은 것이리라 생각된다. 또 患者에게 問診한 것을 그대로 카르테에 記入하였을 뿐, 特別한 配慮가 없었던 缺點도 있으리라. 이러한 것도 지금부터 10 數年에서 20數年 前의 記錄이므로 어쩔 수 없다. 그러나 또 생각하기에 따라서는 分類法은 제쳐 두고서도 當時로서는 혹시 事實에 가까운 것이었던지도 모른다.

疾患部	神經痛·腰痛	消化器	呼吸器	五十肩	류우마치	婦人科	心臟病	高血壓	外傷	日耳鼻	泌尿器	其他	計
既往症	57	52	41	31	29	18	15	14	12	12	11	5	297
合併症	114	33	12		59	8	7	63		38		8	342

圖 5 既往症 및 合併症 1,173例

여기서는 當時의 記錄으로서 그대로를 揭載하지만 2, 3에 對해서는 參考가 되는 點이 있다.

圖5와 같이 旣往症을 가지는 것은 1,173例 中 297例이다. 그 가운데 旣往症에 五十肩이 있는 31例는 勿論 反對側을 앓았던 것이다. 1,173例中의 兩側罹患者를 보태면 112例이며, 約 10%가 빠르든 늦든 兩側에 發症한 것이 된다.

合併症, 旣往症을 通하여 神經痛, 류마치 等 疼痛을 呼訴하는 것을 合併하면 全體의 26.5% 以上이 된다. 이 매우 많은 數字는 感受性이 强한 體質者가 罹患率이 높다고 해도 좋다.

그 밖에 內臟疾患의 旣往症이나 合併症을 가지는 것도 相當히 많다.

5) 季節에 따른 發症頻度

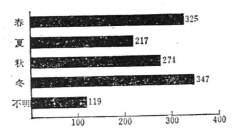

圖 6 季節에 따른 發症頻度 1,282例

圖 6과 같이 1,282例中 겨울이 347例 봄이 325例, 秋夏의 順으로 되어있는 것처럼 겨울에서 봄에 걸쳐 發症하는 것이 많다. 이것은 寒冷이 誘因으로서 영향하는 것으로 생각된다. 또 두텁게 입음으로 해서 肩關節의 運動이 長期間 充分하게 할 수 없고 關節의 組織液・血液等의 流通이 減弱하기 때문에 겨울에서 봄에 걸쳐 發症하는 것이 많은 것으로 解釋된다.

6) 發病에서 來院까지의 期間

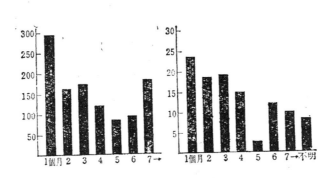

圖 7 發病에서 來院까지의 1,282期

發症하고나서 얼마만큼 지나서 針灸師에게 治療를 받으러 오는가를 調査한 것이 圖7이다. 第1次 調査의 1,173例에 對해서도 第2次 調査에 對해서도 月別로 보면 發病 1個月 以內에 來院하는 例가 많은데 그 中에는 6個月 以上 여러곳의 病院·柔道整復師等을 돌아다니가 찾아오는 患者도 意外로 많다. 五十肩은 各 學者가 말하듯이 半年이나 1年으로 自然治癒되는 것 뿐만이 아니라는 것에 注目해야 한다.

7) 職業別頻度

職業別의 調査는 어떻게 區別하는가 하는 問題로 매우 어렵다.

여기에서는 1. 農業과 勞務者, 2.勞動을 하지 않는 自由 業者와 事務員, 3. 家庭에서만 머무는 婦人, 4. 商業의 네 種類로 나누어 보았다.

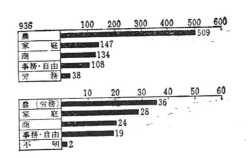

圖 8 職 業 別

圖 8을 보면 一見 農業·勞務者에게 많은 듯한 印象을 받지만 다른 勞務者 以外의 것을 合하면 대단히 많은 數値를 나타낸다. 이것으로 보아도 五十肩은 職業의 如何를 莫論하고 發病한다고 할 수 있다.

8) 夜間自發痛·放散痛

夜間自發痛 및 放散痛은 發症 後 얼마되지 않은 때와 恢復期에는 커다란 相違가 있다. 卽 病의 最盛期에는 夜間自發痛도 放散痛도 많고 病이 回復하기 시작하는 무렵부터는 治癒에 가까와짐에 따라 차차로 消失되는 것이 보통이다.

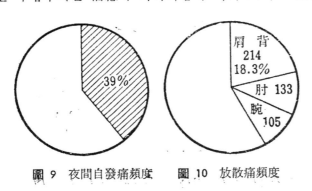

圖 9 夜間自發痛頻度　圖 10 放散痛頻度

이들의 症狀은 天候·氣壓의 變化가 일이나 運動 따위에 依한 過重한 過勞에 따라서도 輕重이 左右된다. 또 아침에 일어났을 때는 痛症이 甚하고 肩關節의 運動이 익숙해짐에 따라 가벼워지는 경우도 많다

圖9·圖10은 五十肩患者로 診定한 初診時에 記錄한 頻度이다.

3. 五十肩의 症狀에 依한 分類

五十肩의 針灸治療에 臨하는 경우 運動障害와 疼痛의 關係를 識別하여 症狀을 中心으로 한 觀點으로써 각기의 型을 分類하여 보았다. 이 分類에 따라 治療가 다시 쉽게 된다.

1. 外側型(大腸經型)
上肢의 擧上障害가 가장 甚하고, 疼痛이 肩關節과 三角筋에 比較的 集中的인 것(圖 11)

2. 前側型(肺經型)
上肢의 內旋, 廻後의 運動障害가 가장 甚하고 疼痛이 肩關節 前面에 著明한 것(圖 12)

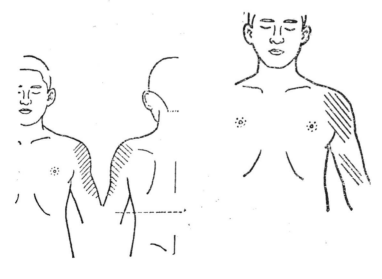

圖 11 外 側 型　　　圖 12 前 側 型

3. 後側型(三焦·小腸經型)

運動을 할 때 肩關節 後面에 疼痛이 있다. 後側型은 前述한 外側型·前側型에 合倂하는 수가 많다(圖 13).

4. 混 合 型

모든 運動에 對하여 全般的으로 疼痛을 느끼며, 앞의 3型의 區別을 할 수 없는 狀態인 경우, 但前側型과 外側型의 合倂이 가장 많은 것을 看過할 수는 없다.

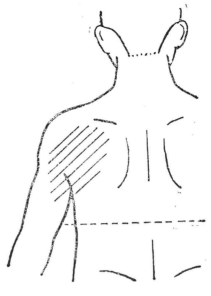

圖 13. 後 側 型

4. 五十肩의 針灸治療法

1. 五十肩에 對한 針灸治療點의 選定

五十肩의 針灸治療點의 選定은 먼저 各型共通으로 使用하는 基本穴을 定한다. 그리고 그 基本穴에 各型마다 必要한 治療點을 보태는 것이다. 이 方式은 治療點의 選定을 具體化하여 治療를 容易하게 하는 基礎도 된다.

그래서 오랫동안의 經驗과 硏究의 結果 設定한 治療點의 配置와 運用의 方式을 表示하여 본다.

1) 各型共通으로 使用하는 治療點(經穴)

　　　　前面:雲門·肩鎖關節下陷凹部(臨澤)

　　　　背面:肩髃·膈兪·天宗·身柱·天髎

　　　　손:曲池

　　以上 圖 14·15 參照

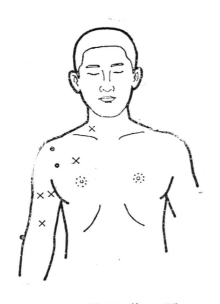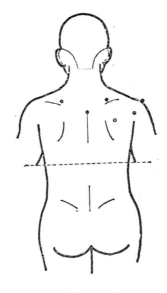

圖 14　前　　面
(各型 共通으로 使用하는 經穴)

圖 15　後　　面
(各型 共通으로 使用하는 經穴)

2) 前側型에 附加하는 治療點(經穴) 天泉·天府·俠白·中府 (圖 16)

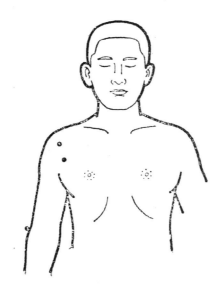

圖 16　前側型에 附加하는 經穴
(基本穴十附加穴)

3) 外側型에 附加하는 治療點(經穴)

肩髃 · 臂臑 · 膏肓 · 三角筋中壓痛點(圖 17)

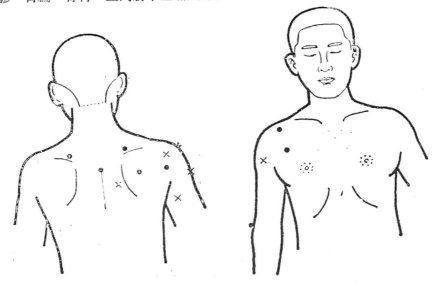

圖 17 外側型에 附加하는 附加穴(基本穴＋附加穴)

4) 後側型에 附加하는 治療點(經穴)

肩髃 · 肩貞 · 臂臑 · 臑會 · 膏肓(圖 18)

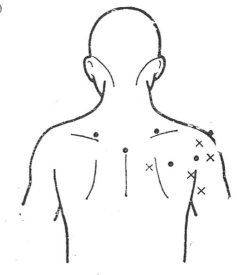

以上의 治療點은 針이거나 灸거나 共通으로 使用하는 것이지만 各型마다 그 症狀에 應하여 適切하게 配當한다.

刺針點에 對해서는 이 밖에도 重要한 곳이 있으므로 項을 달리하여 刺針의 方法과 아울러서 적기로 한다.

圖 18 後 側

2. 灸의 治療法

1) 施 灸 點

基本穴은 全症例에 (거의) 使用하는데 거기에 症狀을 合하여 各型의 附加穴을 各各 選定한다. 治療點의 選定을 할 때, 特히 留意할 것은 患者의 自覺痛·皮下에 있어서의 形態異常·筋·腱의 緊張部·거기에 壓痛 따위를 充分히 考慮할 일이다.

2) 灸 柱

主로 쌀알半의 크기, 但 약쑥은 될 수 있는 대로 부드럽게 비틀어 圓筒型 또는 피라밋形으로 皮膚위에 세우고, 別로 뜨겁지 않으면서 組織속으로 함빡 浸透하도록 配慮한다.

3) 壯 數

한 군데에 五狀乃至 7壯을 行한다. 夜間自發痛强度의 경우 또는 重症인 경우는 1日 2回 行할때도 있다.

3. 五十肩에 對한 刺針法의 種類와 實際

1) 肩鎖關節下刺針

上肢의 擧上·廻旋·廻後의 障害에는 肩鎖關節下刺針이 極히 有效하다는 것을 認定할 수가 있었다. 그 根據가 되는 實驗의 方法에 對해서는 省略하고, 여기에서는 肩鎖關節下 刺針의 方法에 對해서만 記述하면 다음과 같다.

먼저 患者의 患側의 上肢를 可能한 限 水平에 가깝게 擧上하여 固定하고, 5號 1寸6分 스텐레스針을 肩鎖關節下前面의 陷凹部(圖 19)에 前外側 약간 上部보다 비스듬히 約 3cm 刺入(寫眞 1)하여, 强한 雀啄 3乃至 4回를 行하는 것이다.

이 方法에 依하여 運動制限은 크게 擴大되어 著明한 效果를 發揮하는 일이 많다. 但 刺激에 對하여 銳敏하고, 感受性이 强한 患者인 경우는 될 수 있는대로 조용하게 弱한 刺激이 바람직하다. 決코 거칠어서는 안된다.

62

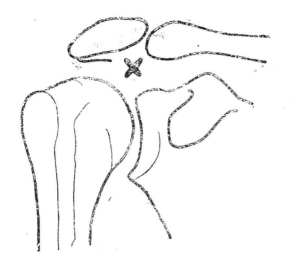

圖 19
×肩鎖關節下刺針法

寫眞 1

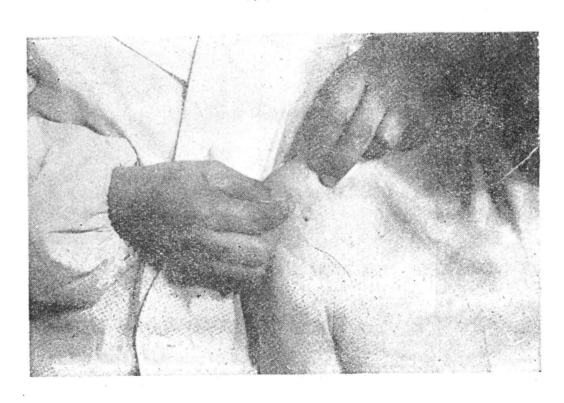

2) 肩胛上神經幹刺針

肩甲上神經은 腕神經叢의 上神經幹(C5, 6)의 分枝이며, 鎖骨上部에서 肩甲切痕에서 肩甲橫靭帶의 아래를 지나 棘上窩에. 이르러 棘上筋을 支配하고, 다시 棘下窩게 이르러 棘上筋과 小圓筋을 支配한다(圖 20).

이 肩甲上神經幹을 直接 刺針하는데는 棘上窩刺針과 棘下窩刺針이 있다.

棘上窩刺針 : 肩甲棘中央의 上部(秉風)에서 垂直이기나 아니면 針尖을 약간 뒷쪽으로 向하여 深刺한다(寫眞 2).

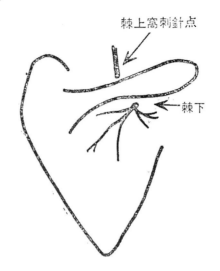

圖 20   肩甲上神經刺針點

寫眞 2

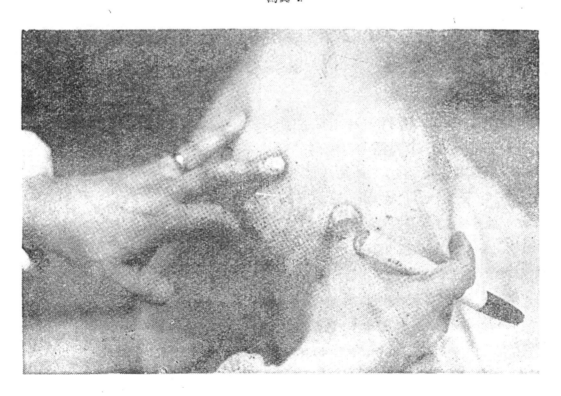

棘下窩刺針：肩甲棘中央의 下部의 보다 약간 바깥쪽에서 肩甲上神經이 棘下窩에 나오는 것을 겨냥하여 深刺한다. (寫眞 3) 이 경우 針의 울림은 三角筋의 方向으로 달리는 수가 많다.

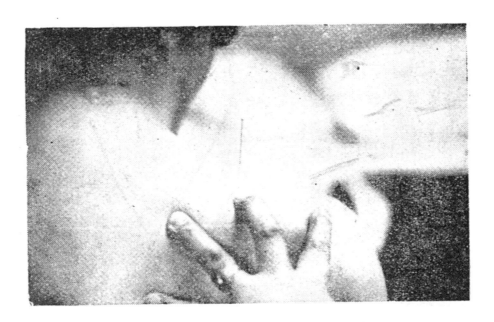

寫眞 3 肩甲上神經・棘下窩刺針

3) 關節腔刺針

關節腔(關節內)에 對하여서는 될 수 있는대로 深刺하면 (關節炎・關節류마치 等 各 곳의 關節 疾患에 共通)效果的이다. 特히 五十肩인 경우는 肩關節 前面에 있어서 上腕骨頭와 肩甲骨의 關節間隙을 겨냥하여(圖 21) 2, 3個所에 깊게 強하게 刺針하면, 上肢의 內旋・廻後의 運動이 擴大된다. 그 밖에 肩峰下・肩關節後面・腋窩에서 各各 肩關節腔에 直接刺針한다. (寫眞 4, 5)

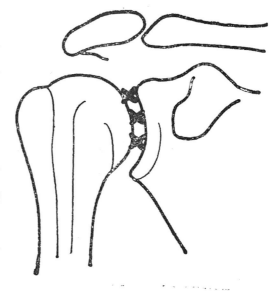

圖 21 肩關節前面, ×關節腔刺針點

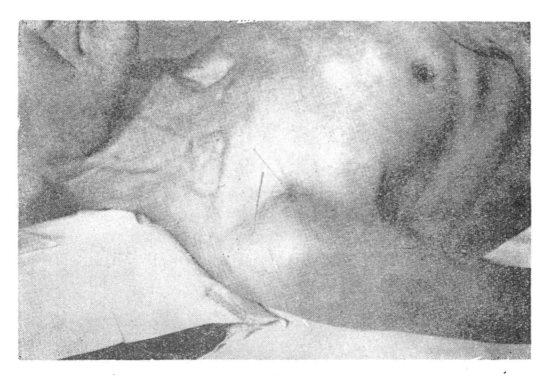

寫眞 4 肩關節前面·關節腔刺針 한자루는 肩鎖關節下刺針

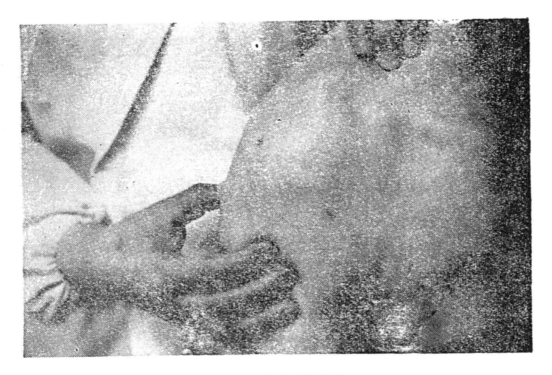

寫眞 5 肩峰下刺針

5) 腕神經叢刺針

腕神經叢中 上神經幹 및 中神經幹의 一部는 함께 肩關節을 中心으로 하는 肩關節의 여러 筋에 分布하는 神經의 主幹이다. 特히 肩甲上神經・腋窩神經은 여기에서 分布한다. 따라서 側頸部의 胸鎖乳突筋의 약간 外側의 天鼎・缺盆穴附近의 刺針은 意義가 있다. 이 경우의 刺針은 極히 조용하게 行하는 것이 重要하다. 粗暴할 때는 電激的 울림이 손끝에까지 이르러, 患者를 놀라게 하는 경우가 있으므로 十分 조심해야 한다.

이 部의 刺針에 對하여서는 專門의 解剖書를 參考하여 神經의 走行을 熟知할 必要가 있다.

5) 中國式置針

肩關節 周圍의 重要諸穴, 또는 患者의 自覺 症狀이나 또는 壓痛 等 他覺的으로
도 症狀에 맞추어 刺針點을 選擇하여 中國針을 刺針한다. 그리하여 그것을 10~15
分間 置針한다. 이럴 때 中國針이 아니드라도 스텐레스針을 使用하여도 같은 効
果가 있다.

但, 中國式 置針만으로는 効果가 充分하지 못하다. 亦是 本著에 가르킨데로 各
種의 刺針法을 合하여 應用할 것을 잊어서는 안된다. 그렇게 함으로 해서 効果는
倍增한다.

6) 上腕二頭筋腱長頭刺針

上腕二頭筋腱長頭의 刺針은 (寫眞 6)과 같이 前外方에서 刺針하는 것이나, 目
標는 肩關節下이며 上腕骨의 上端을 더듬으면 大結節이 닿이므로 여기에서 內側
으로 向하여 刺入하는 것이다.

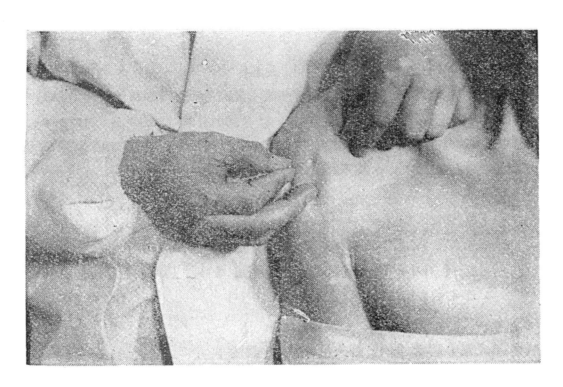

寫眞 16 上腕二頭筋腱長頭刺針

7) 運動時의 疼痛部位의 直接刺針

患者에게 肩關節의 運動을 시켜보고, 가장 疼痛이 甚한 곳의 壓痛·硬結·筋腱의 緊張等을 자세히 살펴서 疼痛과 皮下의 形態的 變化가 있는 곳에 直接 刺針한다. 그런 경우 될 수 있는대로 上肢를 위로 올리게 하든지 뒤로 돌리게 하여 疼痛이 가장 强한 곳에 直接 刺針하면 效果的이다.

4. 特殊針法

1) 挫刺法

上肢의 擧上·內旋 廻後의 運動時에 三角筋 中에 疼痛이 있어서 그 痛症이 다른 方法으로는 생각대로 除去되지 않을 때는 挫刺法을 試圖해 보는 것이 좋다. 놀랄만큼 效果가 있을 때가 있다. 挫刺는 捻刺法을 쓰면 간단하고 患者에게 그다지 苦痛도 주지 않는다.

2) 皮內針法(皮下針法)

五十肩의 경우도 皮內針을 應用한다. 筆者는 皮內라고 하기보다 皮下에 3~5日 置針한다. 또 毫針을 肩關節周圍의 疼痛部나 壓痛部에 水平으로 皮下에 刺入하여 그대로 肩關節을 運動하게 한다. 그리고 2~3分間 쉬고 또 數回 運動시키고 2~3分間 쉰다. 이 方法을 4回~5回 되풀이 하여 拔針하는데 이것도 效果的이다. 이 方法은 「運動을 加味하는 皮下針法」으로서 鹽澤은 이미 發表하였다.

3) 刺絡法

五十肩患者의 肩關節周圍(肩髃·肩髎)를 中心으로 하여 細絡을 認識할 때가 있다. 이러할 때 거기서 瀉血(吸角을 使用함)하면 좋다. 肩背部에 疼痛을 同伴할 때는 그 部에서 直接 瀉血(吸角)하면 效果的이다.

5. 五十肩에 對한 針灸治療法의 總括

1) 針灸治療方法의 運用

前項에서 五十肩에 對한 各種의 治療法을 낱낱이 적었으나, 여기서 各各의 刺針法을 어떻게 應用하는가. 實際 患者를 取扱하는 順序에 基하여 總括的으로 묶어 보려 한다.

仰 臥 位

먼저 患者를 仰臥케 하여 肩關節前面腋窩 橫紋의 先端에서 윗쪽 上腕骨大結節의 內側陷凹部에 垂直으로 關節腔內에 2番針乃至 3番針을 刺針한다. 깊이는 2~3cm, 조용하게 雀啄을 1~2回 行한다. 이어서 上肢를 擧上(仰臥한 채로라도 좋음)하여 肩鎖關節下의 陷凹部에 上腕骨頭의 上面을 따라 深刺 雀啄을 行한다.

坐位 또는 橫臥位

다음에 患者를 坐位로 하여 肩峰 아래에서 關節腔에 直達하도록 刺針한다. 이어서 肩甲上 神經幹 直接 刺針 (前項 2 參照)을 行한다. 即, 肩甲棘 中央의 上部에서의 垂直刺針을 하고 다음에 肩甲棘 中央 下部의 外側에서 刺針한다. 그 뒤에 天宗 및 臑會에 가기 될 수 있는대로 깊이 刺針하고 1~2回 雀啄을 附加한다.

이만큼만 刺針한 뒤, 患者에게 上肢를 運動시켜 보고, 三角筋中의 아픈 곳을 가리키게 하고 그곳의 壓痛・硬結・緊張의 場所를 選定하여 直接 刺針한다.

이 刺針만으로 患者의 上肢運動範圍는 極히 顯著하게 擴大된다.

그 뒤에 앞에서도 말한 것처럼 施灸點을 定하여 施灸하는 것인데 肩背痛이나 肩關節에서 멀리 떨어진 곳에 일어나는 放散痛, 또는 각각의 合併症이 있을 때는 그 治療를 加하며, 特殊針法 및 補助的 措置가 必要할 때는 그것을 應用하여, 幅넓은 豐富한 技術을 臨機應變으로 行使하는 것이 바람직하다.

以上의 治療를 通院이 可能한 患者는 每日 또는 隔日로 通院케 하여 行하고 患者가 職業・遠距離 따위의 環境으로 通院이 困難할 때는 1週日 또는 열흘에 한번씩 通院시키고, 그 사이에는 每日 自家 施灸케 한다. 가운데에는 1回治療를 받는 것만으로 長期間을 家庭에서 每日 施灸만하여 完治하는 경우도 적지 않다.

2) 補助療法 그 밖에 對해서

A. 맛사아지

筋의 拘縮을 緩解하기 위하여서는 맛사아지는 是非가 必要하다. 特히 回復期에는 흔히 應用한다.

B. 濕　布

五十肩에는 濕布는 거의 必要없다. 但, 急性期 熱感이 있을 때는 泥狀濕布를 行할 때가 있다.

C. 滑車 運動

無理를 하여서까지 滑車運動을 行할 것은 없으나, 恢復期에 있어서는 運動範圍를 增加하기 위하여 患者 自身의 自由 運動을 行하기를 권한다.

但, 恢復期에 있어서 固着이 甚한 때는 滑車 運動이라고는 하지 않으나 그것에 가까운 運動方法을 使用하는 것도 좋다.

D. 固　定

五十肩에는 肩關節의 固定은 거의 必要없다.

E. 入　浴

五十肩의 自發痛이 强할 때는 沐浴은 禁하는 편이 낫다. 하루에 몇번이라도 沐浴을 해야 한다는 學者도 있지만 그것은 오히려 逆이며, 急性期 또는 自發痛이 强할 때는 沐浴을 하면 病狀을 惡化시키는 수가 많다. 沐浴中은 確實히 기분이 좋고 이대로 나아버린 듯한 印象은 있으나 沐浴後는 오히려 痛症이 增强하고 患者의 苦痛期間이 길다.

但, 疼痛도 줄어든 恢復期의 後半은 沐浴을 하여 肩關節의 運動에 힘쓰는 것이 必要하다.

6. 五十肩에 對한 刺針時의 注意

1) 折　針

肩關節은 그 構造上 折針되기 쉬우므로 注意하지 않으면 않된다. 肩峰突起下에서 關節腔内에 銀針을 刺入하였을 때 患者가 팔을 움직였기 때문에 上腕骨頭上緣

과 肩峰突起의 사이에서 2 cm 程度 折針된 例가 있다. 이 患者는 그 後 1週間쯤 痛症이 增强하였으나 점차苦痛도 덜어지고 五十肩도 그럭저럭 治療가 되었다. 9個月 以上을 經過하면 아무런 異常을 볼 수 없고, 現在로선 安心은 하고 있다는 쓴經驗이 있다.

그러므로 肩關節뿐만 아니라 關節에 刺針할 때는 關節을 充分히 固定한 狀態로써 行하도록 注意해야 한다.

2) 惱 貧 血

神經質인 感受性이 强한 患者, 큰 病을 치른 後의 貧血狀態에 있는 者, 低血壓의 患者는 治療中 腦貧血을 일으키기 쉬우므로 이런 類의 患者는 坐位로 治療하는 것을 삼가고 仰臥·腹臥·橫臥의 姿勢로 治療하면 좋다.

3) 刺激의 强弱에 對하여

本書에 依하면 筆者의 刺激은 徹底하여 强한 것처럼 誤解될는지도 모른다. 그러나 그것은 잘못이다. 實地로는 刺針은 조용하게 완만하게 行하는 것을 主眼으로 하고 있는 것이다. 特히 肩關節部에 附着하는 여러 筋의 腱이나 關節周圍의 여러 組織에는 地平針(水平針), 皮下針 따위의 方法을 驅使하여 어떤 때는 極히 弱하게, 어떤 때는 약간 强하게 症狀을 識別하여 刺針하는 것이다. 要는 弱刺激뿐이라도 强刺激만으로 버티어도 完全한 治療라고는 할 수 없다.

5. 針灸治療가 五十肩에 미치는 影響

五十肩에 對해서는 針灸가 有效하다고 제멋대로 觀念的으로 생각하고 있는 針灸師는 決코 적지 않으리라고 생각한다. 우리들이 效果가 있다는 것에서는 그 根據가 있지 않으면 안된다. 예컨대, 五十肩의 경우 治療 直後의 現象으로서 上衣를 입는데 治療前보다 휠선 편하게 되었다든가 運動 範圍가 極度로 擴大되었다는 現象만 보고 이렇게 하였더니 效果가 있었다. 이 方法은 정말 좋다라고 하여 그 때만의 效果를 보고 單純하게 五十肩에는 針灸가 特效하다고 생각하는 것은 輕率하다. 亦是 遠隔 成積의 集計에 따라 될 수 있는 대로 正確한 根據를 찾아 그 可

否를 論하지 않으면 안된다.

筆者는 第2章에서 든 臨床統計의 對照例 가운데 2回 以上 來院한 患者에 對하여 効果의 有無를 묻기도 했다. 發想의 時期가 20數年前의 것으로 매우 不備한 點이 많다. 그러나 大要만은 把握할 수 있으리라고 생각하므로 參考로 紹介하여 본다.

이 統計는 第20回 日本針灸治療學會의 宿題 報告로서 發表한 것. 그대로 도움이 된다면 多幸이다.

1. 治 療 効 果

1) 第一次 治驗成積(表 1)

第一次 治驗의 對照는 1,173名이었으나 그 가운데 2回 以上 來院한 者가 768名이었다.

768例 中 完全히 治癒한 것이 272例로 36.4.%經過가 良好한 것 따위 좋은 結果를 얻은 것은 370例로 48% 不變 122例로 15.6%, 惡化는 4例였다.

2) 第二次治驗成積(表 1)

第二次는 56例를 取扱하였으나 2回 以上 來院한 것이 48例였다.

48例中 治療된 者 25例로 52.1%, 良好는 20例로 41.7%이며, 治効率은 第一次 治驗에 比하여 相當히 高度를 表示하고 있다.

더구나 第一次의 治癒者, 平均 治療 日數는 49日이[

表 1 治 療 成 積

	第1回 768例			第2回 48例		
	數	%	平均日數	數	%	平均日數
治癒	272	36.4	98日	25	52.1	49日
良好	370	48.1		20	41.7	
不變	122	15.6		2	4.2	
惡化	4			1		
	治癒·良好計84.4% · · · · · 93.8%					

류마치患者는 確認에 따라 途中에서 症例에서 削除함

2. 治療回數와 治効와의 關係

表 2는 第一次治驗의 分析이다. 이에 依하면 治癒한 272例와 良好한 370例를 比較한 경우, 治癒例의 편이 分明히 通院 回數가 많다. 特히 良好한 例로는 7回 以上 治療한 것은 極히 적다. 이것은 表 3의 第二次治驗을 보아도 共通하게 되어 있다.

이것에 依하여 五十肩의 治療는 治療 回數가 많을 수록 効果的이며, 治癒로 기우는 率이 높은 것을 알 수 있다.

표 2 治療回數와 治効와의 關係 Ⅰ 768例

治療回數	1回~3回	4~6	7~9	10~14	15~19	20~24	25回以上	計
治 癒	52	84	53	42	17	8	6	272
良 好	235	73	24	10	4	1	3	370
不 變	102	14	4	1	1			122
惡 化	4							4

표 3 治療回數와 治効와의 關係 Ⅱ 56例

治療回數	2回	3	4	5	6	7~10	11~20	21~40	計
治 癒	2	5	3	2	4	2	3	4	25
良 好	7	8	3		1	1			20
不 變		1				1			2
惡 化				1					1
不 明	1回分治療者								8

3. 治療回數 및 日數

1) 治療 回數와 有効率(表 4)

第二次 治驗 48例中 治癒·良好한 例에 對하여 治療 回數와 有効率에 對해 調

7 4

査하여 보았다.

그것에 依하면 治癒한 것은 2回〜40回로 平均 9回 治療를 行하고 있다. 이에 反하여 良好例에서는 2〜10回로 平均 33回 밖에 治療를 받고 있지 않다.

2) 治療日數와 有效率(表 4)

上記와 같이 하여 治療日數를 調査하여 보니 治療한 것은 7日 以上 158日을 要하고 있는데 2日〜47日間의 受療에 머문다.

表 4 治癒·良好例의 治療回數 및 日數

	治 療 回 數		治 療 回 數	
	回　數	平均	日　數	平均
治　癒	2回〜40回	9回	7日〜158日	49日
良　好	2回〜10回	3.3回	2日〜47日	12.5日

參考·第1次治驗에 治癒者의 平均日數는 98日

以上 1),2)의 事實에서 보더라도 1回거나 2回거나 보다 많이 治療를 行하는 것이 五十肩에 對한 針灸治療의 秘訣이라고 할 수 있으리라. 前項의 第一次治驗의 治療回數와 治効의 面에서도 立證되는 것이다.

4. 五十肩의 皮膚電氣反應에 對하여

1) 皮電計에 依한 針灸臨床의 實際(上腕神經痛 및 五十肩과 皮電點):日本針灸治療學會誌, 第11卷 第2號 (1962. 3. 1)

2) 五十肩의 皮電的研究:1965東京, 國際針灸學會誌

胸背痛의 針灸治療　　　　《三木健次》

머 리 에

　胸背痛은 病名이 아니라 疼痛 狀態에 對한 總稱으로서 바른 意味의 症候群도 아니다. 疼痛이라는 患者의 主觀的 訴述을 主體로 하고 있는 것이다. 따라서, 各 疾病의 痛症에는 特徵이 있다.

　胸背部는 解剖學的, 構築學的으로 頸部, 肩部, 腰部, 腹部와의 關聯性은 發痛의 原因 또는 要素에 있어서 重要하다. 同時에 針灸治療에도 그 關聯性은 重要하다.

　더구나 疼痛은 複雜多樣하다. 그 痛症의 發生의 要素는 構築學的으로는 뼈, 關節, 筋, 腱, 筋膜, 靭帶, 神經 等에 關하는 靜力學的, 動力學的 要請이 加해짐과 同時에 精神醫學的인 立場에서의 諸要素도 加入되어 發痛하는 것과, 胸腹腔 內臟疾患의 關聯痛으로서 胸背部에 放散하는 痛症이 있다.

　따라서 重要한 것은 그 發痛의 原疾患이다. 單純한 筋肉의 아픔이라든가 神經痛 等의 豫後가 좋은 것과 때로는 豫後가 不良한 惡性腫瘍이라든가, 死亡率이 높은 心筋硬塞 等의 重篤한 內臟疾患에서의 痛症이 包含되어 있으므로 鑑別診斷에는 充分히 조심할 일이다.

　疼痛의 本能을 鮮明하게 把握함에는 主許인 痛症을 第一의 실마리로 한다. 胸背痛이라는 누구나가 共通의 感覺으로서 받아들일 수 있는 症狀인 痛症의 發生部位, 發生의 原因(外傷의 有無), 疼痛의 性狀, 運動에 依한 痛症의 變動의 狀態, 痛症의 範圍와 時間, 其他 年齡, 環境, 職業, 또한 旣往症이나 合倂症 等의 一般的 事項과 體壁의 變化인 硬結壓痛, 知覺異常(冷, 熱感, 땀의 分泌狀態, 수척 等等)의 體表의 觀察은 病像의 把握과 함께 針灸臨床에 重要한 것이다.

胸背痛의 臨床

臨床的으로는 同一疾患인데 胸部, 背部 함께 痛症을 일으키는 경우도 많으나, 그 病像과 痛症의 特徵에는 主體的으로 다르므로 胸痛과 背痛으로 區分하여 記述하기로 한다.

A 胸 痛

日常의 臨床에서 胸部에 痛症이 있는 경우, 一般的으로 患者가 즐겨 使用하는 病名은 肋間神經痛이다. 胸痛의 代名詞로서 일어나는 이 痛症에는 一種의 逃避診斷的인 意味가 많이 包含되어 있다. 처음에 말한 바와 같이 매우 重篤한 基礎的 疾患이 原因인 경우가 있다. 그 識別이 重要하다. 그것은 胸壁의 知覺은 肋間神經이 支配하고 있는 理由에 依하는 것이다.

(1) 肋間神經의 走行과 痛覺傳導

肋間神經은 12 짝(對)의 胸神經의 前枝에 해당하고, 제각기의 各 肋間腔을 肋骨下緣을 따라 內外肋間筋의 사이를 走行하며, 그 사이에 筋枝 및 皮枝를 表出하면서 胸廓을 半周한다. 또 第6 以下는 肋骨弓을 넘어서 腹壁에 들어가, 內腹斜筋과 腹橫筋의 사이를 中心線으로 向하여 走行한다. 筋枝는 肋骨擧筋, 外肋間筋, 內肋間筋, 上·下後鋸筋, 腹直筋, 側腹筋, 外腹斜筋, 腹橫筋 等을 支配하며, 皮枝는 前腋窩下線과 胸骨緣에서 各 1本을 내어 側胸(腹)部 및 前胸(腹)部의 皮膚에 分布한다.

또한 背面은 胸神經, 後枝의 支配로 嚴密하게는 肋間神經은 아니다.

그런데, 胸腹壁層 가운데 肋間神經, 知覺線維가 分布하는 것은 皮膚, 筋, 肋間側壁肋膜과 橫隔膜, 心囊, 食道, 從隔洞에 線維를 내고 있으나, 心臟, 大動脈, 肺, 氣管支에는 全혀 線維를 보내고 있지 않다. 胸腹部 內臟疾患時의 痛症은 別

表　1　胸　痛　의　分　類

I　助間前神經痛〈神經性助間前神經痛〈特發性助間前神經痛(狹義助間前神經痛)
　(廣義助間前神經痛)　　　　　　　症候性助間前神經痛
　　　　　　　　　　　　　神經性助間前神經痛……脊髓腫瘍, 脊椎骨疾患 等
　　　　　　　　　　　　　(神經外의 原因의 伏在한 助間前神經痛)
　　　　　　　　　　　　　(脊髓後患의 機械的 壓迫等)
　이른바　助間前神經痛

II　助間前神經支配域에서의　胸痛……筋痛, 胃痛, 助膜痛, 心囊痛, 横膈膜痛 等

III　助間前神經非支配域에서의　胸痛………心, 大血管, 肺, 氣管支, 腹腔臟器의 疾患
　(胸腹部內臟에서의 關連痛的)

個의 求心線維에 依한 이른바 關聯痛이다.

한데 痛覺은 知覺線維末端의 自由終末에서 受容되며, 그 인파르스는 2種의 線維 卽, 有髓最小經으로서 傳導速度가 빠른 AQ線維와 無髓線維이며 傳導速度가 느린 C線에 依하여 傳導된다.

따라서. 痛症에는 瞬間的으로 오는 激痛과 徐徐히 오는 鈍痛도 있는 것이다. 따라서 複雜多彩한 胸痛의 臨床에 있어서 이들을 充分히 考慮해야 할 것이다.

(2) 胸痛의 分類

胸痛의 分類에 對해서는 部位別, 原疾患別 痛度로 分類되어 있으나, 筆者는 肋間神經痛과 類緣痛의 關係를 理解하기 쉽다고 생각하고 表 I과 같은 分類에 따르기로 한다.

그 分類法은 肋間神經痛에서 出發하여 神經支配를 中心으로 하는 見解로서 胸痛을 다음과 같이 3群으로 나눈다.

I. 이른바 肋間神經痛

II. 肋間神經支配에서의 胸痛

III. 肋間神經非支配에서의 胸痛(內臟에서의 關聯痛)

이와같이 分類하면 胸痛의 發病轉機를 判別하기 쉬워진다.

表 I 胸痛의 分類에 依함.

I 이른바 肋間神經痛

(1) 特發性肋間 神經痛

定義·知覺神經을 따라 走行하는 發作性의 痛症인데 知覺 가운데서 痛覺만이 刺激되어 있으나, 다른 옅은 深知覺에는 異常이 없고, 運動障害도 따르지 않는 것, 卽 特發性 또는 原發性이라고 일컬어지는 狹義의 肋間神經痛이다.

比較的 罹患되기 쉬운 神經은 第9肋間神經이며 大部分 한쪽 편이다.

痛症의 特徵

肋間神經을 따른 痛症인데 發作的인 激痛, 찌르는 듯한 痛症, 끊는 듯한 痛症
타는 듯한 痛症等, 尖銳한 痛症이 많다. 때로는 鈍痛으로써 持續的으로 아플 때
도 있다. 痛症은 肋間神經을 따라 胸廓을 半周하는 수도 있는가 하면 側胸部, 前
胸部에 局限하는 수도 있다.

壓 痛 點

診斷上 重要하다. 그 部位는 穿通 皮枝의 出口에 該當하는 中腋下線上(또는 前
腋下線)과 胸骨兩側 3cm 線上의 肋骨下緣 및 後枝의 出口인 脊柱의 兩側 約 3cm
의 線上에 壓痛點을 證한다.

放 散 痛

第1, 第2 肋間神經痛은 上腕內側에 그리고, 第11, 第12 肋間神經痛은 鼠蹊部
에 放散한다. 第6 以下는 腹部肋間神經痛으로서 나타내며 壓痛點은 肋骨弓直下의
腹直筋의 外緣에 볼 수 있다.

本症의 頻度는 三叉神經痛 等에 比하여 적으며, 全神經痛의 7.3%라고 알려져
있다.

治 療

治療點 : 各壓痛點이 主要點, 그 針刺法이 重要하다. 깊이와 針先의 方向에 注
意를 할 것.

背部의 壓痛點 : 3番針 以下의 細針을 使用, 깊이는 3~5cm로 直刺한다. 痛症의
程度에 따라 單刺 雀啄法과 10分間의 置針이 有效할 때도 있다.

腋下線壓痛點 : 肋骨下緣을 따라 痛症의 放散 方向으로 1cm 斜刺를 行한다.

胸骨壓痛點 : 깊이 1cm 單刺 또는 置針, 그外 側胸部, 前胸部의 痛症에는 郄門,
曲池에 刺針을 行한다. 또 背部의 深刺는 急性氣胸을 일으키는 수가 있으므로 特
히 조심해야 한다.

(2) 症候性 肋間神經痛

胸痛의 태반을 차지하는 것으로서, 이른바 肋間神經痛이라 부른다. 本症은 脊
髓神經(前)後根에서 最末稍의 受容器까지의 사이에 感染, 비타민 缺乏, 榮養障害

代謝障害, 中毒, 腫瘍 等의 原因에 依하여 뭔가 異常이 있어서, 그것에 依하여 疼痛을 呼訴하는 것인데, 神經痛이라는 症狀이 나타난다. 이 中에 頻度도 높고, 疼痛도 심한 것은 帶狀疱疹을 同伴하는 神經炎이다.

1) 帶狀疱疹

帶狀疱疹은 一種의 水痘感染症이다. 가장 자주 胸髓領域의 後根 및 後神經節을 侵害하며, 그 支配 領域의 皮膚에 神經의 走行을 따라 帶狀의 疱疹群이 생기고, 同時에 심한 神經痛을 同伴하는 것이다.

疱疹은 보통 2週間 前後로 治癒되지만, 뒤는 瘢痕, 着色 等을 남기고, 헬페스 後神經痛을 남기는 수가 있다. 特히 高齡으로 老衰한 患者에게 가끔 볼수 있다.

原 因

大部分은 Virus이다. 그外에 化學物質(砥素, 金, 鉛 等) 物理的 刺激(X線 高熱, 寒冷 等) 또 脊髓近接部 等이 있다. 더구나, 近年 惡性 腫瘍患者에게 倂發하는 것이 注目되고 있다.

따라서 帶狀疱疹의 診察에 當하여 항상 惡性腫瘍의 有無에 注意하지 않으면 안된다.

痛症의 特徵

처음에는 間缺的이고 뒤에는 持續的인 찌르는 듯한 짜릿짜릿한 帶狀의 痛症이다. 好發部는 胸部, 胴部인데, 原則으로서 한쪽에 發疹한다.

發病은 대개 肋間神經痛이 先行하지만 때로는 發疹에 앞서서 發熱, 倦怠感, 胃腸障害 따위가 앞설 때가 있다.

治 療

新鮮한 疱疹丘를 3〜5點을 選定하여 細小(糸狀炎)의 쑥(艾)을 5〜7壯 施灸한다. 이때 施灸前에 疱疹部에 친쿠油를 엷게 바르면 一層 有效하다.

針治療는 水痘部를 避한다. 罹患 神經節(後根)에 2〜3號針으로 2〜3cm의 깊이로 直刺한다.

高齡者 또는 榮養 低下를 나타내는 者에게는 全身的인 治療가 必要하다. 中心

에 膿疱를 가지는 有痛性의 붉은 腫脹이 多發할 때는 癤腫症을 생각한다.

또 重要한 것은 糖尿病의 有無이다.

豫後는 3∼4回의 治療로 痛症은 消失한다. 疱疹은 痕化하여 治癒된다.

2) 脊椎카리에스

最近 結核性 疾患의 激減으로 本症도 함께 減少하고 있으나, 胸背部의 原疾患으로서는 한번쯤은 重視해야 한다.

더구나, 初期症은 가끔 肋間神經痛과 混同되기 쉽다. 特히 輕快하지 않는 頑固한 肋間神經痛을 알아내었을 때는·일단 脊椎카리에스의 根症狀으로 疑心해야 한다. 또 脊椎過敏症 等과의 鑑別診斷도 重要하다.

脊椎 가운데 가장 罹患하기 쉬운 것은 胸椎로서 그 가운데 第5第8胸椎가 가장 많다. 本症에 흔히 보이는 龜背는 椎體의 中心部가 侵害되어 壓潰함으로써 形成된다.

痛症의 特徵

初期에는 漠然한 背部의 鈍痛, 또는 緊張感이 있다. 病期가 進行하면 神經根症狀으로서의 肋間神經痛처럼 조이는 듯한 痛症이 側胸部, 前胸部, 腹壁에 放散하는 帶狀痛을 呼訴하며, 그 痛症은 運動, 기침, 재채기 따위로 增强함도 安靜을 하면 쉽게 消退하는 特徵이 있다.

이것은 脊髓神經根에 附加된 放散痛으로서 診斷上 重要하다.

또 本症에는 他覺痛으로 初期부터 罹患部에 一致하여 나타나는 叩打痛과 棘突起의 壓痛이 있다.

叩打痛은 脊椎過敏症이나 內臟疾患에 依한 反射性의 것과의 鑑別이 必要하다.

鑑別法은 患者를 腹臥位로 하여 疑心스러운 個所를 手掌으로 壓迫하면 單純한 棘突起의 過敏으로는 거의 壓痛이 없으나, 카리에스는 深部에 鈍重한 느낌이 있다.

治　療

針灸治療는 絕對 安靜의 保持인 基本的 治療法과 그리고, 기비스벳드, 콜셋드를 着裝하고 抗結核藥을 倂用한다.

體力의 回復, 榮養의 促進으로서의 企體的 治療와 疼痛 對策의 局所的 治療가

必要하다.

全體的 治療點 : 身柱·靈台·肺兪·心兪·隔兪·脾兪·肓兪·巨闕·中脘·大巨·氣海·足三里·照海 等, 病像에 依하여 治穴을 選定한다. 刺戟量은 治療 後의 疲勞感, 施灸針刺部의 發赤 等의 狀態를 考慮한다.

使用針은 2番 前後의 細針, 灸는 쌀알 半의 크기로 2～5壯 程度 施灸한다.

局所 治療는 前述의 肋間神經痛에 準한다. 그밖에 罹患胸椎棘突起間에 0.5～1cm의 깊이로 刺入, 또 脊椎의 兩側 1.5cm의 部位에 얕은 刺針을 行한다. 10分 以上의 置針이 痛症의 治療로서 必要하다.

痛症의 緩和는 短期間에 效果를 나타내는데 全體的으로는 灸治療의 長期治療가 매우 有效하다.

3) 變形性 脊柱症

脊椎의 老化 現象으로서 發症하는 것으로서 外傷, 打撲 또는 前屈 姿勢(農夫)에서의 筋肉 勞動者에게 많다.

매때로 아침에 일어났을 때, 側胸部 및 前胸部 또는 上肢에 가벼운 鈍痛 같은 痛症과 壓迫感을 느낀다. 그러나, 本症의 疼痛은 主로 背痛이므로 그 部에서 記述키로 한다.

4) 그밖의 神經外肋間神經痛

脊髓勞, 脊髓梅毒, 强直性脊椎炎, 脊髓挫傷, 糖尿病性多發神經炎 따위가 있으며, 어느 것이나 胸神經根이 侵害되어 肋間神經痛같은 胸痛을 同伴한다. 그 痛症은 各疾患에 特徵이 있고 病像도 다르다. 針灸臨床에서는 頻度도 稀貴하므로 詳細한 것은 成書를 參照하여 주었으면 한다.

그러나, 이들의 各疾患의 痛症에 對하여서는 針灸治療는 有效하다. 醫療의 補助로서 行한다.

Ⅱ 肋間神經支配域에서의 胸痛

胸腹壁 및 乳房, 肋膜 等에 起因하는 胸痛이며, 肋間神經痛과 混同할 때가 많다.

(Ⅰ) 筋　　痛

臨床上 흔히 만나는 胸痛은 筋肉의 過勞에 依한 痛症과 細菌性, 바이르스性感染, 寒冷, 濕氣 等을 誘因으로 하여 스트레스, 그밖에 代謝, 內分泌, 循環障害를 要素로 하여 發症한다. 結合織炎症候群이 있다.

(가) 筋肉의 過勞

팔을 너무 使用했다거나, 어깨의 使用過度 따위에 依한 胸痛으로서, 예컨대 急激한 投球, 初步의 골파가 經驗하는 筋痛이다. 또 심한 기침이 持續될 때 일어나는 肋間筋의 痛症等도 이것이다.

痛症의 特徵

前胸部, 側胸部에 나른한 것같은 느낌, 때로는 찌르는 듯한 느낌이 섞인다. 肩腕의 運動에 依하여 痛症이 加하여지나 安靜하고 있으면 가벼워진다.

治　　療

疼痛部에 얕게 針刺, 特히 運動點에 置針이 有効, 同時에 頸部의 壓痛, 硬結部에 針刺한다.

(나) 結合織炎症候群

筋, 皮下組織, 靱帶, 腱, 筋膜의 急性, 慢性의 有痛의 狀態라고 定義되어 있다

好發部는 項頸部, 肩, 肩甲間部, 背部, 腰部, 胸壁 四肢等이다. 病因은 確定되어있지 않다.

誘因 또는 惡化시키는 因子는 細菌性, 바이리스性의 感染, 濕氣, 寒冷, 天候의 激變에 또는 職業上의 不規則한 姿勢의 繼續等에 依한 疲勞의 重積, 心因性의 要素로서 히스테리, 精神不安, 睡眠不足, 特異한 環境에 依한 緊張感 等이 重視되고 있다.

이른바 筋肉류마치라고 하는 것이다.

要컨대 本疾患은 全身의 骨格筋이나 結合織에 나타나는 急性 慢性의 自發痛이나 硬結을 主徵으로 한다. 他覺的 所見은 모자라지만 대개의 경우는 筋肉의 結硬이나 緊張과 壓痛이 나타나는 症候群이다.

胸壁에서는 大胸筋과 肋間筋에 많이 보인다.

(1) 大胸筋痛

痛症의 特徵

痛症은 心基底部 위에 肥滿性으로 시작하여 患側의 어깨로 向하여 上外方으로 放散한다. 拍動性에 가까운 頑固한 痛症이다. (圖 1)

또 前腋窩皺襞를 집어서 약간 힘을 주어 잡아 당기면, 激痛이 일어난다. 觸診을 하면 筋의 硬直을 볼 수 있다. 壓痛은 第3肋骨弓(中府의 아래)과 第5肋骨弓의 外方이 가장 著明하다. 罹患部에는 知覺過敏帶가 있어서 당이면 激痛이 일어난다. 三角筋의 경우에도 胸痛이 있으나 壓痛이 肩甲部에서 아랫쪽 1cm가 되는 곳에 있으며, 筋의 硬直이 있다.

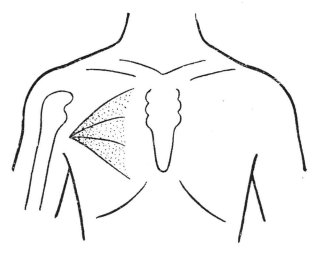

圖 1 그림에 가리킨 部分이 아픈 大胸筋의 痛症

治療

治療點의 中心은 運動點(最大의 筋收縮이 일어나는 部位)이며, 起始部와 付着部이다.

運動點: 第3肋骨弓, 第5肋骨弓의 外方硬結, 壓痛이 가장 著明한 點. (圖 2)

起始部: 鎖骨의 胸骨側半部, 胸骨에서 第7肋骨軟骨까지의 外腹斜筋의 腱膜이다.

經穴: 氣戶, 庫房, 步廊, 神封, 靈虛, 神藏, 或中 等이다. (圖 2)

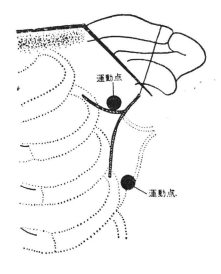

圖 2 大胸筋의 運動點

付着部: 上腕骨結節間溝의 大結稜(天府)

治療法: 1~2cm刺入, 10分間 置針 또는 3~5分間의 가벼운 雀啄術을 行한다.

(2) 肋間筋痛

갑자기 돌아눕거나, 갑자기 强한 기침을 하거나, 步行中에 발을 헛디디거나 히여 突然 肋間節을 强하게 움직이면, 該筋의 一部가 肋骨의 付着部에서 잡아 떼어지므로 가벼운 出血로 筋硬直과 痛症이 일어난다.

痛症의 特徵

深呼吸을 하면 아프다. 吸氣時의 痛症은 外肋間筋, 呼氣時의 痛症은 內肋間節이다. 이 경우의 痛症은 限局性으로서 손가락 한개의 觸診으로 壓痛部를 正確히 가리킬 수가 있다.

治　療

가장 壓痛이 甚한 部位에 皮內針, 同時에 患部의 固定과 安靜을 꾀한다. 周圍에 얕은 斜針을 行한다.

(3) 慢性인 어깨의 痛症

職業的으로 上背部를 前傾 姿勢로 오래 繼續하면 肩甲帶의 筋肉의 바란스가 깨어져서 上胸部에 痛症이 일어난다. 이런 경우 肩甲帶를 자세히 診察하면 全體에 壓痛을 볼 수 있다. 特히 秉風, 天宗에 著明하다.

治　療

秉風, 天宗에 置針, 壓痛部에 刺針한다.

(4) 腹筋痛이 따르는 胸痛

慢性인 기침, 익숙하지 않는 運動 또는 過度하게 伸展시키는 運動에 依하여 前胸部의 筋肉에 痛症이 일어난다. 이런 경우 腹部 內臟疾患에 依한 痛症과의 區別이 重要하다.

痛症의 特徵

患者를 仰臥位로 하여 양쪽 발을 약간 위로 치켜들면 腹筋이 緊張하여 痛症이 생기고, 觸診하면 强하게 아프다. 運動의 旣往歷을 確認한다.

治　療

筋肉에 起因하는 胸痛에는 十二經路의 別經인 經筋의 治穴을 選定한다.

이를테면, 前胸痛인 경우는 발의 陽明經筋에서 第3趾의 根部上, 內庭穴의 稍 外側의 壓痛部에 强한 刺激의 雀啄이거나 中國針의 置針

側胸痛은 발의 少陽經筋에 屬하는 外髁(丘墟)의 稍에 윗쪽 凹部의 壓痛部에 같 은 모양의 針刺를 한다. 또 呼吸時의 胸痛(筋痛)에는 尺澤과 曲澤의 中間部에 著 明한 壓痛이 있을 경우, 같은 治療法을 行한다.

肋骨에 나타나는 痛症

肋間神經은 肋骨下緣을 따라 走行하고 있으므로 肋骨에 由來하는 痛症이 肋間 神經痛으로서 呼訴되는 경우가 많다.

1) 特發性肋骨骨折

最近은 交通事故의 多發 或은 스포츠 特히 골프의 一般化에 依한 老人의 特發 性肋骨骨折은 骨折의 自覺없이 發生하므로 神經痛과 誤解될 때가 많다. 好發部位 는 第5, 第9肋骨의 椎骨關節에서 數 cm의 部에 일어난다.

痛症의 特徵

持續性의 鈍痛으로서 體動, 기침, 재치기에 依하여 痛症이 增强한다. 그 痛症 은 腹筋에 放散하는 수가 있다. 第6, 第7肋骨骨折로는 上腹部에 第7, 第8肋骨 은 側腹季肋部, 第10, 第11肋骨은 側腹部에 또는 第12肋骨에서는 鼠蹊部, 下 腹部에 나타나는 일이 있다.

骨折部位는 壓痛과 觸診을 하면 異常感이 있다.

治　療

骨折의 治療는 醫療의 分野이다. 그러나 日常의 臨床에 있어서 神經痛으로서 遭遇하는 수가 相當히 많다. 特히 가벼운 肋骨損傷에 依한 慢性的인 鈍痛에는 針 治療가 有效하다.

治療法 : 損傷部에 皮內針, 針刺入은 痛症의 放散 方向으로 斜針을 行하여 置針

과 肋間神經 反射域인 筋의 壓痛部에 單刺法을 行한다.

2) 肋骨카리에스(肋骨周圍膿瘍)

本疾患도 針治療範圍는 아니다. 그러나, 罹患 肋骨切除手術痕에 筋의 抱縮, 萎縮 等에 起因하는 肋骨神經痛같은 限局性의 痛症이 持續될 때가 있다.

治療法 : 手術瘢痕의 周圍에 얕은 斜針이나 皮內針이 有效하다. 痛症이 廣範圍하고 심한 경우에는 肋間神經痛에 準한 治療를 한다.

肋膜의 疾患과 痛症

肋膜의 知覺을 支配하는 肋間神經의 知覺經維를 仲介로 하여 神經痛같은 胸痛을 呼訴하는 肋膜炎 또는 肋膜의 癒着과 肥厚는 臨床上 相當한 比率을 차지하고 있다.

肋膜의 惡性腫瘍의 痛症도 있으나 針灸治療는 드물게 보는 疾患이므로 省略한다.

1) 肋膜炎

胸痛은 거의 必發로 側胸部의 穿刺痛일 때가 많으나, 때로는 前胸部, 背部, 肩甲部에 일어나는 수가 있다.

痛症의 特徵

찌르는 듯한 날카로운 痛症으로 기침, 深呼吸, 또는 몸을 움직일 때 增强한다. 普通은 側胸部의 中腋窩經에 있어서 第5—第6肋間 或은 肩甲骨의 한쪽에 느낀다. 또 前胸部乳線에 放散하는 일도 있다.

治 療

針治療는 熱이 있을 때(38°C)에도 可能하다.

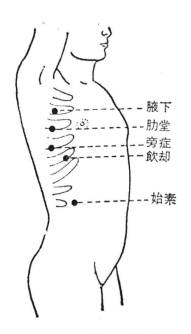

腋下
肋堂
旁症
飮却

始素

圖 3 胸腹部經外奇穴

治療點 : 患側의 心兪, 隔兪, 神堂, 譩譆, 身柱, 神道, 靈台. 胸腹部 經外奇穴 (圖 3)에 1～2號針을 使用, 길이 0.5～1cm刺入, 가벼운 雀啄 또는 單刺

郄門, 陽陵泉穴에 4～5號 스텐래스 針으로 20分間 置針

灸治療 : 郄門, 陽陵泉에 쌀알 半의 크기의 쑥을 20～30壯의 多壯灸가 奇効를 나타내는 수가 있다.

2) 肋膜瘉着과 肥厚에 依한 痛症

肋膜炎 治療後에 頑固한 肩背部의 硬結과 深呼吸을 할 때 側胸部에 찌르는 듯한 不快感이나 鈍痛을 呼訴한다. 患者의 肋骨弓 아래에 相當한 壓痛이 있다.

痛症의 特徵

숨을 들이쉴 때 背部에서 側胸部에 硬性의 刺痛 또는 鈍痛, 特히 深呼吸에 依하여 痛症이 增加하는 傾向이 있다.

患側의 胸廓 運動은 深呼吸할 때에는 健側에 比하여 減弱한다.

治 療

針治療 : 局所的으로는 肋膜炎에 準한다. 또는 對症 治療로서 頸部, 肩背部의 硬結에 天柱, 肩井, 大杼, 風門, 魄戸, 天髎 等을 附加한다.

灸治療 : 全體 治療로서는 身柱, 靈台, 膈兪, 肝兪, 腎兪, 膏肓, 期門, 巨闕, 曲池, 郄門, 足三里를 主穴로 하여 小灸 3～5壯, 長期間 治療는 再發을 防止하는 데 有効하다.

筆者의 一症例인데 癌性肋膜炎의 激烈한 胸背痛에 患側의 脊柱側과 側胸部에 20～30本의 皮內針과 郄門에 30以上의 灸로 激痛이 매우 가벼워진 症例를 報告한다.

3) 食道疾患에 依한 痛症
治 療

食道疾患의 胸痛은 隨伴症狀으로서 嚥下困難, 가슴앓이, 트림 等이 있으며, 가장 심한 痛症은 食道下部 1/3의 病變에 依하는 것이 많다

治療點

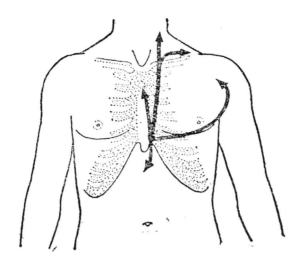

圖 4　食道消化性潰瘍의 部位와 方散方向

針刺點：大杼(特히 左則의 一行) 兪府, 或中, 神封, 步廊, 鳩尾(針尖을 약간 윗쪽으로)

針治療點：督兪, 膈兪, 至陽, 巨闕, 幽谷, 足三里, 特히 膈兪, 巨闕의 多壯灸가 有効하다.

4) 橫隔膜疾患에 依한 胸痛

橫隔膜의 邊緣은 下位肋間神經(Th6〜12)에 支配되고 있다. 이 部分의 刺激에 依한 痛症은 胸下部, 心窩部 및 腹壁部에 放散한다.

主된 疾患에는 橫隔膜下膿瘍, 橫隔膜肋膜炎, 橫隔膜헤르니아 따위이다.

痛症의 特徵

胸下部 및 胸腹의 境界上腹部에 持續性인 찌르는 듯한 심한 痛症인데, 크게 들이쉴 때, 痛症이 심하게 되는 頸部, 肩背部에 放散한다. (中央部는 頸髓 第3〜4의 橫隔膜神經支配域에 依함)

治　療

各 神經支配域의 여러 經穴이 治療點이 된다. 針灸治療는 對症的 治療이다.

5) 乳房痛

乳腺炎, 또는 脊髓勞의 發症의 하나로써 乳房痛이 일어나는 수가 있다. 그러나 대개는 神經質인 20歲에서 40歲 程度까지의 獨身인 女性으로 月經開始前에 일어난다.

痛症의 特徵

乳房部에 찌르는 듯한 痛症이 發作性으로 일어나 어깨, 上肢內側에 放散한다. 胸部를 壓迫하거나 움직이거나 하면 痛症이 增張한다.

治 療

精神身體醫學的인 考慮가 必要하다.

針治療: 百會, 膻中의 置針과 頸部, 肩背部의 緊張의 治療를 行한다.

灸治療: 乳腺炎의 심한 痛症時에는 乳嘴과 같은 높이인 患側의 上腕內側의 上腕二頭筋溝(俠白)의 壓痛部에 小灸 10壯 以上, 또는 患側의 天宗에 多壯灸는 著效를 나타낸다.

Ⅳ 肋間神經非支配域으로부터의 胸痛
(胸腹部內臟에서의 關聯痛)

胸痛의 臨床에서 問題가 되는 것은 胸腔의 臟器疾患에 依한 關聯痛이라는 것은 緒論에서 말하였다.

特히 冠硬化에 起因하는 痛症은 重要하여 安易하게 肋間神經痛으로서 治療할 것이 못된다.

心臟 및 大血管에 由來하는 胸痛

冠硬化를 中心으로 하여 狹心症, 心筋硬塞과 胸部大動脈瘤, 剝離性大動脈瘤는 大血管에 依하는 것들이 있다. 後者는 省略한다.

1) 狹心症

冠狀動脈의 機能的 疾患으로 이른바 狹心痛이라고 일컬어지는 것이다. 發作的

으로 前胸部에 조어드는 듯한 느낌과 不安感을 隨伴한 胸部의 異常感이 나타난다. 그 誘發은 勞作과 精神的 흥분에 依하는 것으로서 오늘날에는 勞作性 狹心症이 狹心症의 大部分을 차지하고 있다.

痛症의 特徵

胸骨의 上部 1/3의 後方에 약간 넓은 範圍, 特히 主로 아픈 部位는 第3, 第4 肋間의 높이에 絞扼感 壓迫感이라고 일컬어지는 性質이 무딘 痛症을, 갑자기 步行中이라든가 層階를 오르내릴 때에 發作的으로 일어나 安靜을 取하면 數分 以內에 症狀은 消失된다.

또 食事의 過食, 食事直後의 대수롭지 않는 運動, 精神活動, 또한 寒冷, 喫煙 따위에 依하여 發作이 誘發된다.

狹心症이 심한 痛症의 典型的인 경우는 左前胸部를 가로질러 왼쪽 어깨, 왼쪽 上腕에서 팔꿈치, 손목, 손가락의 尺骨神經을 따라 放散하는 수도 있다. 痛症의 持續 時間은 數分 以內이며, 10分間 以上을 繼續하는 일은 드물고, 30分 以上이면 心筋硬塞으로 생각해 보아야 한다.

2) 中間型症候群

勞作性狹心症과 같은 性質인 胸痛이 10~15分間 程度 持續한다. 그 發作의 誘發은 勞作, 精神緊張에 依하여 일어날 때도 있고 安靜時에도 일어나는 수가 있으며, 不定한 型을 取한다. 心筋硬塞이 되는 數日 前부터 中間型症候群을 認定하는 경우, 이것을 心筋硬塞前驅症候群이라 부르고 있다.

治 療

針灸治療는 冠狀動脈의 機能障害인 勞作性狹心症에는 適應하지만 器質的 基礎 疾患에는 對症的 및 豫防的인 補助治療이다.

冠硬化를 中心으로 하는 胸痛의 治療를 할 때, 特히 注意해야 할 것은 血壓이다.

一過性의 勞作, 精神 흥분에 依한 昇壓의 狀態인 血壓을 測定하여 이것을 安靜하여 있을 때의 血壓値로 생각하고 降血治療(例킨대 洞刺)를 行하면 血壓을 너무 내리게 하여, 오히려 腦의 硬塞을 誘發할 念慮가 있다.

血壓測定은 잠시 心身의 安靜을 꾀하고 深呼吸 테스트를 行하는 等, 愼重한 測定이 重要하다. 또 降壓劑 服用中인 사람은 仰臥位와 坐位의 血壓에는 큰 差異가 있다는 것도 考慮해야 한다.

針治療法

治療點: 膻中, 神藏, 中府, 神射, 天池, 郄門, 通里, 少海

細針(2~3號針)을 使用하여 10分 以上 置針을 行한다. 脈狀의 狀態, 血壓의 測定의 結果, 다시 頸, 肩背部에 얕은 針刺를 한다.

治療點: 天柱, 風池, 左肩井, 心兪, 左天宗, 厥陰兪, 靈台

發作이 頻發하여 胸痛도 相當히 甚한 경우는 救急附置法으로서 새끼손가락끝, 小澤穴에 얕게 瀉血, 또한 小灸 3~5壯을 施灸하여 前述한 治療를 行한다.

灸治療: 豫防의 目的으로서 針治療를 併用한다.

治療點: 身柱, 靈台, 心兪, 左天宗, 巨闕, 郄門, 少海, 足三里, 小灸 3~5壯

3) 心筋硬塞症

心筋硬塞의 胸痛發作의 대개는 就寢할 때에 갑자기 심한 죽음의 恐怖感을 隨伴하는 苦悶感을 呼訴한다. 疼痛 部位, 放散 方向도 狹心症과 같으나 持續 時間은 30分 以上, 몇 時間씩 或은 며칠에 이르는 수도 있다.

本症은 冠狀 動脈의 어느 程度 以上의 크기의 가지(枝)가 갑자기 閉塞되어서 일어난다. 그 動脈의 流域의 心筋에 無酸素症이 생기고 그 中心部는 壞死에 陷入된다. 壞死巢의 周圍의 無酸素症에 陷入된 組織에 생긴 代謝 産物이 疼痛 刺激을 일으킨다고 생각되고 있다.

痛症의 特徵

痛症은 狹心症의 發作보다 强하며 또한 持續的이다. 몇 時間에서 2~3日間에 이르는 수도 있다. 가슴을 짓누른다, 조여드는 듯하다, 바늘로 찌른다, 부저가락으로 후빈다, 가슴을 찢는 듯하다 따위로 形容되는 痛症이 온다. 痛症은 胸骨의 뒷쪽(裏面)의 약간 아랫쪽 心窩部, 心前部 等이며, 어깨, 上肢에 效散하는 것도 있다.

治　療

狹心症과 같다. 置針 時間을 20~30 分間, 또는 左天宗과 少海, 通里에 强한 刺 激의 針治療가 疼痛 緩和에 有效하다.

本症의 治療는 醫師의 許可를 얻어서 針灸治療를 行하는 것을 原則으로 한다.

4) 精神的 胸痛(心臟神經症)

神經性 循環 無力症이 그 代表的인 것으로 狹心症과 달라 勞作後 한숨 놓았을 때 일어난다. 一般的으로 일에 熱中해 있을 때에는 發作은 없다.

痛症의 特徵

疼痛 部位도 狹心症과는 달라 心尖部, 或은 左胸部 全體에 分明하지 않는 따끔 따끔한 痛症이 있을 때가 많고, 患者가 呼訴하는 손모양으로서, 腫氣에 닿이는 것을 피하는 모양을 한다. 그리고, 손가락 하나로 아픈 곳을 가르킨다.

治　療

狹心症과 같다. 달리 精神的 安定을 目標로 百會, 氣海와 不眠을 呼訴하면 大 敦穴에 小灸를 行하는 等, 요컨대 神經症의 治療를 한다.

肺疾患에 依한 胸痛

肺疾患中 가장 심한 胸痛을 일으키는 疾患은 肺硬塞이다.

下肢에 靜脈血脈栓을 일으키기 쉬운 것, 예컨대 姙娠, 腹水, 긴 病床 生活, 下 肢의 靜脈炎 等을 合倂한다.

痛症의 特徵

前胸部에 持續性의 疼痛과 呼吸困難, 高度의 지아노제와 血痰을 볼수 있으며, 頸部, 肩甲部, 上腹部에 效散痛을 받는다.

本症은 心筋硬塞症, 上腹部疾患과 誤診하기 쉬운 鑑別 診斷을 要한다.

그밖의 疾患, 肺炎, 氣管支炎, 肺結核 等도 胸痛을 同伴하는데 痛症이 必發 條 件이 아니다. 제각기의 病像으로 判定할 수 있다.

1) 肺 癌

原發性 肺癌과 癌의 特徵으로서 반드시 어딘가에 轉移하는 轉移性 肺癌이 있다. 原發巢가 胃, 大腸, 直腸, 膵臟, 腎臟, 子宮, 甲狀線, 乳房 等 모든 臟器에서 轉移한다.

그 初發症狀은 기침, 血痰, 胸痛의 세가지 主徵이 있는데, 胸痛은 多彩로운 樣相을 보인다.

이를테면, 五十肩, 上腕神經痛, 肋間神經痛 또는 胸壁의 筋肉痛 等의 痛症을 主訴로 하여 針灸治療를 찾는다. 그런 경우 原疾患은 原發性 或은 轉移性 肺癌에 依한 關聯痛이다. 이러한 點으로 胸背痛의 治療에는 한번은 考慮할 必要가 있다.

痛症의 特徵

相當히 廣範圍하게 持續하는 鈍痛, 刺痛, 灼熱痛이 胸部에 局限된 部分, 또는 胸部 全體에 걸쳐 일어난다. 그 痛症의 病像은 무딘 胸膜痛, 때로는 神經痛 等 여러 가지로 複雜하다.

結局 肺癌에서는 胸痛은 끝까지 따라다닌다.

要컨대 胸痛의 症狀이 消失, 緩和되지 않을 때는 肺癌으로 疑心해야 한다.

治 療

對症的 治療로서 前述한 數多한 皮內針이 奇效를 나타내는 경우가 있다.

筆者의 症例로는 癌手術後 2年 뒤에 심한 腰痛, 側胸痛, 背痛, 頸痛, 上肢痛과 疼痛에 괴로움을 받다가 死亡하였다. 그 痛症의 緩和에는 皮內針이 가장 有效하였다.

2) 腹腔內臟器로부터의 胸痛

腹腔內臟器 疾患에 依한 胸痛은 關聯痛이다. 橫隔膜 가까운 곳에 病變이 있으면 直接 胸膜腔에 波及하여 胸痛을 일으키는 수도 있다.

胃, 十二指腸疾患, 肝, 胆道系, 脾, 膵腎疾患 等이다. 胆石症, 急性膵炎 等일 때, 때로는 心筋硬塞를 연상케 하는 甚한 胸痛을 볼 때가 있다.

腹部 疾患에 關聯痛은 放散하는 일이 많으므로 背痛의 項에서 治療法을 記述

한다.

그밖에 頸椎 및 頸部 疾患에 依한 胸痛을 일으키는 수가 있다.

다음에 胸痛을 呼訴하는 患者의 問診으로서의 事項

1) 胸痛의 性質

2) 胸痛의 部位 및 放散

3) 胸痛의 持續 時間

4) 勞作과 安靜時와의 關係

5) 隨伴症狀, 지아노제, 冷汗, 血壓의 變動, 기침, 血痰, 呼吸에 依한 增惡 發
熱 等

6) 過去에 있어서의 胸痛

7) 食事와의 關係

8) 體位와의 關係

9) 患者의 손놀림의 觀察

等에 對하여 詳細하게 問診하는 것이 診斷의 決定的 게기가 되는 일이 많다.

B　背　痛

背部에 痛症이 있는 患者의 自覺症은 어쩐지 어깨가 緊張한다. 肩甲間部의 硬
結과 鈍痛 等 異常感이 針灸 臨床에서는 比較的으로 많다. 때로는 急性으로 심한
痛症을 呼訴하는 이도 있다. 그 痛症에는 放散痛을 隨伴하지 않는 것과 隨伴하는
것이 있어서 등에 빠지는 듯한 强한 痛症도 있으나 背痛에는 드물다.

背痛의 한가지 特徵으로서 急性的인 痛症을 除外하고서는 대개의 患者는 發症
의 時期, 原因 마위를 自覺하고 있지 않을 때가 많다. 거기에 誘因, 發症의 要因
으로서 背部의 特殊的인 解剖學的, 構築學的으로 頸部, 要部 및 上肢와의 力學的
異常은 運動機能學的인 關聯性은 背痛의 臨床에 重要한 것이다.

(1) 脊椎와 背筋의 運動 機能

背痛의 大部分은 脊柱(驅幹)의 運動에 依하여 發痛, 또한 痛症은 强하게 된다.

脊柱의 運動

屈運動 : 앞쪽으로 굽히는 運動, 主로 頸部와 腰部에서 行해진다.

伸運動 : 뒷쪽으로 굽히는 運動, 主로 頸部와 腰部에서 行해진다.

側屈 : 옆으로 굽히는 運動, 主로 頸部와 腰部에서 行해진다.

回旋運動 : 頸部, 腰部, 胸部에서 行해진다. 兩側의 筋이 同時에 作用하면 脊柱는 뒷쪽으로 굽고(脊柱는 伸展) 한쪽만 움직이면 그쪽으로 기울어진다.

따라서 頸部, 腰部의 障害는 背痛의 要因이며 增惡의 要素이다.

(2) 上肢를 脊柱에 連結하는 筋

上肢의 運動에 따라 筋에 痛症을 일으키는 筋(圖 5)은 主로 僧帽筋, 廣背筋, 大菱形筋, 小菱形筋 等의 淺層筋에 深層筋의 大部分이다.

肩關節의 障害에 依하는 것은 肩甲下筋, 棘上筋, 棘下筋, 大圓筋, 小圓筋 等이다.

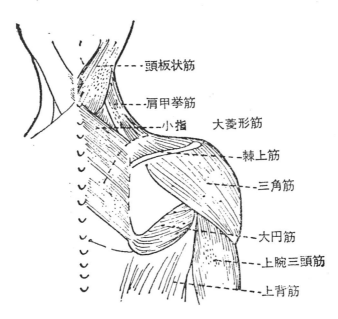

頭板状筋
肩甲挙筋
小指　　大菱形筋
棘上筋
三角筋
大円筋
上腕三頭筋
上背筋

圖 5 肩部 및 項部에 淺深의 筋

이 運動 機能的인 關聯性은 背痛의 治療가 重要하다. 特히 背筋의 痛症에 重要하다.

(3) 背痛을 呼訴하는 疾患

背痛의 疾患 가운데 臨床的으로 많은 것은 結合織炎症候群이라 하는 部 組織에 起因하는 痛症이다.

1) 背部筋 筋膜炎(圖 6)

a) 急性硬直性頸

急性筋 筋膜炎(急性結合織炎症候群)의 代表的인 疾患이다.

本症은 僧帽筋의 上昇部, 肩甲擧筋 等의 疲勞와 그밖의 原因에 依한 血管障害, 血管痙攣, 浮腫 等의 變化가 있는 경우는 起床했을 때의 體動으로 筋肉, 筋膜의 收縮에 失調를 일으키면서 局部의 知覺 神經 末端이 刺激되어 일어나는 것으로 알려져 있다.

痛症의 特徵

起床했을 때 갑자기 項頸部에서 肩背部로 찌르는 듯한, 타는 듯한, 비트는 듯한 심한 痛症이 持續的으로, 安靜 後에 가장 强하며, 약간 움직이고 있으면 輕減된다. 特히 激痛인 것은 頸部 運動은 全혀 不能하게 되고, 두 손을 짚은 姿勢를 하고 있는 것도 있다.

治療

針治療에 最適應이다.

圖 7에 가리키는 Trgger Point 에 針 刺하는 것이 가장 有效하다. 病態에

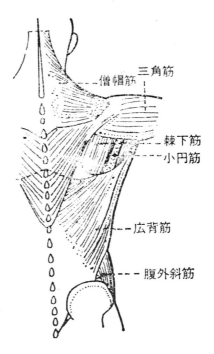

圖 6　背側의 淺深筋

僧帽筋
三角筋
棘下筋
小円筋
広背筋
腹外斜筋

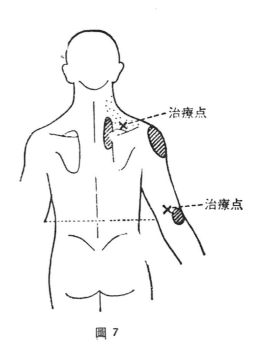

圖 7

治療点
治療点

따라 針刺 激量이 治效에 影響을 준다. 强度의 痛症에는 强하게 그러나, 最强度의 痛症에는 輕刺激이 대개 有效할 때가 많다. 어느 것이든 本症의 針治療는 愼重히 해야 한다.

治療點: 天井, 四瀆에 中國針을 使用하여 廻轉雀啄術을 五分間 繼續 刺激을 준다. 포인트의 刺針과 倂用하면 痛症은 거의 없어진다.

天柱, 風池, 肩井, 風門, 曲池, 天髎, 曲垣, 肩中兪를 補助點으로 한다.

2) 慢性의 背痛

慢性的인 背痛에는 所謂 筋肉루우마치라고 일컬어지는 背部의 骨格筋이나 結合織에 發生하는 痛症과 硬結을 主徵으로 하는 結合織 炎症候群과 胸椎의 變性을 起因으로 하는 疾患이 있다.

a. 慢性의 背筋痛

어깨가 뻣뻣해지는 肩背部의 膜然한 鈍痛, 硬結 等의 病覺을 깨닫는 것으로서, 疲勞的 現象에 依한 肩背症이다.

그 原因 또는 誘因으로서 同一 姿勢의 過度한 緊張, 또는 上肢의 過度한 運動에 依하는 것으로서 키판챠, 타이피스트와 항상 重量의 물건을 運搬하는 따위의 肉體的인 疲勞와 精神的인 緊張도 誘發의 原因이 된다.

痛症의 特徵

痛症은 安靜하거나 갑자기 頸部, 上肢의 運動을 하면 增强하는데, 輕度의 運動을 천천히 繼續하면 筋緊張이 弛緩되어 痛症, 硬直이 輕減된다.

治 療

肉體的, 精神的인 疲勞에 對한 治療가 重要하다.

治療點: 頸部의 天柱, 風池와 頸椎의 兩側, 肩背部, 肩井, 肩中兪, 大杼, 膏肓, 譩譆, 肝兪

　　　　腰部, 腎兪, 大腸兪, 小腸兪, 四肢, 手 三里, 陽陵泉 等

頸部, 腰部, 上肢의 筋緊張에 依한 壓痛, 硬結은 重要한 治療點이다.

3) Trigger Point

이것은 引金點(방아쇠點)이라는 意味로서 筋筋膜性 疼痛症候群에 흔히 볼 수 있는 것인데, 그곳의 Point를 壓迫하면 的(疼痛部)에 痛症이나 筋의 强直이나 血管障害 等도 誘發시키는 場所이다.

트릿카가 매우 過敏한 경우는 壓迫뿐만 아니라 寒冷, 濕熱, 바람 따위를 쏘이는 것만으로도 的(疼痛部)에 痛症이 誘發되고, 그 範圍는 넓으며, 皮膚가 知覺過敏이 된다.

그 部位는 各筋肉의 運動點, 經穴의 周圍에 많이 볼 수 있다.

b. 胸椎의 變性에 依한 背痛

胸椎部의 慢性의 痛症은 各 年齡層에 걸쳐 심히 多彩롭다. 그 主가 되는 疾患은

小兒에서 壯年期

胸椎카리에스, 少年期脊椎後彎症, 椎間軟骨症, 側彎症, 强直性 脊椎關節症, 脊椎腫瘍 脊椎過敏症 等

中年 以降

老人性 變形 脊椎症, 老人性 骨粗鬆症 等

(1) 少年期 脊椎後彎

12歲~16歲의 男兒에게 好發한다. 好發部位는 T6. T10의 胸椎이며 그 症狀은 初期에 볼 수 있는 것은 背部와 兩下肢의 疲勞感 및 疼痛이다. 이들의 症狀은 7~8歲頃에 나타나는 것도 있으나, 一般的으로는 思春期에 圓背를 나타내며, 比較的 廣範圍에 걸쳐 叩打痛이 있다. 이 點은 一局所에 叩打痛을 呼訴하는 카리에스와 다른 곳이다.

(2) 强直性 脊椎關節症

그다지 많은 疾患은 아니지만 背部에서 季肋部에 壓迫性의 痛症이 있다.

本症은 椎間 關節의 炎症에 依하여 同關節이 차차로 强直하게 되고, 이어서 椎體에도 贅骨形成이 일어나, 椎體도 相互間에 癒着되어, 椎體 後部를 한개의 뼈같은 모양이 되는 疾患이다.

女性보다 男性에게 많고, 20~40歲에 發病하는 수가 많다. 特徵은 發病部가 仙腸關節이 가장 빠르게 侵害되어, 腰椎, 胸椎의 順으로 漸次 侵害된다.

痛症의 特徵

류마치性이라고 일컬어지는 多發性 關節炎같은 激痛으로 시작하는 것인데, 壓迫性의 痛症이 相當한 廣範圍로 脊椎를 中心으로 일어난다. 病勢가 進行함에 따라 圓形을 나타낸다.

(3) 脊椎過敏症

全神經系統의 過敏性 變化의 分症으로서 나타내는 것으로서, 臨床的으로는 重要하다. 히스테리, 外傷性 노이로제에 倂發하는 수가 많다. 더구나 神經을 쓰는 職場에 있는 女性에게 많다.

痛症의 特徵

20歲 前後의 女性에게 많고, 自發痛과 叩打痛을 呼訴하는 部分은 第4~7 胸椎 特히 第5~6 胸椎部에 있다. 但, 自發痛, 叩打痛, 함께 때에 따라서 多少 移動한다. 또 自發痛의 程度는 때에 따라 消長을 나타낸다. 이 自發痛은 相當하게 頑固하지만, 痛症은 强하지 않다. 그러나, 叩打痛은 檢者가 놀랄만큼 强하여 몸을 비틀면서 痛症을 呼訴한다. 全身의 腱反射는 亢進되어 있다. 카리에스의 鑑別은 困難하지 않다.

항상 頭痛, 肩硬直 따위를 하소연한다.

(4) 老人性 變形性 脊椎症

中高 年齡者의 背痛의 主要한 疾患이다. 本症은 一種의 消耗性 疾患 或은 過度한 使用(重荷物)에 依한 力學的으로 일어나는 現象으로, 老化 現象에 하나이다. 따라서 40~50歲 以上이면 누구에게나 이 變化를 일으키고 있으나, 이것이 年齡에 맞지 않게 일찌기 或은 强하게 일어난 경우는 病的이라고 본다.

痛症의 特徵

아침에 일어났을 때 痛症을 느끼며, 약간 익숙해지면 점점 痛症은 緩解된다. 또한 때로는 肋間 神經痛이 있을 때도 있다.

重要한 것은 高度한 變形을 나타내는 것도 無症狀의 것도 적지 않다.

그外에 胸椎에 起因하는 背痛의 疾患에는 胸椎카리에스(胸痛의 項에서 말했음)

側彎症, 骨粗鬆症, 椎間軟骨症 等, 또 胸髓에 依한 痛症으로서, 脊髓腫瘍, 脊髓癆, 脊髓挫傷, 脊椎炎 마위가 있는데, 針灸 臨床에 있어서 드문 疾患이므로 省略한다.

治療

針灸 治療에 疼痛에 對處하는 局所的 治療와 原疾患의 治療 促進으로서 全身的 治療로 大別한다.

局所的 治療

治療點 : 疼痛部 周邊의 壓痛, 硬結의 著明點

刺突起間의 督脈과 그 兩側, 1.5cm(膀胱經第一行)點에 置針, 單刺를 痛症의 強弱에 따라 行한다. 또 胸椎 叩打痛이 가장 强한 部에 皮內針 때로는 小灸를 약간 많이 베푸는 同時에 頸部, 腰部의 治療는 必要하다.

全身的 治療

治療點 : 膀胱經 第2, 第3 行經의 各 經穴과 督脈, 身柱, 靈台, 筋縮의 各 經穴

胸腹部點 : 胸部, 腹部에 著明한 壓痛이 있는 膻中, 巨闕, 中脘, 不容, 梁門

四肢點 : 曲池, 足三里, 照海

針治療 : 2~3號針을 使用

灸治療 : 쌀알 半크기의 쑥을 5壯 前後

刺激量 : 中程度의 刺激을 目標로 한다.

補助治療로서 強度의 變形 또는 圓背를 나타내는 것과 高年齡者에게는 콜셋트를 着用하면 有効하다.

C 肩關節 및 上腕筋의 障害에 依한 背痛

解剖學的 또는 構築學的으로 五十肩, 變形性 肩關節症과 三角筋 等의 上腕筋性 疾患도 背痛을 일으키는 일이 있다. (圖 8)

痛症의 特徵

肩關節, 上肢의 運動時에 肩甲骨의 內轉外轉의 移動에 依한 上背部, 肩甲間部에 牽引性의 痛症이 일어난다. 그런 경우 關節 周圍의 筋은 反謝性 抱縮을 일으키고 各筋의 附着部에는 硬結이 보인다.

治 療

治療點：肩中兪, 譩譆(僧帽筋의 運動點)·神堂(大菱形筋의 運動點)·風門(小菱形筋의 運動點)·臑兪, 肩貞(三角筋의 運動點)·天髎(棘上筋)·天宗(棘上筋의 運動點)·그밖에 秉風曲垣, 養老

治療法：置針 또는 가벼운 雀啄針 壓痛部에 皮內針

D 頸椎疾患에 依한 胸背痛

下頸椎(第6～7)의 變形性 脊椎症, 頸肋, 타박損傷 前斜角筋症候群 等도 胸部, 背部에 痛症, 硬直, 夜間痛을 呼訴한다.

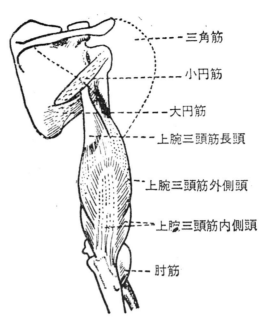

圖 8 上腕의 背側筋

治 療

治療法：星狀神經節針刺

部 位：第一肋骨頭의 높이로 肋椎骨 關節의 앞쪽 氣管의 上端 바로 外側, 總頸動脈의 內面, 胸骨切痕의 中心經에서 1.5cm 位置의 外側을 윗쪽 3cm, 第7頸椎의 橫突起의 높이에 取한다. (圖 9)

刺入法：患者를 背臥位로 하여 똑바로 앞쪽을 보게 하고, 多少頸을 後傾시킨다. 슈파針으로써 押手로 氣管과 總頸動脈을 排除하면서 5～7cm 刺入한다. 肩甲間部에 針의 울림을 느낀다.

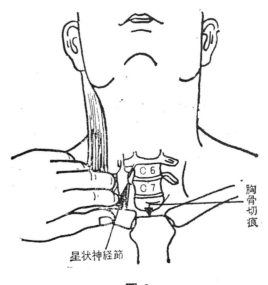

圖 9

E 腦腹腔臟器로부터의 背痛(關聯痛)

胸肋部의 臟器 疾患의 경우에 關連痛으로서 背部에 各臟器의 髓節 支配에 依한 同節의 遠隔部位(背部)에 痛症 또는 異常 感覺으로서 投射된다.

1) 呼吸器系 疾患

氣管支, 肺炎, 肺結核, 肺壞疽 等의 疾患에도 硬直感的인 鈍痛을 일으키는 수도 있으나, 제각기의 主症狀이 있다. 그러나, 肺癌(轉移肺癌도 包含)의 痛症은 實로 多彩로운 樣相을 나타낸다.

a. 肺 癌

痛症의 特徵

持續하는 胸背痛의 그 性質은 鈍痛, 刺痛, 灼熱痛 等 局限된 部分, 또는 全體에 걸쳐 일어난다. 特히 針灸 臨床에 있어서 重要한 것은 頸腕神經의 壓迫에 依한 上肢의 神經痛같은 痛症, 胸髓神經 後根의 壓迫에 依한 肋間 神經痛이 있다. 頑固한 肩背部의 硬强과 鈍痛 따위는 臨床的으로는 轉移肺癌으로 疑心해야 한다.

臨床症狀은 기침, 血痰, 胸痛을 肺癌의 初期의 3症狀이라 하고 있는 것처럼 終日 復雜한 胸背痛과 前記 症狀을 항상 注意해야 한다.

治 療

中國에서 行해지고 있는 針麻醉에 依하는 外에는 없다. 參考로서 日本醫事新報 No.2486號에 間中病院, 谷, 美智土氏가 肺癌의 胸痛에 委中(膀胱經)에 電氣針에 依한 針麻醉를 行하여 鎭痛 效果를 얻은 한 症例가 發表되어 있다.

筆者는 最近 肺癌 末期의 심한 肩背, 肩關節의 痛症에 同側의 四瀆 三陽絡의 穴에 中國針을 使用하여 雀啄廻施術을 行하여 著效를 얻은 그 症例가 있다.

2) 循環器系疾患

前胸部의 痛症과 함께 主로 왼쪽 어깨, 上背胸 肩甲間部에 放散痛이 있다. 때로는 反對側 放散으로서 右側일 때도 있다.

治　療

胸痛의 部를 參照

b) 腹部 疾患에 依한 背痛

　腹腔臟器 疾患의 背痛은 罹患臟器에 依하여 放散 方向과 部位, 그 放散痛도 제각기 特徵이 있다. 등을 잘라 내듯한 激痛, 무거운 鈍痛일 때도 있다.

1) 胃潰瘍(消化性)

a) 單純性 潰瘍痛

　背部에 痛症을 放散하는 것은 드물고 痛症도 持續的이 아니다. 食事와의 關連性에 依한 鈍痛이 胸椎 7〜10의 左側에 放散性의 痛症이 일어날 때가 있다.

b) 穿通性 潰瘍痛(圖 10)

　食事와 別로 時間的인 關係가 없고, 持續性의 性質을 띈 痛症이 背部 左側에 많이 放散되는 背痛이 强한 潰瘍(特히 胃潰瘍)은 膵臟으로의 穿通을 考慮해야 한다.

　十二指腸潰瘍은 第9〜第11胸椎 右側에 많으며, 痛症은 放散된다.

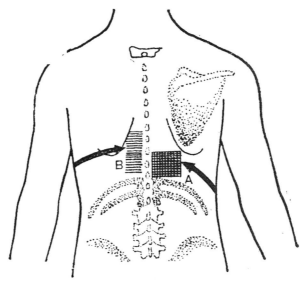

圖 10　穿通性潰瘍痛의 部位와 그 放散方向

治　療

潰瘍痛의　治療點

胃潰瘍：梁門, 陽陵泉에 小灸 7～10壯, 脾兪 左胃倉에 細針을 使用, 깊이는 2 ～3cm 刺入, 輕雀啄

十二指腸潰瘍：梁門, 陽陵泉, 地機를 附加한다. 小灸 7～10壯

針治療：右胃倉, 右脾兪, 三焦兪, 胃兪에 細針을 使用 2～3cm 刺入, 가벼운 雀 啄 또는 單制

以上은 內臟 出血이나 疼痛을 멈추게 하는 目的의 治療法으로서, 原則으로서 末稍部(발)에서 治療하여 뒤는 背部 및 腹部에 治療한다.

慢性期의　治療點

身柱, 膈兪, 脾兪, 胃倉, 三焦兪, 巨闕, 不容, 中脘, 大乙, 또는 滑肉門, 地機 陽陵泉, 小野寺臀部 壓痛點

十二指腸潰瘍에는 右天宗, 右天髎穴을 附加한다.

治療는 手足, 背腰部, 腹部의 順序로 한다.

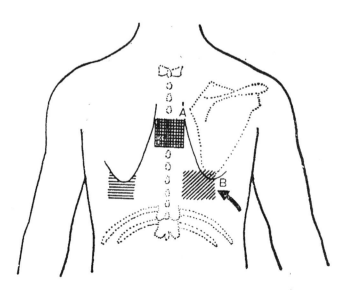

圖 11 肝外胆道疾患의 疼痛의 部位와 放散方向
　A. 主로 胆囊疾患의 放散部位
　B. 主로 胆道疾患의 放散部位
　C. 드물게 보이는 放散部位

106

2) 肝外胆道 疾患의 背痛(圖 11)

肝外胆道 疾患은 胆石症, 胆囊炎, 지스키네에지를 合하여 總稱한다. 이들 세 疾患은 어느 것이나 背部에 一定한 方向으로 아프며 또는 異常感覺(知覺過敏, 壓痛 等)이 있다.

a) 胆石症

痛症의 特徵

가장 甚한 痛症이 갑자기 右季肋部에 일어나 圖 12에 表示하는 것 같이 肩甲骨 內緣 및 下緣에 痛症은 放散한다. 痛症은 몇 時間 持續하는 일도 적지 않다. 發熱, 黃疸을 併發하지만, 黃疸을 併發하지 않는 것도 半數는 있다.

또 發作 數日 以內에 있어서 胸髓 第7~第9에 該當하는 皮膚에 知覺過敏帶를 證明하는 수가 가끔 있다.

b) 胆囊炎

痛症의 特雀

急性인 경우는 胆石症의 痛症과 그다지 다름이 없으나, 慢性期는 心窩部의 약간 右側에 自發痛이 있으며, 背部의 痛症은 圖에서 가리키는 바와 같이 胸髓 第4~第5에 重壓感, 持續性의 鈍痛이 있다. 그러나, 臨床的으로는 胆石症, 胆囊炎의 合併症이 가장 많다.

治療

無熱의 胆石發作의 治療

治療點：小野寺胆石症壓痛點(右胃倉의 斜上) 右脾兪, 胃兪, 胆兪

刺入法：針끝을 약간 비스듬이 윗쪽으로 5~7cm 넣어서 2~3分間, 旋回하면서 雀啄을 繼續한다.

發熱, 胆囊炎을 隨伴하는 疝痛發作

治療點：闌尾穴(足三里의 아래, 約 8cm), 中國針을 使用 3~5cm刺入, 5分間의 旋回 雀啄을 行한다.

胆兪, 脾兪, 胃倉, 三焦兪, 大腸兪, 日月, 上不容, 小野寺肋骨點, 陽陵泉에 가

버운 刺激의 針治療

慢性症 또는 再發 防止에는 灸治療가 有效하다.

3) 膵臟 疾患의 疼痛(圖 12)

急性膵炎인 경우, 膵全體가 거의 같은 모양으로 侵害된 病態像에서는 膵臟痛으로서 胸髓 第11~第12의 兩側(圖 12)에 심한 끊어내는 듯한 放散痛이 있다. 局部的 病變에서는 兩側의 痛症은 드물다. 頭部에서는 右側, 尾部에서는 左側에 많고, 痛症은 放散된다.

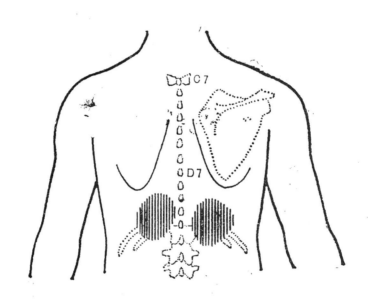

圖 12 膵疾患의 疼痛의 部位와 그 放散方向

慢性膵炎에서는 無症狀이지만 胸髓 第9~第12椎의 兩側에 筋硬結과 壓痛이 있으며, 疲勞와 脂肪의 過食 等에 依하여 무딘 疼痛을 일으키는 수가 있다.

治 療

急性膵炎의 治療法

治療點: 발의 公孫, 10分間 以上의 置針과 背部의 脾臟, 胃兪, 胃倉, 京門과 膵臟點(胃倉의 斜外에 方壓痛이 著明)에 5~7cm 刺入, 旋回 雀啄法을 3~5分間의 連結針刺을 行한다.

慢性膵炎의 治療點

治療點 : 肝兪, 胆兪, 脾兪, 胃兪, 三焦兪, 京門, 大乙, 滑肉門, 中脘, 足의 三里를 主要點으로 한다.

以上 腹部 疾患에 依한 疼痛의 主가 되는 것을 記述했으나, 그밖에 腎結石, 腸疾患의 一部에도 各 臟器의 脊髓斷區域의 背部에 放散性의 痛症을 일으킨다.

胸背痛의 끝맺음

胸部, 背部에 痛症을 呼訴하여 來院하는 患者는 日常의 臨床에서 相當한 數라고 생각된다.

胸背痛은 大衆的인 疾患으로서 알기 쉬운 病같이 생각하지만, 그 診斷, 治療의 問題가 되면 대단히 어려운 要素를 수많이 包含하고 있다.

痛症 뒤에 숨겨져 있는 原疾患의 重要한 點은 本論에서 거듭거듭 말하였지만, 痛症의 臨床으로서 壓痛點은 診斷과 治療에 重要하므로 圖12, 13에서, 各 臟器의 主가 되는 壓痛點을 表 2에서 各種 胸痛의 痛症의 特徵과 病態像을 區別한다.

이와같이 重篤疾患에 依하여 일어나는 胸背痛의 治療에는 豫後의 判定이 重要하다.

胸背痛이 起因하는 疾患의 主要 壓痛點(圖 13, 14)

背　部(圖 13)

1) 足胸椎 棘突起點마켄지氏點1～4胸椎 心疾患, 身柱, 神道

　　4～8胸椎 胃疾患, 靈台, 至陽

　　8～11胸椎 肝胆疾患, 筋縮, 背中

2) 보아스點

　　왼쪽 10～12胸椎側點 胃潰瘍

3) 心疾患 왼쪽 第3胸椎側點을 中心으로 하는 部, 肺兪, 魄戶

4) 肝, 胆疾患, 오른쪽 6～8胸椎側點을 中心으로 하는 部, 膈兪, 肝兪, 胆兪

5) 胃疾患, 왼쪽 第7胸椎側點을 中心으로 하는 部, 膈關

6) 膵疾患 왼쪽 第9胸椎側, 魄門

7) 早川點 胸腹部 內臟腫瘍, 天宗

8) 小野寺胆石症壓痛點

　　오른쪽 第10胸椎의 先端, 胃倉

9) 下部松下點 第5腰椎側點, 大腸兪, 肝, 胆道, 胆囊疾患

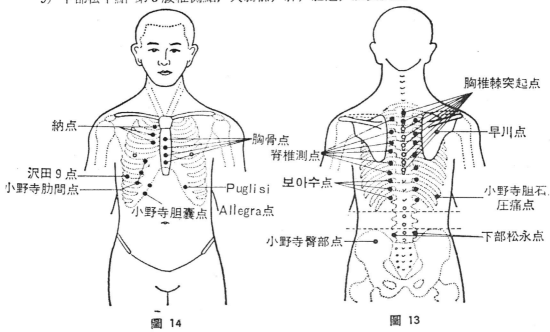

納点
胸骨点
沢田9点
小野寺肋間点
小野寺胆囊点
Puglisi Allegra点

胸椎棘突起点
早川点
脊椎測点
보아수점
小野寺胆石 圧痛点
下部松永点
小野寺臀部点

圖 14　　　　　圖 13

10) 小野寺臀部點 深部 知覺으로서 放散痛 胃潰瘍, 十二指潰瘍

前胸部(圖 14)

1) 納點 오른쪽 第1~第5肋間腔으로서 胸骨付着部에 가까운 肋軟骨緣部(特히 오른쪽 2~3肋間腔 陽性傘大)肝, 胆疾患, 或中, 神藏, 靈墟

2) 胸骨點

　　가) 1~3肋間의 높이로 胸骨中央經氣管, 肺疾患, 萃蓋, 紫宮, 玉常

　　나) 3~5肋間의 높이로 胸骨中央經 心疾患, 玉堂, 膻中

3) 澤田9點 오른쪽 第7肋間腔으로서 乳腺에서 約 2cm 外側, 胆石症

4) 小野寺肋間點 오른쪽 6~10肋間으로서 肋弓에 가까운 部, 胆道疾患

〈參考文獻〉

胸背部의 診療 熊谷謙二著

痛症 새로운 治療法 兵頭正義著

各種 胸痛의 鑑別診斷

疾症	疼痛의 性狀	疼痛部位	疼痛의 持續時間	脈 拍	血 壓	體 溫	原因疾患
狹心症	苦悶樣胸骨上部의 同伴한 灼熱痛, 刺痛, 穿孔痛, 絞扼痛	狹心症과는 胸骨上部의 背後 背, 頸, 左腕에 때로는 右腕에 放散	突發的으로 數分間持續	不變	通常不變 類和性細胞脂의 수가있음	不變	特引 變化없음 聽診打診觸診 旣往症으로서 狹心症
心筋硬塞	狹心症과비슷하나 突發하는胸痛, 激烈한疼痛, 絶望感을同伴	狹心症과같은心臟部 同伴한右腕에放散	突發的으로시작하여 通常數時間內지 數日間持續, 니트로글리세린으로 緩解不十分함	100mmHg以上로 上昇時엔 類和性細胞脂의 計가있음 80mmHg以下 特引 緩解後不良	2日後에 38℃以上로 心包炎性摩擦音 特引 ~4日間持續	2日後에 38℃에 達하며 發熱이 1週間以內 消失 合併症이나오면 ~4日間持續	心栓症의 旣往症 既往症으로서多發性冠動脈栓症手術
肺栓塞	深呼吸時에 胸痛을 同伴한 左側胸痛	同伴한 左側胸部	比較的長時間	呼吸困難	下降	에게의경우發熱	心栓動에 同伴하치冠動脈栓症 血栓症
心膜炎·心筋炎	進行常突發的인 이니 心臟部의 刺痛, 가	短時間	增加	特히變化없음	메게의경우發熱	旣往症으로서 心疾患
急性纖維素性·心包膜	呼吸時에의한 胸痛을 同伴한 心臟部	心臟部	增加頻向	下降頻向	1日부터發熱	右로는旣往症 傳染性疾患
努力性食道痙攣	尖兆같은 突發的인 上腹部의시작되 胸骨의뒤에 左肩胛間에 經過外 됨	上腹部 肩胛間에 經過外	持續的인	으로, 역한呼吸 正常일수있으나 下降	上昇하기도 時間의經過外함께 上昇	膜壁胸 側胸膜炎 數錄肋間筋痙	右로는旣往症 側胸膜炎, 扁桃膜炎
裂孔헤르니아	삼한心窩痛, 위의심한 灼熱性壓迫感	上腹部를 胸骨下部와 呼吸困難으로	持續的인 持續적으로增強	음, 때로心停搏	下降頻向	腹壁痛, 數錄 腹壁緊張, 移痛增 大, 腹部강그폐閉	右로는旣往症 側胸膜炎, 扁桃膜炎
膵臟壞死	絶望感을同伴한 深部의激痛	上腹部中央, 典型的으로는 背, 右肩및右腕에 時間의經過外	持續的인	細小, 頻數가 加頻	上昇하기도 時間의經過外 크게 下降함	移痛發症의 經過中에 右上腹部에 經過함	데로는旣往에의경우右膽石
急性膽囊炎	仙痛모양의 激痛	右季肋部, 右肩及右腕에	持續적으로	가끔下降	發熱	移痛發症의經過中에 40℃에達함	데로는旣往에의경우右膽石
腸間膜動脈栓症	激烈한突發的仙痛性	激烈한仙痛性은거갑으로써仙痛은초음인 季肋部에, 上腹下며心臟移痛性 中, 下腹部	加끔下降	發熱	最初에腹部仙痛으로시작, 仙痛後에腹膜炎症 狀	心臟弁膜症 心筋硬塞後

上腹部痛에 對하여 　　　《淸水千里》

序頭에

上腹部痛을 呼訴하는 疾患에는 針灸의 適應症이 많으나, 紙面 關係上 急性, 慢性, 胃炎, 十二指腸潰瘍, 急性, 慢性膵炎, 胆石症, 胆囊炎, 胆道지스키네지를 言及키로 했다. 胃下垂症도 上腹痛을 일으키는 수가 있으므로 言及해 보고 싶었다. 우리들을 괴롭히는 癌疾患도 있으나 감당할 수 없으므로 除外하였다.

上腹部痛은 上腹部 疾患 診斷의 重要한 症候이며 上腹部痛을 바르게 分析하여 判斷하는 것은 上腹部 疾患의 正確한 診斷의 根據가 됨과 함께 다른 疾患과의 鑑別에 도움이 되는 것이다. 腹痛은 自發痛과 壓痛으로 區別된다. 또 痛症의 程度 性質, 部位等도 제각기 意義를 가지고 있는 것이다.

1. 心窩部痛

心窩部痛을 呼訴하는 疾患은 胃, 十二指腸潰瘍, 急性, 慢性 胃炎, 胃癌, 急性 慢性膵炎, 膵癌, 虫垂炎, 食道潰瘍, 胆石症, 尿路結石, 心筋硬塞, 脊髓勞等이다.

2. 右悸肋部痛

右悸肋部痛은 胆石症, 胆囊炎으로서 代表되고 있으나, 胆囊癌, 十二指腸潰瘍, 右腎結石, 右尿路 疾患도 右悸肋部痛이 있다.

3. 左悸肋部痛

胃疾患, 膵疾患이 가장 많다. 그밖에 脾彎曲症, 左腎結石, 左尿路疾患, 運動할때의 脾臟痛, 脾栓塞等이 있다.

壓　　痛

壓痛이란 前記의 自覺痛에 對하여 檢者가 壓迫을 加함으로 해서 느끼는 疼痛卽 他覺痛을 이름이다. 壓痛이 있을 때는 그 部에 있는 臟器에 病變이 있다는 것으로 생각해도 좋다. (壓痛點은 別途임) 壓痛이 있는 곳은 疾患部이라는 커다란 特長을 가지는 것으로서, 自發痛과는 根本的으로 다른 有力한 他覺的 所見이다. 그러므로 壓痛所見은 觸診 所見과 함께 重要한 診斷 價値를 가지는 것으로서 腹部 疾患 發見의 계기가 되는 것이다.

1. 心窩部壓痛

胃, 十二指腸潰瘍은 深在性이며 또한 限局性의 壓痛이 있고, 이 深在 性壓痛은 胃, 十二指腸潰瘍의 有力한 診斷 根據가 된다. 이에 反하여 胃炎의 壓痛은 胃에 一致하여 比較的 얕게 넓게 存在한다. 膵疾患에서는 배꼽 上部, 오른쪽에서 왼쪽으로 膵部에 맞추어서 抵抗과 壓痛이 있다.

2. 右悸肋部壓痛

이部에 壓痛을 나타내는 疾患은 肝, 胆道疾患이 가장 많다. 右悸肋部에 局限하여 强한 壓痛을 나타내고 있는 것은 胆囊, 胆管患疾患이다.

1. 胃·十二腸潰瘍

疼　痛

心窩部의 痛症인데 限局性이며, 타는 듯한, 찌르는 듯한 痙攣性의 痛症이다. 食餌와 密接한 關係가 있고, 胃가 나빠 空腹이 되면 心窩部가 아픈 것은 먼저 胃 十二指腸潰瘍으로 생각할 수 있다.

疼痛은 食後 한 時間 以內에 아픈것(早發痛), 2~3時間 지나서 아픈것(遲發痛). 空腹時의 饑餓痛, 夜間에 아픈 것이 있다.

食後 한 時間 以內에 아픈 것은 胃炎을 隨伴하고 있는 경우나, 噴門部의 潰瘍에 일어난다. 가장 많은 것은 食後 2~3時間 지나서 아픈 것인데 小彎部 및 幽門部의 潰瘍에 많다. 空腹時의 饑餓痛 및 夜間痛은 十二指腸潰瘍이다.

潰瘍에 依한 痛症은 飮食을 먹으면 가벼워지나, 胃潰瘍은 痛症이 시작되어 30分 內至 한 時間쯤 經過하면 飮食을 먹지 않아도 痛症이 그치는 경우도 있으나, 十二指腸潰瘍은 飮食을 먹지 않는 限, 痛症은 그치지 않는다.

潰瘍이 많이 發生하는 경우는 痛症이 심하다.

鈍痛이었던 것이 持續性이 强한 痛症으로 變化할 때는 潰瘍이 깊게 되어 穿孔의 危險을 품는 것이라고 생각하지 않으면 안된다. 潰瘍面을 飮食物이나 胃酸이 刺戟하면 胃痙攣 같은 發作을 일으켜서 심하게 아플 때가 있다.

潰瘍이 있으면서 거의 痛症을 呼訴하지 않는 例가 있으며 突然한 出血에 依하여 潰瘍을 發見할 때가 있다.

그밖의 症狀

가슴앓이, 嘔吐, 胃部膨滿, 便秘를 同伴하는 수가 많다. 食欲에는 異常이 없고 合倂症이 없는 限, 全身狀態가 侵害되는 일은 적다.

合 倂 症

出血, 穿孔, 通過障害, 癌의 發生 等이다. 이들의 合倂症은 潰瘍의 豫後에 나쁜 影響을 미치는 것이다.

出血은 吐血과 下血이다. 吐血은 胃潰瘍에 많고, 下血은 十二指腸潰瘍에 많다. 出血은 潰瘍의 惡化에 따라 發生하는 수도 많다.

穿孔을 일으키는 경우는 心窩部에 激痛을 일으키고 顔面이 蒼白하게 되어 괴로운 狀態를 나타내며, 呼吸 促迫, 頻脈, 血壓 降下 等의 쇼크症狀을 나타내는 수가 많다. 心窩部의 壓痛은 著明하게 되고, 筋性防禦에 依하여 腹壁은 板子처럼 굳게 緊張한다. 穿孔은 全潰瘍의 5% 程度로 일어난다고 하며, 男子에게 많고 또 20~30歲代의 사람에게 많다.

通過障害는 幽門部의 狹窄에 依하여 일어나는 것인데, 그 原因 疾患은 胃, 十二指腸潰瘍, 胃癌 等이다. 胃內容物이 停滯하기 때문에 心窩部가 膨滿하고, 膨滿感, 壓重感이 나타나 胃蠕動이 亢進한다. 嘔吐에 依하여 一時 胃部 膨滿感은 줄어 든다.

潰瘍의 癌性 變化에 對해서는 약간 問題가 있는 듯 하나, 潰瘍에서 癌으로 變

性한 것을 潰瘍癌이라 한다. 胃潰瘍에서 變性하는 것이 많고, 그 數는 5% 前後라고 한다.

備　考

潰瘍은 治癒하기 쉬운 疾患이나 그것은 새로운 潰瘍인 것이다. 새로운 潰瘍은 고치기 쉽고, 再發하는 일도 적다. 따라서 患者의 旣往歷을 잘 밝혀서 潰瘍이 새로운 것이라는 것을 確認하는 일이 重要하다. 새로운 것과 再發한 것과, 묵은 것과는 그 豫後에 커다란 差異가 있으며 再發을 되풀이 하는 것, 長期에 걸친 묵은 것은 難治의 經過를 取하는 수가 많다.

새로운 것이라도 처음부터 難治性인 것도 있다. 3個月을 經過하여도 潰瘍이 낫지 않는 것은 일단 難治性으로 判斷된다. 難治性 潰瘍은 針灸의 不適應症이다.

潰瘍의 痛症은 短期間에 除去되는 수가 많다. 그러나, 痛症이 除去되어도 潰瘍이 治癒된 것은 아니다. 痛症이 除去되면 治癒된 것이라고 잘못 생각하고 不攝生을 하는 수가 潰瘍性化의 커다란 原因이 되기 때문에 自覺症狀 消失後에도 相當한 期間의 攝生과 治療가 必要하다.

慢性化된 潰瘍에서는 季節이 變化期, 精神不安 等으로 症狀이 增惡하는 周期性은 潰瘍의 한 特徵으로 되어 있다.

潰瘍이 治癒되어도 潰瘍은 體質的인 素因에 依하여 일어나는 것이므로 體質的 素因이 變하지 않는 限 可能性이 있다. 따라서 規則이 바른 生活을 營爲하고 또한 計劃的인 治療를 行하며, 潰瘍을 根治하도록 努力하지 않으면 안된다. 多幸하게도 針灸術에 依한 全體的인 治療法은 潰瘍症의 根治에 適當하다.

胃十二指腸 潰瘍의 發生은 主로 胃液 消化에 依한 攻擊因子와 局所 血行障害에 依한 防禦因子의 바란스의 失調에 依한 것이다. 이와 같은 現象은 中樞 神經系의 機能 異常에 依하여 나타나는 것이다. 胃에 있어서의 胃液의 分泌 胃의 運動, 胃 血液 循環은 항상 正常으로 調節되어 있는 것인데 그 機能에 異常이 나타나는 것은 生體의 調節機能에서 보면, 神經, 體液性의 調節機能의 失調에 依한 것으로 胃 十二指腸 潰瘍은 單純한 局所的 疾患이 아니라, 全身性 疾患이라고 할수가 있다. 特히 그 有力한 根據가 되는 것은 胃의 生理機能을 調節하는 中樞性 自律神經의 異常이다.

胃, 十二指腸潰瘍의 發生에는 大腦皮質, 特히 自律神經 高位中樞인 大腦邊緣系 가 關與하고 있는 일이, 實驗的으로 分明하게 되어있다. 潰瘍은 腦의 病이라고한

것이 證明된 셈이다.

　自律神經은 精神的갈등, 不安, 悲觀, 恐怖, 慾求不滿, 精神緊張의 連續 心身의 過勞等 異常한 精神 作用乃至 精神的 스트레스에 영향받는 것이므로 胃, 十二指腸潰瘍은 스트레스에 依한 精神身體的 疾患으로 치고 있다.

壓　　痛

　胃, 十二指腸潰瘍의 壓痛은 深在性으로 局限하여 나타나는 것이 特徵이다. 噴門部 潰瘍은 劍狀突起의 尖端에 壓痛이 나타난다. 小彎部 潰瘍은 左心窩部, 幽門部 潰瘍에서는 心窩部正中線, 或은 약간 右側, 十二指 腸潰瘍은 心窩部 正中線의 右側에 나타난다.

　胃, 十二指腸 潰瘍에서는 合併症이 없으면 壓痛은 局限性이며, 손가락 尖頭의 크기이다. 壓痛을 發見하였을 때는 그 壓痛이 局限性이라는 것을 確認하지 않으면 안된다.

針灸治療

其本穴

　膈兪, 脾兪, 胃兪, 胃倉, 巨闕, 上脘, 右外水分, 內關, 地機, 照海

運用穴

　至陽, 肝兪, 三焦兪, 腎兪, 胃舍, 膻中, 幽門, 陰都, 肓兪, 不容, 梁門, 太乙, 陽陵泉, 太鐘

特殊穴

　頸動脈洞刺, 小野寺臀部 壓點

　頸動脈洞刺는 代田文誌氏가 發表하고 있는 것과 같이 潰瘍의 痛症에 잘 듣는다

自律神經調節整穴

頭　　部

　百會, 正營, 天柱, 風池, 攢竹, 懸顱, 身柱 等을 使用한다. 또 上天柱, 上風池가 必要한 경우가 있다. 百會, 風池, 身柱를 好用한다.

四肢末端

　各經의 井穴을 使用한다. 太敦, 隱白, 竅陰, 至陰, 少商, 關衝, 少澤 等인데 흔히 使用하는 것은 太敦, 隱白이며, 다음은 少商 또는 商陽, 少澤이다.

　自律神經 異常의 反應穴, 調整穴로서 重要한 穴은 膻中이다, 自律神經 調整에

는 膻中과 關聯이 있는 厥陰兪, 膏肓, 心包經의 郄門, 內關(때로는 少海, 神門)
이 必要하다. 自律神經 調整의 基本穴은 百會, 天柱 또는 風池, 身柱, 膻中, 厥
陰兪, 內關이다. 井穴도 效果가 있으나 突發的인 效果를 期待하는 것으로서 連用
하는 穴이 아니다.

元來 潰瘍 患者는 神經過敏이며, 自律 神經 不安定症이 많으므로 自律神經 調
整을 目標로 한 配穴을 必要로 하는 경우가 많다.

胃潰瘍治療穴

頸動脈洞刺, 巨闕, 上脘, 內關, 地機, 照海, 膈兪, 脾兪, 左胃倉, 左小野寺臀
部壓點

十二指腸潰瘍治療穴

頸動脈洞刺, 巨闕, 右外水分, 內關, 地機, 照海, 膈兪, 脾兪, 胃兪, 右胃倉,
右小野寺臀部壓點

自律神經調整을 加味한 治療穴

胃 潰 瘍

巨闕 또는 上脘, 地機, 膈兪, 脾兪, 左胃倉, 膻中, 內關, 厥陰兪, 膏肓, 百會,
風池, 身柱, 太敦 또는 隱白

十二指腸潰瘍

巨厥, 右外水分, 地機, 膈兪, 脾兪, 胃兪, 右胃倉, 膻中, 內關, 厥陰兪, 膏肓
百會, 風池, 또는 天柱, 身柱, 太敦 또는 隱白

治 療 法

胃, 十二指腸潰瘍 治療의 目標는 胃, 十二指腸粘膜의 血行을 원활하게 해주며
胃液의 分泌나 神經機能 異常의 正常化를 꾀하고, 同時에 全體的인 自律神經의
調整을 꾀하는 것이다.

胃炎 또는 胆石症等의 針灸에 依한 鎭痛作用은 强한 刺戟에 依하여 效果를 올
리고 있는 경우가 많으나 胃, 十二指腸 潰瘍은 될 수 있는 대로 가벼운 刺戟에
依하여 鎭痛效果를 發揮하지 않으면 안된다.

一般的인 問題가 되지만 膻中에 著明한 壓痛이 있는 患者는 神經過敏이며 同時

에 自律 神經의 不安定을 同伴하고 있으므로 刺戟 過敏者가 많다. 特히 胃, 十二指腸 潰瘍 患者에 있어서는 注意가 必要하다. 腹部에 著明한 壓痛을 가진 患者는 일단 刺戟量 要注意의 赤信號로 생각해도 좋다.

刺戟量에 注意하여도, 때로는 效果가 逆으로 되어 그칠 터인 痛症이 强하게 되어 患者로부터 不安感을 받게 되는 수가 있는데 이와 같은 경우는 少數穴에 皮內針을 行하는 것이 좋다. 皮內針은 潰瘍의 痛症에는 매우 뛰어난 效果를 가지고 있다.

요컨대 潰瘍 患者 가운데에는 刺戟에 對하여 過敏하거나 自律神經 不安定症을 同伴하고 있는 사람이 있으니, 最初는 使用穴을 적게 하고 鎭痛과 自律神經調整 바란스를 생각하면서, 刺戟에 對한 反應을 끝까지 確認하고 나서 천천히 使用穴이나 刺戟量을 增加하여 간다.

治療 期間인데, 痛症은 빠른 경우면 1 週間, 거의 대개의 것은 3 週間이면 消失된다. 그렇지 않으면 難症이라고 생각하여도 좋다.

痛症이 그쳐도 2～3 個月은 全體 療法을 行하여 潰瘍症의 根治를 꾀하지 않으면 안된다.

用   針
一番, 一寸의 스텐래스針, 三番三寸銀針, 깊이는 1cm～3cm

手   技
仰臥位로써 頭部, 胸, 腹部, 四肢에 同時에 一番 스텐래스針으로 置針, 1cm～2cm, 置針 時間은 10 分～20 分

置針을 行하여도 全然 느낌이 없는 것이 있다. 이와같은 患者는 置針이 效果가 없으므로 置針의 中間時와 拔針時에 刺戟을 주도록 한다. 置針이 效力을 낼때는 置針 時間中 爽快感이 있거나 身體가 따뜻하게 되거나 잠이 오거나 한다.

刺入針을 行할때는 三寸의 銀針을 使用하고 緩慢하게, 조용하게 上下로 움직이면서 刺入하고 針感을 얻고 나서 拔針한다.

項部, 頸部, 肩背部는 1～2cm, 腰 仙部는 2～3cm, 前記의 要領으로 刺入한다.

灸 쌀알 크기로 五壯, 反應狀態에 따라 多少 增減한다. 灸를 行하는데 좋은 穴은 巨闕, 또는 上脘, 右外水分, 膈兪, 脾兪, 胃兪, 膈兪, 胃倉, 照海, 百會, 身柱等이다.

胃, 十二指腸潰瘍壓診點

118

小野寺臀部壓點

潰瘍治療에 뺄 수 없는 重要한 診斷點이며, 治療點이기도 하다. 他疾患과의 鑑別에도 도움이 된다.

腸骨稜 中央部의 骨緣에서 3~4cm 下方인데 이 部를 엄지 손가락 머리로 強하게 누르면, 무릎쪽으로 울림이 퍼진다. 무릎에서 下方으로 울리는 경우는 거의 胃, 十二指腸潰瘍이다.

胃潰瘍은 左側에 著明하게 나타나고, 十二指腸潰瘍에서는 右側에 著明하게 나타난다.

潰瘍이 治癒로 向하면 壓痛은 消失하고 뜻같지 않을 때는 壓痛은 依然히 陽性이다. 이 壓痛의 消長은 그대로 潰瘍의 經過의 消長을 가르키는 것이다.

보아스點

第 10~11 胸椎의 높이로 胸椎의 側方 2~3cm 의 部에 나타난다.

工 藤 點

배꼽에서 오른쪽으로 비스듬하게 윗쪽으로 約 1.5cm~2cm 의 部에 있다. 이點은 十二指腸의 壓痛點이라기 보다 十二指腸에 가까우므로 潰瘍部를 壓迫하고 있을 것이라고 일컬어지고 있으나, 十二指腸潰瘍의 重要한 診斷點, 治療點이다. 이部의 針灸治療는 十二指腸潰瘍에 特效가 있다. 이와 비슷한 點으로는 川島十二指腸點이 있다.

早 川 點

肩胛部의 壓痛이 著明한 點. 大體로 天宗穴에 相當하는 곳인데 이 部를 壓迫하면 痛症이 上肢로 放散한다. 小野寺臀部點과 많이 닮은 意味를 가진다고 말하고 있다. 患部의 左右差의 判定에는 小野寺臀部點 보다 뛰어났다고 말하고 있으나 追試가 不充分하여 무어라고 말할수 없으나 나는 現在 小野寺臀部壓點을 가장 重要視하고 있다.

2. 急性胃炎(單純性胃炎)

疼　　痛

心窩部의 疼痛으로서 때로는 심한 痛症을 일으킬 때가 있다.

그밖의 症狀

胃部膨滿感, 惡心이 있으며, 嘔吐를 되풀이 한다. 口渴, 白色舌苔, 口臭, 食慾不振 等 症狀은 原因이 된 胃內容物의 刺戟의 强度, 作用時間에 따르는 强弱이 있으나 特히 커다란 個人差가 있다.

심한 경우는 發熱, 설사, 疲勞, 倦怠感 等이 나타난다.

備　　考

急性胃炎은 自·他覺的 症狀에 依한 診斷은 容易하지만 發熱이 있으면 虫垂炎 初期의 心窩部痛과 또 痛症이 심하면 膵炎, 胆石症 等으로 誤診하지 않도록 하지 않으면 안된다.

急性胃炎에는 單純性 胃炎, 毒物 等의 誤飮에 依한 腐蝕性 胃炎, 드문 疾患이며 症狀의 激烈한 蜂窩織炎性 胃炎이지만 針灸의 適應症은 單純性 胃炎이다.

壓　　痛

胃部 一體에 퍼져서 强한 壓痛이 있다.

針灸治療

基 本 穴

巨闕, 中脘, 梁門, 膈兪, 脾兪, 胃兪, 胃倉, 梁丘, 足三里

運 用 穴

上脘, 不容, 太乙, 天樞, 肝兪, 地機, 背部 各穴의 第一行의 穴, 裏內庭

代田文誌氏가 發表하고 있는 것처럼 裏內庭은 食傷에 依한 急性 胃炎의 特効穴인데 食傷에는 반드시 使用한다. 또 背部 各兪穴의 第一行의 穴은 內臟痛을 除去하는 各穴로서 壓痛이 著明할 때는 優先하여 이 穴을 使用하는데 著効가 있을 때가 많다.

治 療 法

治療의 目標는 먼저 痛症을 그치게 하는 일이다. 鎭痛은 針을 主로 하는 경우가 많다.

刺針法 其 1

巨闕, 中脘, 梁門, 足三里에 스텐레스針 一番, 一寸針으로 1cm~2cm 刺入하여 置針을 한다. 刺入할 때 약간 强하게 刺戟을 주어 놓은 뒤 10~20分 置針한다.

刺針法 其 2

梁丘에 針尖을 약간 上方으로 向하여 1cm~2cm 刺한다. 5~7番의 銀針 또는 中國針으로 1分쯤 雀啄術을 行한다.

刺針法 其 3

脾兪, 胃兪 및 그 第1行의 穴 가운데에서 가장 壓痛이 著明한 點을 選定하여 5~7番 銀針 또는 中國針으로 2cm~3cm 程度 刺入하여, 1分間 前後의 雀啄術을 行한다. 내가 흔히 使用하는 穴은 胃兪, 또는 그 第1行의 穴이다.

痛症이 가벼운 것은 第1의 方法으로써 그친다. 그치지 않으면, 第2의 方法을 行한다. 痛症이 그치면 반드시 그것으로 治療를 中止한다. 痛症이 頑固하면 第3의 方法까지 行한다. 이것으로 대개의 胃炎은 鎭痛이 되는 法이다.

食傷의 疑心이 있으면 裏內庭에 灸를 行한다. 食傷이면 반드시 뜨겁지 않고, 뜨겁지 않으면 食傷이다. 이 部에 뜨거워질 때까지 灸를 行한다. 大體로 30壯程度를 目標로 하는데 뜨거워지지 않으면 그 以上 施灸하여도 좋다. 이 1穴로 食傷에 依한 諸症狀은 모두 消退하는 奇効가 神과 같다고 일컬어지는데 잘 듣는 穴이다.

胃炎에 依한 惡心嘔吐에는 巨闕, 內關이 効果가 있고, 顖會에 壓痛이 著明하면 顖會를 使用한다. 針灸 어느 것이라도 좋다.

설사가 있으면 天樞, 左府舍가 좋다. 木下晴都氏의 泄止穴도 잘 듣는다.

痛症이 그치면 나음은 胃粘膜의 修復이다. 이 目的을 達成하는 데는 灸가 좋다 灸는 基本穴은 主體로 하고 反應의 如何에 따라 運用穴을 使用한다. 쌀알 크기로 5壯을 基準으로 하는데 狀態에 따라 壯數를 增減한다. 예컨대 뜨거운 것에 快感이 있는 部位는 壯數를 많이하고 뜨거움이 심한 部位는 壯數를 줄이는 따위이다.

灸를 行하면 發赤하는 것인데 그 中에는 全然 發赤하지 않는 穴이 있다. 또 오히려 蒼白해지는 穴이 있다. 이와같은 穴은 刺戟을 要求하고 있으므로 發赤할 때까지 灸를 行하면 効力이 있으므로 注意하지 않으면 안된다.

3. 慢 性 胃 炎

疼   痛

心窩部의 鈍痛으로서, 食後에 痛症이 일어나, 胃에 무엇이 있을 동안은 痛症이 持續된다. 表層性 胃炎은 食後에 痛症을 나타내고, 肥厚性 胃炎은 粘膜에 靡爛이 있을 때, 潰瘍과 아주 비슷한 晩期痛, 空腹痛이 일어난다. 그러나, 潰瘍과 같은 限局性의 痛症이 아니라, 心窩部 一帶에 퍼지는 痛症이다. 萎縮性 胃炎은 無痛 또는 가벼운 鈍痛이다.

그밖의 症狀

特有한 臨床症狀은 없으나 心窩部의 不快感, 壓重感 (胃가 팽창하거나 胃에 걸리거나 消化되지 않고 남는다). 가슴앓이, 酸性噯氣, 食欲不振, 惡心嘔吐, 疲勞感, 頭痛時에 吐血, 下血, 貧血이 일어난다.

備   考

特有한 臨床症狀이 없으므로 胃, 十二指腸潰瘍, 胃癌, 肝, 胆, 膵疾患으로 誤判하지 않도록 하지 않으면 안된다.

表層性 胃炎은 比較的 고치기 쉬우며 根治되는 것이 많다. 本症은 表層性 胃炎으로 막고, 完全하게 治癒하여 두지 않으면, 慢性炎의 終着驛이라고 불리워지는 非可逆性의 萎縮性 胃炎으로 進展하므로, 表層性胃炎의 治療는 特히 重要하다.

肥厚性 胃炎은 症狀이 한때 가벼워져도 根治하지 않는다. 惡化하여 靡爛과 潰瘍이 생기면 疼痛이 强하게 되어 出血하는 수가 있다.

萎縮性 胃炎도 한때 無症狀이 되는 수가 있어도 治癒하지 않는다. 前癌 狀態라고도 불리워지는데 發癌하는 우려가 있기 때문에 定期的인 精密檢査가 必要하다. 또 胃의 포리이프가 되기 쉽다. 萎縮性 胃炎은 胃炎中의 難症으로서, 惡性貧血과 合倂할 때가 있다. 또한 肥厚性 胃炎 및 萎縮性 胃炎은 輕快와 惡化를 周期的으로 반복한다.

慢性 胃炎은 內視鏡的으로 表層性胃炎, 肥厚性 胃炎, 萎縮性胃炎으로 分類되고 있으나 臨床的으로 過酸性 胃炎과 無酸性胃炎으로 分類되어 있다. 過酸性 胃炎은 젊은 사람에게 많고 表層性 胃炎, 肥厚性 胃炎이 이 傾向을 가진다. 肥厚性 胃炎의 一部의 것은 潰瘍으로 移行하기 쉽다고 한다. 때로 心窩部痛은 심하게 되고, 酸性噯氣 가슴앓이 等의 酸症狀을 隨伴한다.

無酸性 胃炎은 中年, 老年에게 많으며, 萎縮性胃炎이 여기에 該當한다. 心窩部痛은 輕度가 없는 수가 많고, 胃部 膨滿, 胃속에 飮食이 남은 느낌, 特히 進行하면 食後의 胃속에 飮食이 남은 느낌이 著明하게 된다. 慢性胃炎은 胃癌, 胃,

十二指腸潰瘍과 함께 胃의 三大 疾患인데, 더구나 近來胃炎의 重大性이 强調되고 있다. 即, 胃癌, 胃, 十二指腸潰瘍, 胃포리이프 等의 器質的 疾患에서 胃下垂, 胃分泌 異常 等의 機能的 疾患까지 어떠한 形態로든 胃炎이 關與하고 있는 것이 分明하게 되어 있다.

胃炎이 있으면서 無症狀인 경우가 많고, 無症狀期는 治療의 對照가 되는 일은 적다.

그러나, 어떠한 要因에 依하여 症狀을 發現했을 때는 治療를 要求하는 것이다.

治療와 同時에 그 要因이 될 수 있는 일, 即 食事時間이 빠르다. 咀嚼이 不充分하다. 大食을 한다. 담배나 술의 과음, 커피 그밖의 刺戟性 食品 等에 조심하여, 食生活의 改善이 重要하다.

또 心身의 過勞, 不眠, 不安, 不滿 等의 精神的인 刺戟은 自律神經의 變調를 誘發하여 症狀 發現에 크게 關與한다. 따라서 本症은 心身症的인 傾向을 가진다는 것을 잊어서는 안된다.

壓　　痛

心窩部에 널리 輕度 또는 中程度의 壓痛이 있는 胃潰瘍의 限局性 壓痛과는 對照的이다.

針灸治療

基 本 穴

中脘, 梁門, 章門, 脾兪, 胃兪, 胃倉, 足三里

過酸性 胃炎

酸分泌의 抑制에 效果가 있는 穴은 巨闕, 不容, 至陽, 膈兪, 陽陵泉, 地機 等이다.

以上의 諸穴에 依하여 酸의 分泌를 抑制한다. 同時에 基本穴에 依하여 胃粘膜의 血行을 좋게 하고, 低下된 胃粘膜의 機能을 좋게 하며, 胃痛을 同伴하는 運動亢進에 對해서는 鎭痛作用을 行하는 것이다.

治療點은 基本穴 밖에 巨闕, 上脘, 不容, 至陽, 膈兪, 肝兪, 陽陵泉, 地機, 內關 等을 使用한다. 心身症에 對해서는 百會, 風池, 身柱가 必要하다.

無酸性 胃炎

無酸型 胃炎은 胃의 分泌腺이 萎縮하여 현저하게 機能이 低下되어 있으나,   治療目標는 胃粘膜의 血行을 좋도록 할 것. 이 局所 作用은 針灸의 커다란 特徵的 效果이다. 그리고, 胃의 神經 機能, 低下된 胃粘膜의 作用을 賦活하고, 胃分泌腺의 機能을 亢進하여 가는 것이나,   過酸型과 같이 特効穴이라 할 程度의 것은 아니다.

治療點은 基本穴 外에 下脘, 太乙 또는 滑肉門, 太巨 또는 中注, 肝俞, 三焦俞 腎俞, 三陰交, 照海, 陽池 等에서 適當하게 使用하는 章門은 特히 重要하다.

또한 心身症으로서의 傾向을 가진 慢性胃炎에 對해서는 神經 調節이 必要하다. 穴은 百會, 天柱 또는 風池, 身柱, 厥陰俞, 膏肓, 膻中, 內關 等을 使用하지만 正營, 攢竹, 頭維 等을 必要로 하는 경우가 있다. 또 太敦, 隱白, 少商, 商陽 等의 井穴이 잘듣는 경우가 있다. 百會, 身柱는 灸를 行하나 그밖의 穴은 適當하게 選擇하여 置針 또는 刺入針을 行한다. 惡心, 嘔吐, 설사 等은 急性 胃炎과 거의 같으므로 省略한다.

慢性 胃炎의 治療는 灸가 主體가 되고 針이 補助가 된다. 四肢 및 어깨, 頸部는 刺針하는 경우가 많다.

灸는 쌀알의 크기 5~7壯, 針은 寸三, 3番의 銀針, 置針은 스텐레스針 一寸 1~2番을 使用한다.

4. 急 性 膵 炎

疼   痛

心窩部에서 左肋骨弓을 따라 左側腹部, 左背部에 放散하는 激痛이다. 이것을 左側痛 또는 膵臟痛이라고 부르며, 急性膵炎의 典型的인 痛症으로 치고 있다. 이

痛症이 있으면 먼저 膵炎이라고 짐작이 간다. 그러나 이와같은 典型的인 痛症은 比較的으로 적다고 한다.

放散痛은 左背部或은 背部에 放散하는 수가 많다. 또 痛症이 心窩部 또는 左悸肋部에 局限되어 放散하지 않는 수도 있다. 特히 輕症型인 것이 不定한 痛症을 일으키기 쉽다.

痛症은 猛烈하며 持續性이다. 重症型은 特히 激烈하다. 發病初期부터 全身狀態가 重篤하며 危險한 쇼크 症狀을 隨伴할 때가 많다. 脈搏은 頻數, 微弱하게 되어 冷汗, 치아노오제, 四肢 厥冷하며 血壓은 下降한다. 脈搏이 120 以上이 되면 死亡率은 대단히 높아진다.

疼痛의 持續時間은 2~3日 以上, 때로는 1週間이나 持續하는데 가벼운 症狀일 때는 몇 時間 以內일 때도 있다.

疼痛은 食後에 일어나는 일이 많고, 突發的으로 心窩部에 激痛을 나타낸다.

患者는 身體를 움직이면 痛症이 增强하기 때문에 새우처럼 身體를 꾸부리고 아픈 것을 참고 있다. 때로는 轉轉反側 할때도 있다. 身體를 꾸부리고 움직이지 않을 때는 炎症이 腹膜에 相當히 波及되어 있다는 것을 意味하고 있다. 痛症 때문에 轉轉反側할 때는 아직 腹膜炎은 가벼운 것으로 생각된다.

膵의 傷害 部位와 腹痛의 部位가 實驗的으로 分明하게 되어 있다. 그것에 依하면 膵頭部는 右悸肋部, 膵體部는 心窩部, 膵尾部는 左悸肋部, 膵全體로는 典型的인 左側痛을 呼訴한다.

그밖의 症狀

惡寒, 戰慄, 高熱, 惡心, 嘔吐, 上腹部 膨滿感, 便秘 또는 설사, 胆石症을 合併하거나 膵頭部에 腫脹이 있으면, 輕度의 黃疸이 나타난다.

備 考

急性膵炎의 發生 機序는 트리프시노오겐이 活性化하여 트리프신이 되고, 그 自家消化 作用에 依하여 急性膵炎이 일어나는 것이다.

急性膵炎은 病理 解剖學的으로 急性膵浮腫, 急性出血性膵炎, 急性壞死性膵炎, 急性化膿性膵炎으로 分類되어 있다.

急性膵浮腫(急性間質性膵炎)을 急性膵炎의 最初의 變化로서. 대개는 그대로 治癒되지만, 一部는 더 進行하여 炎症性 變化가 强하게 되어 膵出血을 보게 된다. (膵卒倒) 더욱 炎症이 進行하면 膵實質에 壞死가 일어난다. 急性膵壞死에 化膿菌

의 感染이 附加되면 急性化膿性膵炎(膵膿瘍)이 되는 것이다.

　　그러나 臨床的으로는 이들의 病型을 區別하는 것은 困難하므로 臨床上의 症狀과 經過에서 輕症과 重症으로 分類되어 있다.

　　輕症에 屬하는 것은 急性膵浮腫의 時期이며, 그밖의 것은 重症에 屬한다.

　　膵는 後腹膜腔에 있기 때문에 前腹壁筋에 筋防衛를 나타내는 일은 적으나 重症形에서는 炎症이 腹膜腔에 波及하면 腹膜刺戟症狀으로서 筋防衛가 나타나 前腹壁筋은 굳게 緊張을 나타낸다. 그러나 潰瘍의 穿孔時처럼 著明하지는 않다.

　　肥滿者가 大食 或은 飮酒後에 갑자기 心窩部에 심한 痛症이 일어나고, 左背部 或은 背部에 痛症이 放散 膵部에 壓痛이 있으면 本症의 疑心이 濃厚하게 된다.

　　腹痛과 膵部의 壓痛이 가장 重要한 症候로 삼고 있다.

　　胆道疾患일 때, 急性膵炎이 發生하기 쉽다.

　　大食, 脂肪食, 飮酒는 膵炎發生의 因子가 된다. 男子는 알콜 飮料의 過飮, 女子로서는 胆石症이 急性膵炎의 커다란 成因이 된다.

壓　　　痛

　　膵臟部에 一致하여 壓痛과 抵抗이 있다. 壓痛 抵抗과 膵의 他覺的 所見으로서 重要하다.

5. 慢 性 膵 炎

疼　　　痛

　　持續性의 鈍痛인데 心窩部痛이 가장 많고, 左悸肋部痛이 다음이다. 右悸肋部痛을 일으키는 수도 있으나, 胆道疾患을 合倂하고 있을 때가 많다. 再發 또는 急性 增惡인 경우는 痛症이 심하게 된다.

　　痛症은 背部에 放散하는 수가 가장 많고, 左背나 右背에도 放散한다. 그러나 放散하지 않을 때도 있다.

　　急性症의 典型的인 痛症인 左側痛은 慢性膵炎에서는 特徵이 되지 않는다.

　　痛症은 持續性이며, 며칠간 或은 그 以上 持續할 때가 있다. 또 가끔 아프다하는 따위도 있다. 特히 처음부터 慢性膵炎으로서 온 것으로는 不定型의 痛症이 많다.

慢性膵炎은 食後 더구나 저녁 食事後에 上腹痛을 일으키는 일이 많다. 特히 脂肪食後에 痛症이 일어난다. 또 飮酒後에도 上腹部痛을 일으키는 일이 많다. 甘味에 對해서도 敏感하여 上腹痛을 일으키기 쉽다.

그밖의 症狀

惡心, 嘔吐, 心窩部 膨滿感, 食欲不振, 脂肪食後의 설사, 설사 또는 便秘의 반복, 體重 減少, 心身 倦怠 等이다.

備　　考

潰瘍에 依한 上腹痛은 食餌攝取, 또는 알카리劑 服用에 依하여 가벼워지나 慢性膵炎은 가벼워지지 않는다.

上腹痛이 있어서 背部에 放散한다. 며칠간 持續하는 持續痛, 脂肪食이나 飮酒에 依하여 誘發되는 上腹痛, 膵臟部 抵抗, 壓痛, 脂肪 설사 따위의 症狀, 急性膵炎의 旣往歷을 가지는 것은 診斷이 쉬우나 急性膵炎의 旣往歷이 없고 不定한 上腹痛이나 腹部症狀을 가르키는 것은 診斷이 困難하여, 胃, 十二指腸疾患, 胆道疾患과 誤診하지 않도록 조심해야 한다.

慢性膵炎은 比較的 많으며 그리하여 다른 疾患과 合併하고 있을 때가 있으므로 胃, 十二指腸疾患, 特히 胆道 疾患으로 診斷되었을 경우에도 疑問의 症候가 있으면 慢性膵炎의 合併을 念頭에 두어야 한다.

慢性胆囊炎의 痛症이 며칠동안 繼續하는 경우는 慢性膵炎의 合併의 念慮가 있다. 胃癌의 初期와 慢性膵炎으로 腫瘤가 있는 것과의 鑑別은 困難하다. 慢性膵炎의 腫瘤는 比較的 軟하며 壓痛이 强하게 나타나 있다. 胃癌의 경우는 腫瘤가 굳고 壓痛도 弱하다.

癌이 進行하면 黃疸의 發生率은 높아진다. 慢性膵炎으로 黃疸이나 胆囊腫脹이 있으면 癌의 疑心이 있다.

慢性膵炎에는 石灰沈着을 合併하는 것과 石灰沈着을 合併하지 않는 것이 있다. 石灰沈着을 合併하고 있는 것은 治癒가 困難하다.

榮養이 좋은 肥滿型인 사람, 大食을 하는 사람 脂肪食을 좋아하는 사람 알콜을 大量으로 攝取하는 사람은 慢性膵炎을 일으키기 쉽다.

壓　　痛

膵部를 觸診하면, 膵에 相當하여 壓痛, 抵抗이 있다. 腫瘤로서 觸感되는 일은 적다.

膵部와 一致하여 横走하는 壓痛, 抵抗은 診斷과 治療에 重要한 他覺的 所見이다.

針灸治療

針灸治療에 適合한 膵疾患은 急性膵炎의 輕症에 屬하는 것과 慢性膵炎이다.

慢性膵炎에도 輕症과 難症이 있다. 輕症은 針灸治療가 效果가 있으며, 難症은 全治되지 않는다고 하지마는 生命에 危險을 미치게 하는 따위는 없으므로, 長期에 걸쳐 適切한 治療를 繼續하면, 對症的으로도, 膵의 機能 保持에도 針灸는 效果가 있다.

또 膵機能障害에 對해서도 針灸治療는 뛰어난 效果를 가지고 있다.

慢性膵炎으로 診斷되어 있으나, 平素는 그다지 自覺症狀도 없고, 가끔 過食하거나, 脂肪食을 攝取하거나 하면, 上腹痛이 일어나, 嘔吐나 설사가 일어난다고한 患者가 比較的 많으나, 이들도 針灸의 適應症으로 좋은 效果를 본다.

基 本 穴

中脘, 下脘, 太乙, 章門, 脾兪, 胃倉, 地機, 三里

運 用 穴

梁門, 滑肉門, 水分, 三焦兪, 胃舍, 肓門, 梁丘, 蘭尾穴, 三陰交, 公孫, 陽池

治 療 法

急性膵炎 治療의 目標는 鎮痛과 消炎이다. 針灸의 鎮痛作用은 消炎作用에 連結되어 있다.

急性膵炎은 輕症이라 하더라도 痛症은 심하고 頑固하다. 胃炎과 같이 針灸治療를 行하면, 반드시 即効的으로 鎮痛된다는 것은 아니다.

慢性膵炎의 治療 目標는 自覺症狀의 輕減과 低下되어 있는 膵機能을 鼓舞하여 그것을 保持하는 일이다. 自覺症狀 輕減의 主目標는 鎮痛이며 다음에 消化能力의 增强이다. 때에 따라 疼痛, 그밖의 愁訴 때문에 精神不安이 일어나기 쉬우므로 精神不安이 있으면 그 調整을 行한다.

우리들이 많이 取扱하는 慢性膵炎은 急性 膵炎처럼 痛症이 頑固하지 않다. 比較的 간단하게 그치는 경우도 있으나, 難症이 되면 治療에 依하여 일단 痛症은 가벼워져도 治療에 抵抗하여, 또 痛症이 일어난다. 治療의 繼續에 依하여 痛症의 時間이 점점 짧아져서 드디어 아프지 않게 되는 것이다. 急性輕症인 경우도 마찬가지이다.

膵機能의 鼓舞와 保持는 基本穴에 依하여 十分 達成할 수가 있다.

針에 依한 鎭痛穴은 背部에서는 脾兪를 자주 使用한다. 그러나, 反應을 잘 調査하여 壓痛이나 緊張의 著明한 穴을 脾兪, 胃兪, 三焦兪, 胃倉 等에서 選定한다. 또 脾兪, 胃兪, 三焦兪의 第1行의 穴(正中線을 떠나 五分의 反應點, 澤田流)도 重要하다. 따라서, 脾兪나 胃兪의 第1行의 穴이 效果가 있거나, 胃兪, 三焦兪 및 그 第3行의 穴이 效果가 있곤 한다. 要컨데, 背診에 依한 가장 反應이 著明한 穴이 主治的 效果를 發揮하는 것이다. 腹部에서는 中脘, 下脘, 太乙, 章門을 使用한다. 四肢에서는 地機, 三里를 使用하는데 蘭尾穴도 많은 效果가 있는 것 같다.

代田文誌氏가 發表하고 있는 것처럼, 上腹部에 있어서의 左側의 痛症에는 左陽池가 效果가 있다.

輕症의 경우는 中脘, 下脘, 太乙, 章門, 左陽池, 三里 地機에 1番1寸의 스텐레스針을 使用하고, 置針하는 수가 많다. 寸 3 銀針 3 番針으로 1~2cm 刺入針을 行하는 경우도 있다.

背部는 脾兪, 胃兪, 三焦兪, 或은 그 第1行의 穴에 刺入針을 行한다. 寸三銀針 4~5 番針을 使用하며, 2~3cm 刺入한다. 上下로 緩慢하게 움직이면서 刺入되어 針感을 얻으면 잠시동안 持續하여 刺戟을 주고 조용하게 拔針한다. 그래도 效果가 없을 때는 蘭尾 穴에 中國針으로 10~20 置針한다.

灸도 重要하여, 痛症이 그치면 針을 灸로 바꾸어서 治癒를 促進하도록 한다.

胆石症이나 胆囊炎을 合併할 때는 右期間, 右日月, 右上不容에 反應이 나타난다. 膵炎인 경우 이들의 穴의 反應의 消長에 注意할 必要가 있다. 以上의 諸穴과 肝兪 또는, 胆兪, 右陽綱, 臨丘 等을 適宜 併用한다.

설사가 있으면 天樞, 左府舍, 左泄止를 使用한다.

便秘에는 右府舍, 陽池, 神門에 刺針한다. 便秘에 對한 右府舍는 上原晉一氏의 發表에 依한 것으로 効力이 잘 듣는다.

惡心 嘔吐에는 巨闕, 內關이 좋다. 不充分한 경우는 顖會, 陽池를 追加한다. (針 또는 灸)

精神不安에 對해서는 百會, 風池, 身柱, 厥陰兪, 膏肓, 內關, 隱白, 少商 等을 使用한다.

使用穴의 針灸 重複은 될수 있는데로 피하도록 한다.

治療 期間은 長期 治療를 必要로 한다. 輕症인 것은 比較的 좋은 經過를 取힌다. 慢性症은 鎭靜과 惡化를 되풀이 하면서 經過를 取하는 것이다.

壓診點 및 觸診法

데쟈르단點

右腋窩과 배꼽을 連結하는 線上으로서 배꼽에서 5∼6cm 의 點에서 膵頭部에 該當된다.

澤田 P 點

왼쪽의 第7肋間, 左乳線의 2 橫指 外側, 膵疾患일 때 陽性이 된다.

工藤前腹壁膵臟點

膵窩에서 正中線과 直角으로 交叉하는 水平線에서 왼쪽 45度윗쪽, 배꼽에서 1.5∼2.0cm 의 距離에 있는 點으로서, 膵의 知覺神經인 第7, 8, 9 胸神經이 왼쪽의 直腹筋을 穿通하는 部位에 相當한다고 한다. 左外水分이거나 그보다 약간 外方에 該當한다. 다시 무릎을 굽힌 仰臥位로 그대로 손을 쓰지 않고, 허리를 들면서 同部의 壓診을 行한다. 이것을 浮腰 觸診이라고 한다.

바스토스는 慢性膵炎의 上腹部 壓痛點으로서 心窩部 壓痛點(劍狀突起의 아래, 鳩尾, 巨闕 等) 膵胆道部 壓痛點(배꼽 上部이며 大體로 下脘을 中心으로 한 點)을 들고 있으나 東北大山山形敎授는 心窩下部壓痛(膵體部 壓痛)이 가장 많이 나타난 다고 말하고 있다. 建里, 下脘, 太乙 周邊이 中心이 되는 것은 아닐까

골츠의 觸診法

檢者의 손을 左直腹筋의 外側에 놓고, 膵와 脊椎가 交叉하는 높이에서 膵를 脊椎로 壓迫하여, 壓痛의 有無를 아는 方法이다. 慢性膵炎에서는 腹壁 壓痛과 同時에 特有의 不快感이 있고, 너무 强하게 壓迫하면, 不快感이 長期間 持續할 때가 있다.

腰背部叩打診

實質臟器에 炎症性 病變이 있으면 被膜이 緊張하기 때문에 그 表面을 皮膚위에서 叩打하면 痛症이 있다. 急性腎盂炎等인 경우의 診斷에 應用되고 있다. 九大安部 博士는 이 點을 應用하여 膵體部가 腰椎 1∼2의 높이로 後腹膜腔에 位置하고 있는 點을 생각하여, 腰背部에서 叩打하여 膵病變의 有無를 아는 계기로서, 腰背部 叩打診을 提唱하고 있다.

方　　法

患者를 坐位로 하고, 檢者의 오른쪽의 손을 폈을 때, 또는 주먹을 쥐었을 때의 尺骨側으로 患者의 腰背部를 叩打한다. 높이는, 膵頭部에서는 脊椎 L 1~2 의 右側, 體, 尾部는 脊椎의 左側 약간 높은 곳을 叩打하며 또 體部는 脊椎 위도 叩打하여 본다.

叩打는 너무 強하게 두드리지 않는 것이 좋다. 태권도의 要領으로 속에 울리도록 한다. 腹部에 痛症이 있거나 속에 느낌을 呼訴할 때를 陽性으로 한다.

그러나, 腰背部의 叩打痛은 膵疾患만의 것이 아니다. 같은 後腹膜腔臟器인 腎의 病變을 十分 考慮해야 하며, 特히 急性腎盂炎에서는 脊椎의 兩側으로서 陽性으로 된다. 또 脊椎疾患에도 나타난다.

膵疾患의 叩打痛은 上體를 伸展시켜서 叩打할 때에 強하게 느끼고 前屈에 依하여 輕快하는 特徵이 있으며, 膵性疼痛의 表現의 하나로 생각된다.

또 食後에 叩打痛이 增强하는 경우도 있다. 叩打를 햄머(망치)로 行하는 것보다도 손을 使用하는 편이 叩打痛이 強하게 나타난다.

脊椎疾患의 경우는 膵와는 反對로 上體를 前屈한 편이, 脊椎上의 叩打痛이 增强하는 것이 特徵이다. 또 손을 使用하는 것보다 햄머를 使用하는 것이 強하게 느껴진다.

6. 膽 石 症

疼　　痛

特徵的인 것은 胆石疝痛이다. 갑자기 發作性이 심한 痛症이 右悸肋部에서 시작하여 右胸, 右背, 右肩, 右上膊에 放散한다.

發作의 初期에 心窩部가 아플때도 있기 때문에, 俗稱 胃痙攣이라고 불리어지는 수가 있으나, 疼痛은 차차로 右悸肋部로 옮긴다.

痛症은 참을 수 없을 만큼 强烈한 경우가 많고, 患者는 痛症을 참기 위하여, 右側의 배를 아래로 하여 새우처럼 前屈姿勢를 取하고 있다. 또 轉輾反側하는 일도 있다.

그러나, 疝痛發作이 일어나기 前에 上腹部不快感, 膨滿感, 惡心, 鈍痛 等의 前驅症狀을 隨伴하는 경우가 있다. 發作의 持續 時間은 1~2時間 程度인데 때로는 몇 時間, 持續할 때도 있다. 또 며칠에 걸쳐 發作을 반복할 때도있다. 때로는 몇 個月, 몇 年을 두고 發作을 일으키는 일도 있다.

胆石疝痛 發作은 胆石이 移動하고 胆囊管이나 胆管에 嵌入하며 그 때문에 滑平筋이 攣縮을 일으키며, 또 胆道粘膜이 腫脹하여 胆道內壓이 亢進하기 때문에 일어나는 것이라고 하고 있다.

돌을 가지고 있어도 全然 症狀을 일으키지 않는 사람이 半數는 된다고 한다.

疝痛 發作이 쉬고 있을 때는 心窩部에 不快感 및 右悸肋部의 壓重感 等이 있으며, 右肩部, 右肩胛間部, 右背部에 凝固感이 있다.

脂肪食 特히 튀김, 미꾸라지, 中華料理, 노랑자위 等을 먹거나, 暴飮, 暴食을 하면 몇 시간 뒤에는 疝痛發作이 誘發된다. 이와같은 不攝生은 저녁 食事後에 많으므로 疝痛發作은 밤에 일어나는 일이 많다. 또 過勞, 심한 運動, 정신흥분, 便秘, 姙娠 等이 誘因이 된다.

그밖의 症狀

疝痛, 發熱, 黃疸이 胆石症의 三大特徵이며 惡心, 嘔吐를 隨伴하고 있다.

發熱은 惡寒, 戰慄을 隨伴하는 일이 많다. 發作이 消失되면 熱은 내린다. 胆囊炎, 胆道炎을 隨伴하는 경우는 熱은 持續한다, 거의 發熱하지 않는 경우도 있다.

黃疸은 疝痛發作後 1~2日間 持續하는 輕度의 겻이다. 總胆管에 胆石이 嵌頓하면 閉塞性의 强한 黃疸이 나타난다. 黃疸의 發生은 胆石이 發生하는 場所에 따라 다르다. 胆囊에 있는 경우는 黃疸을 發生하는 일은 적으나 膽管에 存在하는 경우는 黃疸의 發生率은 높아진다.

備　考

胆石症은 胆囊炎이나 胆管炎을 合併할 때가 많다. 胆道에 炎症이 일어나면 돌(石)이 생기기 쉽게되어 石에서 炎症을 일으켜서 反對로 炎症에서 돌(石)이 된다는 惡循環이 나타난다.

胆石은 코스텔로르系石과 빌리르빈 系石으로 大別할 수가 있다. 콜레스테로르石은 代謝障害에 依하여 생기며, 胆囊이 되기 쉽다. 疝痛이 主體로서 黃疸이나 發熱이 있어도 가벼운 程度이므로 一過性이다. 빌리르빈石은 炎症에 依하여 生成되어, 胆管에 나타나기 쉽다. 疝痛은 强熱하여, 疝痛, 發熱, 黃疸의 三者가 兼하는 경우가 많다.

虫垂炎, 胆石症一胆囊炎, 胃一十二指腸潰瘍, 이 三者는 合併하기 쉽다. 三者가 同時에 發病하는 일은 적으나 二者가 合併하는 일은 많다.

回虫의 寄生率은 대단히 低下하였으나 農村에 있어서의 胆石症은 回虫症과 密接한 關係가 있다. 胆囊癌의 患者는 胆石을 가지고 있는 일이 많으므로, 胆石이 胆囊癌의 原因의 하나가 되는 것은 아닌가 하고 있다.

針灸는 胆石症에 對하여 相當히 有效하다. 그러나 돌(石)이 많이 있거나, 또 發作을 再三 반복하며, 또한 오래 고는 경우는 肝障害, 胆囊炎, 穿孔, 膵炎 等을 일으켜, 重篤하게 되는 일이 있기 때문에 不適應症으로 생각해야 한다.

壓　　痛

右悸肋部에 緊張, 抵抗이 있고 壓痛이 있다.

胆囊에 닿일 경우는 壓痛은 著明하다. 疝痛發作이 없을 때라도 壓痛은 存在한다.

7. 急 性 膽 囊 炎

疼　　痛

右悸肋部 或은 心窩部에 심한 痛症이 있으며, 右肩, 右背에 放散한다. 痛症은 持續性이나. 때로는 發作性 疝痛性일 때도 있다. 痛症은 胆石症 처럼 短時間에 消失되지 않는다.

食事 特히 脂肪食에 依하여 痛症은 增強한다.

그밖의 症狀

惡寒 戰慄이 있고, 弛張性 또는 持續性의 高熱이 있다. 惡心, 嘔吐, 舌苔, 全身倦怠, 食慾不振, 頭痛, 黃疸 等을 隨伴한다.

重症인 것은 特히 高熱로서 痛症도 심하고, 化膿性 或은 壞疽性 炎症을 일으키며 그리하여 穿孔할 때가 있다. 重症은 全身症狀도 極히 重篤하고, 쇼크症狀을 나타낼 때가 있다.

輕症은 鈍痛으로서 熱도 낮고, 全身症狀도 輕微하다. 重症은 針灸의 不適應症

이다.

8. 慢性膽囊炎

右悸肋部에 鈍痛과 不快感이 있고, 右肩, 右背에 放散한다. 때로는 胆石症 같은 疝痛 發作을 일으켜 胆石症과 鑑別하기 어려울 때가 있다.

脂肪食을 지나치게 取하거나, 過勞하거나 하면 痛症은 增强한다.

그밖의 症狀

食欲不振, 惡心, 嘔吐, 全身倦怠, 頭痛이 있으며 黃疸을 同伴할 때가 있다.

備   考

右悸肋部의 抵抗, 壓痛, 腫瘤, 筋緊張 等이 나타나 있으면 診斷은 容易하다.

正常인 胆囊은 닿일 수가 없다. 胆汁을滯, 胆囊炎 等이 있으면 胆囊이 腫大하고 또한 硬固하게 되므로 腹壁에서 觸診할 수 있게 된다. 또 右肋骨弓보다 약간 아랫쪽의 右腹部에 腫瘤로서 觸感될 때가 있다.

이 部에 腫瘤를 觸感할 경우는 肝緣의 腫瘤, 右腎, 幽門腫瘤, 結腸, 膵腫瘤와의 鑑別이 必要하다.

胆囊의 周圍에 炎症이 波及하여 胆囊周圍炎을 일으키면, 右悸肋部 全體에 緊張抵抗, 壓痛, 筋防衛가 나타나 胆囊은 觸感되기 어려워진다. 觸診할 때, 右悸肋部의 壓痛의 有無는 胆囊炎 診斷上 重要한 意味를 가지는 것이다.

慢性胆囊炎은 急性에서 移行하는 것과 처음부터 慢性胆囊炎으로서 오는 것이있다. 慢性症은 再發하기 쉽다.

胆囊疾患에서는 胆囊이 觸感되기 쉽다고 하고 있으나 實際로는 매우 困難할 경우가 많다. 오히려 右悸肋部의 壓痛인 편이 診斷 價値가 높다고 한다.

壓   痛

右悸肋部에 抵抗과 著明한 壓痛이 있으며 腫瘤를 觸感할 때가 있다. 急性症에서는 筋緊張이나 筋防衛가 나타나곤 한다.

9. 膽道지스키네지

疼　　痛

　右悸肋部의 疝痛 或은 鈍痛으로, 右肩, 右背에 放散한다.　心窩部가 아플 때도 많다. 때로는 胆石症 처럼 强하게 아플 때도 있다.　痛症은 食事直後 或은 한 두 時間後에 나타나는 수가 많다.

그밖의 症狀

　惡心：嘔吐가 있어 胆石症과 비슷하지만 症狀은 가볍고, 胆石症처럼 오래 繼續 하지 않는다. 發熱도 없고, 黃疸도 거의 나타나지 않는다. 나타나도 輕微하며 一 過性이다.

備　　考

　胆道 지스키네지에는 緊張 亢進性 지스키네지, 運動亢進性 지스키네지, 緊張抵 下性 지스키네지, 胆囊切除後 지스키네지가 있다.

　迷走 神經을 刺戟하면 胆囊은 收縮하고, 오데이 括約筋이 열려지는데,　刺戟이 너무 强하면 오데이 括約筋은 收縮하고 緊張亢進性의 胆汁울滯가 나타난다. 交感 神經을 刺戟하면 胆囊은 弛緩하여, 緊張低下性의 膽汁울滯가 나타난다.

　緊張亢進性 지스키네지는 젊은 女性에게 많고,　緊張低下性 지스키네지는 中年 의 女性에게 많다. 自律 神經 不安全者, 神經質인 者에게 일어나기 쉬우며, 女性 에게 많은 것이 特徵이다.

　지스키네지는 胆道性의　疼痛發作이며 胆道에　돌이나　炎症等의　機質的　變化가 없으며, 胆道의　運動이나　緊張을　支配하고　있는　自律神經의　언바란즈에　依하여, 일어나는 機能的　疾患이다. 그러나, 機能的變化가 오래 繼續되면, 二次的으로 오 데이 括約筋이나 胆囊壁의 肥厚,　萎縮 等의　變化가　생겨서 胆汁울 滯等에　依한 炎症性의　變化(胆囊炎)이나 胆汁成分의　異常(胆石)이　일어나게 된다.

10. 膽囊症에 對하여

胆石症, 胆道炎, 胆道 지스키네지의 三者는 항상 合併하여 存在하며, 그 鑑別
도 困難하기 때문에 胆囊症으로서 一括하는 편이 좋다. 實際로 胆石症이라고 하
여도 胆石이 있을 뿐만 아니라 胆囊의 炎症을 隨伴하고 있는 수가 많고, 또 胆囊
의 運動 異常도 存在하는 일이 있다. 이러한 點으로 胆石症, 胆囊炎, 胆道의 運
動異常의 三者는 單獨으로 存在하기 보다는 서로 一體的 關聯을 가지고 있는 것
이다.

이러한 理由에서 베르그만이 胆囊症이라는 槪念을 提唱한 것이다.

그러나, 胆囊症 本來의 意味가 理解되지 않고, 診斷이 困難한 경우나, 檢査가
不充分한 胆道疾患에 對하여 함부로 이 槪念이 亂用되는 傾向이 나타나 弊害가
생기게 되었다.

胆囊症의 槪念을 바르게 理解함과 함께 病因을 追究하여, 그 主體가 되는 것을
될 수 있는 限 分明하게 하도록 努力하는 일이 必要하다.

針灸治療

胆道疾患에 가장 著明한 反應을 나타내는 穴은 右期門, 右 日月이다. 特히 日
月은 胆道疾患의 診斷에 有力한 根據가 되며, 이 部의 針灸刺戟은 胆道疾患에 極
히 有效하다.

日月에 反應이 있고, 頑固한 右肩硬直을 가지는 患者는 胆道機能의 異常을 가
진 者가 많다. 그러나, 日月의 反應만으로는 誤診한다. 그 立證으로서 胆經의 觸
診이 必要하다.

臨泣, 丘墟, 陽陵泉에 反應이 있다. 特히 右臨泣이 重要하다. 다음에 肩胛部의
右天宗, 右臑兪이다. 右天宗, 右臑兪는 工藤氏의 胆囊炎, 胆石症의 壓診點에 該
當한다.

背部의 肝兪, 胆兪, 脾兪, 右陽綱 等의 反應을 確認하는 것도 重要하다. 이들
의 反應點을, 綜合함으로 해서 觸診的으로 胆道疾患을 診斷할 수가 있다.

또 第7頸椎橫突起의 바로 오른쪽의 리이브만 點도, 右天宗도 함께 胆道의 異

常發見에 도움이 된다. 日月과 密接한 關聯을 가진 右太乙은 胆道疾患이 膵臟에 影響을 미치고 있을 때에 反應을 나타내는 穴이다. 右太乙은 膵臟頭部 疾患의 反應點이지만, 胆道와 膵臟을 連結하는 反應點이며, 兩者의 疾患에 效果가 있는 治療穴이다.

基 本 穴

右期門, 右日月, 右太乙, 肝兪, 胆兪, 脾兪, 右陽綱, 右胃倉, 右天宗, 臨泣, 太衝, 陽陵泉

運 用 穴

巨闕, 肮右, 不容, 右梁門, 右上不容, 右上期門, 中注 또는 太巨, 右第7頸椎橫突起의 바로 옆, 右臑兪, 膈兪, 胃兪, 三焦兪, 右魂門, 右胃舍, 中都, 丘墟

治 療 法

胆石症을 基本으로 하여 治療法을 記述하나, 胆囊炎 胆道 지스키네지는 이에 準하여 治療를 하면 된다.

胆石症의 治療는 돌의 排出에 있으나, 期待대로 된다고는 할 수 없으므로, 鎭痛, 消炎을 目標로 한다. 胆囊炎은 胆汁울滯를 除去하여 炎症을 消退시키며, 胆囊 機能의 恢復을 目標로 한다. 胆道 지스키네지는 胆道의 運動 異常을 正常化하는 것과 同時에 自律神經 機能의 調整을 目標로 하는 것이다.

1. 胆石症으로 痛症이 甚한 경우

患者가 괴로워하고 있을 때는 뜻대로의 體位를 取하게 할 수가 없기 때문에 應急的으로 背位로 身體를 굽힌 채로 刺針을 한다. 따라서 背部의 穴이 主體가 된다. 使用穴은 右側의 膈兪, 肝兪, 胆兪, 脾兪, 胃兪, 三焦兪 가운데에서 가장 壓痛이 著明한 穴을 選定하여, 3~5cm 刺入하고, 緩慢한 雀啄術을 行하며, 30秒~1分間 程度 持續한다. 用針은 5~7番, 1寸 6分 銀針이다. 나는 胆兪, 脾兪, 胃倉을 곧잘 使用한다. 陽綱이나 三焦兪가 좋은 效果가 있는 경우도 있다.

前記 背部의 여러 穴의 第1行穴(正中을 떠난 5分)도 重要하여, 이 部에 壓痛이 있으면 重要한 治療點이 된다.

痛症이 간단하게 除去되면 幸이나, 頑固한 경우도 있으므로, 刺針의 順序를 計劃하여 둘 必要가 있다. 第1着手穴은 第1行(正中을 떠난 5分)의 穴이다. 다음에 第2行(正中을 떠난 1寸 5分)穴이다. 마지막에 第3行(正中을 떠난 3寸)

穴에 刺針하도록 되어있다.

빈틈없이 刺針하여 針의 效果를 잘 吟味하면서 刺針하면 大體로 3~4 個所의 刺針으로 痛症이 없어지거나 半減하는 것이다.

2. 痛症이 있어도 仰臥할 수 있는 경우

下肢로부터 시작하여 腹部에 刺針한다. 手技는 緩慢한 雀啄術이라고 할까. 針은 緩慢하게 上下로 움직이는데, 衝動的으로 움직이지 않는다. 下肢와 腹部에 同時에 置針하는 수가 많다. 置針은 조용하게 刺入하여 針感이 있는 곳에서 멈추는 일이 重要하다. 用針은 1番 스텐래스針, 1寸針, 刺入의 깊이는 1~2cm 이다.

下肢는 右側 臨泣, 陽陵泉, 太衝, 中都를 使用하는데 胸脇苦滿이 著明하면 丘墟를 쓴다.

腹部는 右期門, 右日月, 右太乙을 使用한다. 어느 쪽이나 著明한 反應點이다. 右梁門에 壓痛이 있으면 梁門도 쓴다. 右中注 또는 太巨가 必要할 때도 있다.

背部의 穴은 旣述하였으므로 省略한다.

肩背部는 肩井, 右天宗, 右膏肓을 쓴다. 가볍게, 緩慢하게 刺針한다. 寸銀針 3番을 使用한다.

鎭痛을 目標로 할 時期에는 針을 많이 使用하는데, 그 目的을 達成하고, 再發의 防止 또는 根治를 目標로 하는 경우는 灸를 主體로 한다. 쌀알 크기로 五壯, 部位와 反應狀態에 따라 多少 增減한다. 膵炎을 合倂하거나 膵機能 障害를 隨伴하고 있을 때는 中脘, 下脘, 太乙, 章門, 脾兪, 胃兪, 地機가 必要하다.

嘔吐는 旣述한 대로이다.

片頭痛이 있을 때는 患側의 通天 또는 正營, 懸顱, 風池가 좋다. 患側의 洞刺도 잘 듣는다.

壓 痛 點

胆石症, 胆囊炎에는 壓痛點(壓診點)의 硏究가 많이 있어서, 針灸 臨床에 도움이 되고 있다.

로브손點

右第9肋軟骨과 배꼽을 連結하는 線上, 배꼽에서의 2/3의 點, 日月의 약간 아래이다.

보아스點 胆囊, 胆道壓 診點

1. 第7～1 胸椎의 右側이며, 右側 膈兪, 肝兪, 胆兪, 脾兪, 胃兪에 該當한다.

2. 第12 胸椎의 바로 右側, 胆石症의 壓診點

澤 田 點

右第7 肋間腔으로서 右乳線에서 約2 橫指 外側部, 胆石症이 發作할 때 또는 間歇時에도 著明한 反應을 나타낸다.

工 藤 點

1. 右肩胛點胆囊壓診點

右肩胛棘의 中央部와 肩胛下極을 連結하는 線上에서 그 中央의 地點, 大體로 右天宗에 該當한다.

2. 胆石壓診點

右肩胛骨로서 右肩胛點에서 外側으로 水平하게 線을 끄어, 右肩胛骨緣에 가까운 壓痛點, 臑兪에 該當한다. 胆石症이며, 96% 陽性이라 한다.

맥켄지點

第8～11 胸椎棘突起의 위에 있다. 筋縮, 中樞 등에 該當한다.

小野寺點

1. 胆囊點

右鎖骨 中央線과 肋骨弓의 交叉點, 期門에 該當한다.

2. 肋間胆道點

右悸肋部 第6 肋間腔以下의 肋間腔이며, 肋骨弓에서 3～4cm 떨어진 部位에 壓痛이 있다. 特히 9, 10, 11의 肋間腔의 肋骨附着部에 가까운 點에 上不容, 上期門이 含包되어 있다.

3. 胆道疾患背部點

右側 第8～10 胸椎突起의 尖端과 一致한다. 肝兪, 胆兪, 脾兪, 或은 그 第1行 穴에 該當한다.

4. 胆石壓診點

第12 肋骨의 尖端의 바로 아래, 京門에 該當한다.

리이브만點

第7 頸椎右突起의 바로 오른쪽, 胆石發作이 없을 때의 壓診點

쁘리이시, 알르레브라 點

胸骨側線과 肋骨弓의 交叉點이며, 第7 肋骨弓點이다. 大體로 不容에 該當한다.

右側은 肝, 胆疾患에 壓痛이 나타난다.

〈參考著書〉

沖 中 重 雄 編著	內科學
勝 沼 精 藏 編修	內科學
沖 中 重 雄 他著	內科診斷學
吉 利　　和著	內科診斷學
石 川 太刀雄 著	內藏體壁反射
山 形 敞 一 著	膵臟病學
築 山 義 雄 著	膵臟疾患의 診療
和 田 武 雄 著	慢性胃炎의 診療
龜 田 治 男 著	胆石症과 胆囊炎
山 田 欽 也 著	腹痛診療의 骨子
內科시리이즈 2	胃, 十二指腸潰瘍의 總
代 田 文 誌 著	針灸治療의 實際
代 田 文 誌 著	針灸治療基礎學
治　　療	1970—2, 1971—2, 3, 1972—2

下腹痛의 針灸治療에 對하여 《倉島 宗二》

머 리 에

<痛症의 臨床的 意義>

지금부터 40年 前인 옛날, 代田文誌 先生 밑에 入門하여, 先生과 둘이서 外來의 診療를 繼續하고 있던 어느 늦은 가을 날, 兩側 顔面神經痲痺의 婦人患者가 있었다. 痲痺는 얼굴의 아래 半, 顔面神經의 頰筋枝와 下顎緣枝의 分布區域이 完全히 痲痺되어 움직이지 않는다. 痲痺된 部分은 一面이 肥厚하여 발갛게 부어 있다. 表情이 없으므로 一種 이상한 假面같은 얼굴 모습을 나타내고 있다.

이 顔面神經痲痺의 原因이 무엇인지를 몰랐던 師弟 두 사람은 어처구니없이 痲痺部에 刺針하여, 針痕에서 流出하는 피를 짜내거나, 按撫를 하곤 했다. 針痕으로서 少量이기는 하지만 피가 멎지 않고 흐르므로, 强하게 按壓하였으나, 患者는 全혀 無神經인 것처럼 조금도 아파하는 기색이 없다. 그리고 보니 針을 찔렀을 때도 조금도 아파하는 기색이 없었다.

이 患者를 돌려 보낸 뒤의 일, 아무래도 納得이 가지 않는다. 旣往症의 病歷問診을 할 때, 皮膚科의 S病院에 간 일이 있었다는 것을 들어 두었으므로 곧 S病院을 찾아가서 來意를 알린 바, S博士는 빙글빙글 웃으면서 책상 밑에서 두꺼운 커다란 책을 내어 책장을 편 채로 일어서서, 한 마디도 없이 빙글빙글 웃고 방을 나가 버렸다. 책은 土肥 先生의 皮膚科學이었다.

열려 있는 책장을 넘기면서 나는 깜짝 놀랐다. 이어서 소름이 끼치는 恐怖를 느꼈다. 寫眞이 들어 있는 커다란 책의 記述은 한센氏病(Aussatz)의 詳細한 症狀이 적혀 있고, 조금 전에 診療한 患者는 틀림없이 明白한 한센氏病이라는 것을 알았다.

兩側 顔面神經痲痺와 知覺(特히 痛覺)痲痺는 이 病의 主要한 症狀의 하나인

142

것이다.

그 後 몇년 동안은 이 患者의 일이 想念에서 사라지지 않고, 얼핏 생각해내고, 感染의 恐怖에 떨기를 마지 않았다. 한센氏病의 感染에서 發病까지의 潛伏期間은 5∼6年으로 치고 있다.

이 일이 있은 뒤 아무리 하여도 한센氏病의 診斷을 할 　 없는 것이 不安하므로 멀리 癩專門인 大島療養所에 書信만으로써 알게 된 詩人인 患者, 山本史郎氏 (1937年頃 死亡)를 찾아 野島泰治所長(1971年 死去)의 許諾을 얻고, 12, 13歲에서 65.6歲의 男女 數百名의 患者를 接하고 多種多樣한 한센氏病의 樣相을 充分히 공부할 수가 있었다.

以來 1966年에 來院한 患者(信州大學 醫學部診斷)를 最後로, 5年에 한 사람이나, 7年에 한 사람의 한센氏病을 보지 않으면 안 되었으나, 그들은 共通하여 痛覺을 잃고 있다.

오른쪽 엄지와 人指가 醜怪한 모양으로 途中에서 찢어져 있다. 왜 그러냐? 하고 물으면, 脫穀機로 끊어졌다고 한다. 왼쪽 손을 내게 하여 보면, 오른손과 아주 꼭같은 모양으로 찢어져 있다. 팔꿈 위의 少海에 가까운 尺骨神經을 探索하여 該當部에 異狀한 肥厚가 分明하면 한센氏病이다. 消毒을 嚴重히 하지 않으면 안 되며, 患者에게는 人權을 損傷하지 않는 範圍로 굳게 來院을 拒絕하지 않으면 안 된다.

한센氏病은 전혀 痛覺이 없다. 痛覺痲痺가 必發이라고 생각해도 좋다. 따라서 반드시 많고 적고 간에 手足에 外傷을 입는다. 痛覺이 없으므로 外傷을 입어도 本人은 아무런 苦痛도 없다.

한센氏病은 손가락이 찢어져 있거나, 足趾가 찢어져 있다.

痛症이라는 感覺이 存在하기 때문일수록 正常인 사람들은 自己의 手足에 損傷을 입는 일 없이 生活할 수 있는 것이며, 痛覺을 잃어버리면, 手足만의 損傷에 그치지 않고, 生命 그 自體를 잃을 危險과 共生하고 있는 것이 된다.

痛症은 生命에 異常 事態가 發生한 것을 제빨리 警告하여 주는 부자이다.

부자의 사인을 알아 듣고, 우리들은 病이라는 것을 알고, 休養하며, 醫療를 받고, 다시 健康을 恢復하여 每日의 生活을 이어가는 것이다.

其實 警告의 사인이 나타나는 것은 막바지의 最後로써, 病의 警告 사인보다 훨씬 먼저 살짝이 와 있다.

癌疾患의 死亡率이 높은 것은, 癌에 限하여 무슨 까닭인가. 痛症의 警告信號가 나타나는 것이 늦기 때문이다. 周圍의 神經, 그 밖의 器管에 對하여 强한 壓迫現象을 일으키지 않는 限, 癌 그 自體는 痛症을 隨伴하지 않는다. 壓迫症狀이 나타났을 경우는 때는 이미 늦으며, 病勢가 相當히 進行하고 있기 때문에, 治療의 보람도 없이 죽음으로 向하는 症例가 많아지는 것이다.

癌도 손에 觸感되거나, 눈에 보이거나, 痛症이 早期에 나타나는 곳에 發生한 것은 治癒되는 것이 적지 않다.

即 痛症은 우리들의 生命 維持에 있어서 有用한 感覺이다.

우리들은 疾病을 早期에 正確하게 理解하기 위하여, 痛症을 바르게 받아들이지 않으면 안 된다. 痛症의 强度, 部位, 經過에 對하여 正確한 認識을 갖도록 힘쓰지 않으면 안 된다.

痛症의 感覺은 溫覺이나 冷覺과 달라 받아들이는 本人의 主觀이 크게 關與하므로, 바르게 定量的으로 記載하는 것은 困難하다. 溫覺은 45°C 以上이면 누구라도 뜨겁다고 느낀다. 冷覺은 10°C 以下이면 누구라도 차다고 느낀다.

그러나, 痛症은 個人差가 매우 크다. 몇 度, 몇 센치, 몇 그람으로부터 위로는 누구라도 다 아프다는 값어치가 定해 있지 않다.

약간의 針의 刺痛에도 온 몸이 땀투성이가 되어 아파하는 患者가 있는가 하면, 같은 굵기의 針이라도 기분좋게 깜빡 잠들어 버리는 患者도 있다. 刺針의 테크니크에 格別한 差異가 있을 턱도 없건만, 받아들이는 患者가 表現하는 痛症의 程度는 實로 千差 萬別이다.

灸의 熱度도 마찬가지인데 여기에서는 言及하지 않는다.

痛症은 精神的인, 心理的인, 情緖的인 主觀이 크게 關與한다는 것을 考慮에 넣고 理解하지 않으면 않 된다. 患者 自身의 表現을 그대로 삼키듯이 들어 버리면, 誤診하는 率이 많아진다.

特히 最近의 젊은 사람들은 대단치도 않는 것에 流行語처럼 무엇에든지 "굉장히 云云"하고 가볍게 말한다. "굉장히 아프다"라고 하는 것은 눈에 띄게 매우 아플 경우에만 쓰는 말로서 대수롭지 않게 쓸 것이 못될 것이다.

勿論 정말로 굉장한 痛症이 있다. 胆石疝痛·胃疝痛·急性膵炎·生理痛·外妊破裂等이 發症할 때의 痛症은 實로 굉장한 것이다.

굉장한 痛症이라고 漠然하게 表現할 수는 있으나, 그 痛症이 몇 度쯤인가, 몇 그람쯤인가 하고는 表現할 수는 없다. 竹林·河原 深部疼痛計나 輻射線 疼痛計라는 것이 發表되어 있으나, 日常 診療에 使用될 수 있는 것은 아니다.

痛症은 激痛이든, 微痛이든, 或은 自發痛이든, 壓痛이든, 모두가 異常 事態의 警告이므로, 단지 痛症 自體만을 輕減 除去하는 데에 重點을 둔 것이 아니라, 痛症의 樣相으로부터 痛症의 發症原因을 바르게 把握하여, 그 發症 原因을 除去하고, 痛症에서의 根源的 解放을 얻을 수 있는 方向으로 努力하지 않으면 안 된다.

1. 下腹痛의 臨床

(1) 望診·聞診

下腹痛을 呼訴하는 患者를 對했을 때는 첫째로 注意하여 볼 것은 다음의 여러 가지 點이다,

i) 體　　位
痛症의 發症에 따라 特有의 體位를 取한다.

胆石疝痛의 發症時의, 몸을 움직이지 않을 수 없는 痛症, 苦痛 때문에 이불 속에서 기어나와 괴로와하는 痛症이 特徵的이다. 腹膜炎의 痛症은 苦痛을 참으면서 꼼짝하지 않고 있다.

生理痛의 경우는 몸을 둥글게 굽혀서, 下腹部에 걸친 壓迫을 얼마간이라도 적게 하려고 한다. 옆으로 누워 무릎을 强하게 굽혀서 腹部에 닿일 程度의 姿勢를 取한다.

오른쪽을 아래로 橫臥하고 있는가, 왼쪽을 아래로 橫臥하고 있는가, 或은 伏臥하고 있는가, 仰臥하고 있는가를 注目한다.

대개 아래로 하고 있는 쪽에 病이 있다고 생각하면 된다.

ii) 顔貌, 體表 그 밖의 視診
顔色의 變化에 注目한다. 처음으로 보는 얼굴일 때는 家人에게 平素의 얼굴과

現在의 얼굴에 현저한 變化가 있는가, 어떠한가를 묻는다. 變해 있다고 한다면 푸른가? 붉은가? 노란가? 或은 검은가? 充血, 貧血의 有無等에 對하여 될 수 있는대로 詳細하게 알고 싶다.

腹壁의 脈管의 狀態에도 着目하여 두지 않으면 안 된다. 腹壁皮下의 靜脈이 怒張하며, 이른바 "메쥬사의 머리"를 認定하면, 肝硬變·肝癌等을 생각하지 않으면 안 된다.

얼굴을 包含하여 全身의 皮膚의 營養 程度도 놓쳐서는 안 된다. 特히 癌性疾患은, 早期부터 皮膚의 營養이 衰하여, 病勢의 進行과 함께 汚穢 醜惡의 度를 增加하는 것이 많다. 肝癌은 더구나 特徵的이다.

胸腹部에 보이는 雲狀血管腫은 肝臟病으로 疑心받는 有力한 指標의 하나가 된다.

빛깔 뿐만 아니라 皮膚의 緊張·弛緩·皮下脂肪의 多少等도 疾病 診定에 重要한 계기가 된다.

腹部의 手術의 痕跡도 놓쳐서는 안 된다. 手術 뒤의 癒着이 腹痛의 主要한 原因인 경우도 적지 않다.

그 外에 發汗·乾燥·濕潤·枯燥·살결의 精疎·浮腫의 有無等 어느 것이나 有力한 계기가 된다.

눈과 혀도 잊어서는 안 된다. 眼珠結膜에 帶黃色이 있으면 肝·胆·膽道疾患의 우려가 있다.

혀는 胃腸의 窓이라고 생각해도 좋다. 但, 最近에는 糖衣에 싼 藥劑 때문에, 혀가 하얗게 되어 있는 수가 많으므로, 誤認하지 않도록 注意가 必要하다.

患者의 腹鳴·股動脈音·會話의 聲音·내쉬는 숨(呼氣)의 냄새·體臭 等도 重要한 參考가 된다.

39歲의 婦人(木手의 아내, 1女의 어머니)이 坐骨神經痛으로 來院, 施術中 一種의 特有한 汚臭를 느꼈으므로, 婦人科의 精密 檢査를 勸하였다. 豫側대로 子宮癌이었으나, 이미 手術 不能의 段階에까지 進行되어 있어, 信大病院에 入院하여, 코팔트 燒射를 20回 받았으나 効果가 없고, 鬼籍에 入籍한 實例가 있다.

(2) 問　　診

i) 腸痛의 狀態·性質

첫째, 痛症의 程度를 묻는다. 어느 程度 아픈가, 견딜 수 없는 程度인가, 그런 程度까지는 아닌가, 약간의 微痛인가, 繼續하여 쉬지 않고 아픈가, 사이를 두고 아픈가, 쥐어짜듯한 痛症인가, 베는 듯한 痛症인가, 찢는 듯한 痛症인가, 억누르듯한 痛症인가, 그 밖에 痛症의 性質은 어떠한가.

ii) 腹痛의 部位

右下腹인가, 左下腹인가, 배꼽 바로 밑인가, 恥骨에 가까운가, 下腹部 全體가 아파서 오른쪽인지 왼쪽인지 모르겠다는 痛症도 있으나, 大體로는 그 部位를 알 수 있는 것이다. 病은 아픈 部位에 가장 가까운 部分의 臟器에 關係할 때가 많다.

단, 虫垂炎의 痛症이 "명치" 部分에 나타난다거나, 肺炎·胸膜炎이 때에 따라서는 下腹部의 痛症이 되는 경우도 있다.

또 幼少한 患者들은 그냥 배가 아프다는것 뿐으로 部位를 대답하여 주지 않는 경우가 적지 않다.

iii) 大小便·生理·食欲

이에 關하는 問診도 빼서는 안 된다. 便秘를 하거나 泄瀉를 하여도 下腹痛이 나타난다. 激烈한 下腹痛이 單純한 非炎症性 生理痛이었던 例도 적지 않다.

iv) 經過 等

下腹痛이 시작했을 때는 언제쯤인가? 조금씩 增强하는 腹痛인가, 反對로 漸減하는 腹痛인가? 急激하게 突發하였는가?

며칠간이고 繼續하고 있는가?

同樣·同種의 腹痛의 旣往의 經驗의 有無 等의 여러 가지 事項을 될 수 있는대로 問診하는 것이 疾病 診定에 重要한 基礎資料의 하나가 된다.

(3) 切　　診

i) 脈　　診

東洋醫學의 湯液部門(漢藥治療)에서는 切診 가운데, 脈診과 腹診을 가장 重要한 判斷資料로 한다.

脈診은 손목 撓骨基狀突起 內側의 撓骨動脈의 搏動部에 人指, 中指, 藥指의 指頭를 가볍게 대고 寸(末梢部)·關(中間部)·尺(軀幹에 가까운 部分)의 脈의 뛰는 모양의 性情을 探索하여, 浮·沈·數·遲·大·細·弦·緊·滑·弱·實·微 等等의 重要한 分類만으로도 30種類를 넘으며(傷寒論에서는 27種類), 이들의 識別이 漢藥決定의 가장 중요한 要件의 하나를 構成한다.

針灸部門의 脈診은 三部九候의 法에 따라 寸·關·尺 左右 六部의 浮·中·沈을 보고(診), 十二經絡의 虛實을 判定하여, 虛한 것에는 補法을, 實한 것에는 瀉法을 行한다는 方法을 取하고 있다.

이 脈診法은 素問에 시작하여 難經에서 거의 完成된 形을 이루었으나, 現在 針灸界에 信奉者가 적지 아니한 所謂「六部定位」의 脈診인 方法은 1940年, 1941年頃 故 柳谷素靈 先生을 中心으로 當時의 新銳 針灸家 岡部素道·故 井上惠理·故 本間祥白·故 竹山晋民, 그 밖의 諸氏의 그룹의 努力에 依하여 만들어진 方法이다.

三部九候의 脈診이나, 六部定位의 脈診이나, 어느 것이든 一面의 眞實性을 가지리라는 것은 否定하지 않는다. 오직 단순하게 머릿 속에서만 "捏造"해낸 것이 아니라, 人體의 疾病現象을 把握하는 하나의 계기로서, 거기에는 거기에 相當하는 意義가 있다.

단지 決定的인 難點은 撓骨動脈의 僅僅히 脈管 3~4cm의 性情에서 全身의 모든 疾病을 識別하고, 그것에 依하여 針灸治療의 指示를 決定한다는 點이다.

寸·關·尺의 脈狀의 把握은 練習으로써 일단 修得했다 하더라도, 術者의 主觀이 介入하므로, 어디까지 客觀的인 價値를 가지는 것이 可能한가가 疑問이다.

金澤의 藤田六朗 博士는 "麥桿法"이라 일컫는 獨特한 方法을 考案하여, 六部定位의 脈診法에 客觀性을 가지게 하려는 試圖를 發表하였으나, 아직까지는 實用의 것이 되지는 못한다.

148

脈의 强弱·大小·結滯·動悸·遲速·無脈 等에 對해서는 疾病의 診定·豫後를 내다 보는 데 重要하므로 充分한 注意를 하지 않으면 안 된다는 것은 말할 나위도 없다.

ii) 腹 診

腹診도 湯液部門에서는 脈診과 總合하여 「證」決定의 가장 重要한 계기가 된다. 胸脇 苦滿·心下痞硬·脇下硬滿·腹皮拘急·小腹不仁·小腹急結·小腹滿·動悸 等等의 腹診을 湯液(藥味) 決定의 第一要件으로 했다.

針灸에서도 湯液의 腹診은 參考로 하나, 治療法 決定의 第一要件으로까지는 생각지 않는다.

一般으로 患者를 仰臥位로 한 경우, 醫師는 患者의 右側에 자리를 잡지만, 針灸의 경우는 左側에 자리잡는 것이 낫다. 施針에서 施灸까지 全部 助手에게 指示하여 施術한다면 모르거니와 自身의 施針·施灸할 때는 患者의 左側이 아니면 不利한 일이 적지 않다.

患者의 左側에 자리를 잡고 手掌을 따뜻하게 하여, 다음의 各項을 精査한다. 차거운 손을 배에다 대는 것은 禁物이다.

가) 手術痕의 有無

恥骨直上部에도 눈을 돌릴 것, 望診, 聞診의 項에서도 약간 言及하였으나, 下腹痛이 手術後의 癒着에 起因하는 症例가 많이 있으므로 看過해서는 안 된다.

手術痕의 케로이드化의 有無에 관계없이, 腹膜·腸管의 癒着이 下腹痛의 原因이 되는 경우는 적지 않다. 手術이건, 外傷이건 癒着하기 때문에 治療하는 것인데, 腹部 手術에 後遺하는 癒着에서 생긴 腹痛을 完全하게 防止하는 方法은 없다.

나) 腹筋의 緊張度

下腹部內 內臟에 重大한 障害가 생기면, 腹筋은 防衛 때문에 이른바 反射性 筋緊張(디펜스)을 볼 수 있다. 全體에 디펜스가 있는가, 局所的인가?

다) 브룬베르그 徵候와 腹壁反射의 有無

조용하게, 천천히 腹壁을 手掌으로 壓迫하여 차차로 强하게, 相當히 强하게,

但, 患者에게 痛症을 주지 않을 程度로 腹部를 壓迫하고, 一擧에 손을 뗀다. 이때, 疼痛을 느끼는 것은 브른베르그 陽性으로 치며, 腹膜炎의 存在를 가르키고 있다.

腹壁反射(成書參照)도 調査하여서 念頭에 두지 않으면 안 된다.

라) 腫瘤의 有無

양무릎을 充分히 굽혀서 腹壁을 弛緩시키고, 손에 腫瘤의 存在를 認知할 수 있는가, 어떤가?

妊娠子宮과 子宮筋腫의 相違도 生理의 상태를 들어보고, 조용하게 按撫하면 筋腫은 처음부터 굳으나, 妊娠子宮에 손을 닿는 瞬間은 軟하나. 곧 손 아래에 차차로 굳게 느껴지게 되는 것이 特徵的이다.

그러나, 兩者의 鑑別은 困難한 경우도 적지 않으므로 不確實한 判斷은 避하지 않으면 안 된다. 左腸骨窩의 宿便에도 留意한다. 또, 수척한 症例로는 배꼽 아래의 附近에 腰椎 또는 仙骨이 容易하게 손에 닿이는 것에도 考慮를 한다.

마) 腎·脾·虫垂와 回盲部의 位置

腎臟의 位置 異常(遊走腎)은 下腹部에 심한 痛症을 나타내는데, 發症時 以外에는 正常位로 되돌아가 있는 것이다.

腎臟을 떠받치고 있는 것은 動·靜脈과 神經 뿐이며, 腎 周圍는 脂肪질로 꽉 차 있다. 正常位를 保持하고 있으므로 여위면 下垂하기 쉽다.

仰臥位로 무릎을 强하게 굽히고, 深呼吸을 시키면서, 한쪽 손을 등으로 돌려 左右의 손으로 끼우듯이 하면 腎臟의 位置를 잘 안다.

엄지손가락을 腹壁에 다른 네 손가락을 등으로 돌려 左右를 同時에 觸診하는 方法도 좋다.

또한 腎臟의 位置는 坐位로 深呼吸을 시켜서 살피면 쉽게 알 수 있는 경우도 많다.

回盲部·虫垂의 觸診은 病的 狀態인 경우에만 有意하며, 健康한 사람에게는 손에 觸感을 느끼기 어렵다.

腹部 內臟을 觸診할 때, 內臟 逆位(左右轉移)가 5,000名에 한 사람 程度 있는 것도 考慮하지 않으면 안 된다(岩鶴 龍三).

150

바) 腹水의 有無

腹膜炎·肝硬變 等에 나타나기 쉽다. 波動이 있다. 腹部는 通常의 경우 打診할 때, 鼓音을 나타내는 것인데, 腹水가 貯溜된 部分은 明瞭한 濁音이 認知된다.

患者의 體位를 仰臥位로 하여 濁音과 鼓音의 境界에 線을 긋고, 이이서 몸을 비스듬하게 橫臥하여 打診하면 境界에 分明한 變化를 볼 수 있게 되는 것이다.

肝硬變의 腹水의 배는 蛙腹이며, 腹膜의 腹水의 배는 緊張하여 突出하여 있다.

사) 壓痛 및 壓痛點의 有無

虫垂炎의 壓痛點(診斷을 위한)만으로도 20種類에 가까운 것이 發表되어 있다. 일일이 記述할 紙面이 없으므로 壓痛點에 對해서는 成書의 記述에 따라 주었으면 한다.

下腹部의 壓痛點은 針灸의 施術點이 되는 것이 많으므로 될 수 있는 대로 詳細하게 探索할 必要가 있다.

壓痛 및 壓痛點을 探索함에 있어서, 결코 無理한 壓迫을 주어서는 안 된다. 指壓師의 亂暴한 壓迫 때문에 內臟 破裂을 일으켜 死亡한 例가 있었다고 들은 일이 있다.

아) 熱과 冷

腹壁에 손바닥을 펴서 대어 보면 局所的으로 매우 뜨겁게 느끼는 場所와, 反對로 局所的으로 손바닥의 따스한 맛을 吸收당하는 듯이 차겁게 느끼는 場所가 있다. 特히 女性에게는 배꼽 밑의 關元이 冷해져 있는 것이 적지 않다. 따뜻한 손으로 잠시 동안 가만히 눌러 주면 온몸이 포근해진다고 좋아하는 例가 가끔 있다.

자) 腹部大動脈의 動悸의 有無

배꼽 밑의 動脈은 古來 腎虛의 證으로 치고 있다.

(4) 檢査——石川式 皮電計에 依한 皮電點에 對하여

腹部의 檢査로 우리들에게 可能한 것은 皮電點(金大 石川大切雄 敎授의 開發인

皮電計에 依한 것) 檢査이다.

皮電點이 認知되는 경우 반드시 거기에 相應한 內臟의 疾患을 생각하지 않으면 안 된다. 虫垂炎·膀胱疾患·女性性器疾患 等 極히 特徵이 있는 皮電點의 파타안이 認定된다. 皮電點은 疾病 鑑別의 단서가 되는 同時에 重要한 鍼灸의 施術點도 된다.

石川式 皮電計의 診斷的 意義에 對하여, 그 有用性을 두고 약간의 異論이 있다. 그 代表的인 것으로서 東京大學 醫學部 物療內科 講師 高橋晄正 先生을 들 수가 있다.

高橋晄正 先生의 著書는 대개 購入하여 書架에 꽂혀 있는데, 先生의 論說에서는 다른 데서는 얻을 수 없는 많은 深甚한 敎示를 받았다. 그러나 先生의 活瀚한 著作은 글자 그대로 高說이어서 淺學의 小生에게는 너무나 말이 어려워 理解하기 어려운 것이 많아 全部 읽어 볼 수는 없었다.

단, 皮電計 批判에 關한 文章 가운데에 故意인지 誤謬인지 重大한 잘못이 있었기 때문에 指摘하고 싶다. 故意라고는 생각하고 싶지 않으나, 故意라고 한다면, 學者라고 하는 것의 두려워 할만한 敵愾心으로 풀이할 以外는 생각할 도리가 없다. 적어도, 高橋晄正 先生쯤 되는 碩學에게 그러한 마음가짐이 있을 턱이 없다.

더 말할 것도 없이 誤謬였으리라. 그러나, 이 誤謬는 正誤表로도 訂正이 되어 있지 않다. 설령 뒤에 訂正된다 하더라도, 一般 讀者의 腦裡에는 이미 잘못된 그대로의 記事가 박혀 버리고 만 것이다.

高橋晄正 先生은 皮電點이 가진 病診斷의 可能性, 有用性을 論하여

「지금 한 例로서, 心臟의 左右 房과 室에 있어서 障害를 診斷하는 方法으로서 皮電計의 精度를 金澤大學 中村保雄氏 論文 가운데 資料(表 7)에 依하여 檢討하여 보자」(『漢方의 認識』 NHK 북스 126)고 하여 다음의 表를 提示하고 있다.

表 7 心疾患 前胸部에 있어서의 皮電點의 陽性率 (中村論文)

反射領域 群	障 害 있 는 群		障 害 없 는 群	
	例 數	陽 性 率	例 數	陽 性 率
右 心 房	60	24.9	30	36.0
心 室	70	12.9	30	30.0

左	心 房	60	23.4	30	60.0
	心 室	100	14.0		
大	動 脈	50	4.0	30	43.3

高橋 先生이 引用한 中村論文의 原文「十全醫學會雜誌」第 68 卷 第 2 號 312 頁의 該當 部分은 下記와 같다. 그 差異는 注目의 값어치가 있다.

反射領域	群	障碍 있으며 出現한다		障碍가 없이 出現한다	
		症 例 數	出 現 率	症 例 數	出 現 率
右	心 房	60	75.1	30	36.6
	心 室	70	87.1	30	30.0
左	心 房	60	76.6	10	60.0
	心 室	100	86.0		
大	動 脈	50	96.0	30	43.3

即, 皮電點의 出現率에 對하여 中村保雄氏의 原論文에서는

右心房 75.1%인데 對하여, 高橋 引用文은 그 逆의 값어치를 取하여 24.9%로 하고, 右心室 87.1%인데도 같이 逆의 값어치를 取하여 12.9%로, 左心房 76.6%도 그 逆인 23.4%로, 左心室 86.0%도 마찬가지로 逆인 14%로, 大動脈 96%도 같은 論法으로 단 4%로 하고 있다.

中村保雄氏 原論文은 總括 및 結論 가운데에서「極히 有意한 出現率을 가르키고 있다」고 한데 對하여, 高橋晥正 博士는「病勢의 診斷이라는 歸納的 推理에는 쓸 수 없다」(『漢方의 認識』127 p))고 記述하고 있다.

小生에게는 金澤大學 醫學部 十全醫學會 雜誌가 있었으므로 誤謬를 알아 냈으나 一般 讀者들은 알 턱이 없다. 따라서, 高橋 先生의『漢方의 認識』을 읽은 사람들은 皮電計란 그런 싸구려인 것인가 하고 받아들이는 것이 當然하다.

高橋 先生은 同著 127 페이지의 記述에서는 앞에 든 表 7 의 數學과는 꺼꾸로 된 說明을 附加하고 있다.

거기에 이어 또 하나 高橋 先生이 胃疾患에 對한 皮電點의 意義를 批判한 文章이 있다. 이것도 金澤大學 醫學部 內科의 中村保雄氏의 硏究 成積 云云(『漢方의 認識』128 p) 하고 있으나, 이 原論文은 內科의 中村保雄氏가 아니라, 金澤大學醫

學部 第二病理學 敎室의 古野美喜夫氏의 論文인 것이다.

高橋 先生은 古野氏 論文 가운데에서 皮電點의 出現率 數學의 一部를 表 8로서 引用하고 있으나, 이 表도 原論文의 主旨를 바르게 傳하고 있는 것은 아니다.

古野氏 原論文은 胃疾患의 皮電點의 皮電點은 皮膚의 特定된 領域에 集中的으로 發現하는 것을 가르키고 있다.

即, 中胃部에서는 胃潰瘍 122 例의 98.5%, 胃癌 77 例의 97.5%, 胃下垂 53 例의 98.0%, 胃炎 79 例의 96.0%, 포리이프 6 例의 100%에 皮電點의 出現을 보았다고 報告하고, 또 季肋部·側腹部·下腹部 等에서는 中胃部에 對하여, 皮電點의 出現率이 현저하게 下廻한다고 報告하고 있다.

古野 論文의 結語의 一部를 摘錄하면

「(4) 胃疾患의 診斷的 價値가 있는 皮電點 出現領域을 決定하였다. 그 領域에 있어서의 反射點 出現率은 92.5%이다.

(8) 病巢의 增惡·改善과 함께 皮電點은 出現 消退한다.

(10) 皮電點 檢索은 檢索時間이 짧고, 操作이 簡便하므로 補助診斷으로서 利用價値가 높은 것으로 생각된다.」
고 記述하고 있다.

勿論 高橋 先生이 指摘한 대로 古野 論文도 胃疾患의 質(潰瘍인가? 癌인가? 胃카타루인가? 胃下垂인가?)의 問題에 關하여서는 「胃 下垂를 除外한 胃疾患 相互의 鑑別은 困難하다」고 말하고 있다.

하기야 胃에 疾이 있다는 것을 알아도 그 病이 무엇인지 모른다면 疾電計도 不便한 것이라고 하는 말도 一理가 있다.

그러나, 스크리닝 테스트로서 簡便하게 疾患의 有無를 檢査할 수 있다는 點이야 말로 皮電計의 特色이다.

그 胃疾患이 무엇인가의 正確한 診定에는 다시 第二·第三의 手段(예컨대 病院에서의 X線·胃카메라·內視鏡·生檢 等等)이 있는 것이니까, 皮電計 하나에 全能을 期待하는 것은 처음부터 잘못일 것이다.

下腹部 疼痛의 鑑別에 對해서도 우리들은 皮電計를 重要한 機械로서 皮電點을 重要한 施術의 參考로 하고 있다.

但, 어떠한 計器도 正當한 使用法에 따라 操作하는 것이 아니라면, 바른 結果는 얻을 수 없다. 로오라電極을 그 2分 半이나 操作(『漢方의 認識』113 페이지)

154

하거나, 한 點에 250秒 동안이나 操作하면(同 111페이지 圖 21) 電氣的인 皮膚 破壞點이 나타나는 것은 當然하리라. 우리들은 意圖的으로 皮電計의 欠點을 칫으려고 使用한 일이 없기 때문에 그 點은 嚴密한 意味로서는 실수였다.

皮電計로오라는 1cm를 1秒의 速度로 로오라 自重의 무게만으로 操作하지 않으면 바른 結果를 얻을 수 없다.

2. 下腹痛의 針灸治療

(1) 中國의 針灸治療의 一端

우리 나라에서는 激烈한 下腹病, 이른바 急性腹症의 治療는 針灸師의 領域外라고 생각되고 있는 것이 普通이다. 일레우스(腸閉塞)穿孔, 虫垂炎 等, 모두 그것일 듯한 것으로 疑心되는 것만으로도 外科로 돌리는 것이 常識처럼 되어 있다.

1966年 8月, 傳統醫學 訪中 代表團의 一員으로서 中華醫學會에 招待되었을 때 우리들은 각 곳의 中國式 病院에서 「虫垂炎은 針治療로 잘 낫읍니다. 70%는 中國式(西洋醫學에 對하여 東洋醫學, 即 針灸 漢藥을 쓰는 醫師를 中醫라 한다)으로 잘 낫읍니다」라고 泰然히 말하는 것을 들었다.

8月 16日, 17日 兩日에 걸쳐 우리들은 南開病院(當時 寢台數 340, 從業員 院長 以下 650名, 外來 1日 平均 400名)을 訪問하여, 虫垂炎·胃潰瘍·十二指腸潰瘍·穿孔性腹膜炎 等의 患者가, 針과 漢藥의 治療로 好轉되고 있는 臨床 實例를 多數 見學할 수가 있었다.

院長 吳咸中 先生은 多忙 中에서도 우리들을 위하여 16日 午後, 17日 午前을 中西合作에 依한 急性腹症의 詳細한 說明을 하여 주셨다.

그 筆記만으로 400字 원고지로 50장을 넘는 分量이므로 자세하게 적을 수 없는 것이 유감이다.

吳院長은 다음과 같이 말하였다.

「南開病院은 1962年 以來, 中醫와의 合作에 責任을 지게 되었다.

「急性腹症도 中醫的 方法으로 大成功을 거두고 있다.

「院長도 일하고, 看護婦도 醫師의 一部의 일을 하고 있다.   上醫와 下醫, 醫師와 看護婦의 格差는 매우 적게 되었다.

「急性腹症 가운데 虫垂炎·일레우스·急性膵炎·胆囊炎·胆管虫症·胃, 十二指腸潰瘍에 對하여 說明을 附加하고 싶다. 解放 前은 中醫는 非科學的이라 하여 陰으로 陽으로 壓迫하여, 急性腹症의 中醫的 方法은 非合法으로 되어 있었다. 解放 後는 西醫도 中醫的 方法을 배움으로 해서, 짧은 年月이지만 多大한 成果를 거두었다.

「우리들의 結論에서는 첫째, 中醫的 方法은 有效하다. 虫垂炎은 手術이 必要하다고 생각되고 있었으나, 지금은 반드시 手術을 必要로 하지 않는다.   大多數의 虫垂炎은 手術이 必要 없음이 判明되었다.

「急性·單純性·카타루性 虫垂炎은 針灸만으로도 足하다. 中藥을 加하는 수도 있다. 大多數의 虫垂炎은 이 部類에 들어간다.

化膿性·壞死性인 것도 輕症은 中國式으로도 좋으나 重症은 手術을 한다. 虫垂周圍 膿瘍도 작은 것은 中醫式 큰 것이거나, 中間쯤인 것은 手術을 考慮한다.

「穿孔性 腹膜炎의 大多數는 中醫式, 重症과 再發性인 것은 手術.

「正確하게 針을 놓으면, 70%는 그것 만으로써 快癒된다.   虫垂穴(蘭尾穴이라고도 한다.   胃經足三里 下方 2寸)과 天樞, 腹結에 置針 30分, 1日 3回,   症狀이 輕快하게 되어가면, 1日 1~2回 中藥을 쓰면 한層 더 빨리 輕快해진다.   弁證論法에 依하여 行氣 活血, 淸熱 解毒, 通裏 攻下를 病에 應하여 立法한다.   處方은 많이 있다. 中醫式은 病期와 輕重에 應하여 弁症法的으로 處理한다.   페니시링, 手術 一邊倒의 方法은 非弁證法的이다.

「胃, 十二指腸潰瘍의 70%는 穿孔의 크기,   지름 0.5 mm 以下이며,   이러한 것은 中醫式으로 充分히 成功한다.   針灸는 中腕·梁門·天樞·足三里·內關·內庭에 瀉法을 行한다. 特히 足三里와 內關을 重視한다. 카테테르로 胃, 腸은 減壓을 行한다. 抗生物質은 지금은 쓰지 않는다.

「일레우스는 大承氣加半夏가 많은 效果가 있다. 但, 腫瘍性. 綾窄性, 先天性奇型, 헤르니아에 依한 일레우스에는 中醫式이 不適當하다. 大承氣湯은 迷走神經을 媒介하지 않고 直接 作用하여 腸管의 容積을 擴大한다.

「急性膵炎에는 足三里·下巨虛·陽陵泉·內關의 置針이 잘 듣는다.

「膽管虫症도 單純한 것은 針만으로도 可하다.   陽陵泉·足三里·鳩尾·內關이

效果가 있다. 따위로 記述하였다.

1972年 「漢方醫學과 西洋醫學의 結合으로——手術하지 않고 腹部의 急病을 治療한다」는 題下에 南開病院 吳咸中 外 6名의 座談이 있었다.

그 記事에 依하면, 南開病院에서는 1962年 以來 5,700余例의 急性腹症을 取扱한 가운데 急性虫垂炎의 80% 以上, 急性膵炎과 回虫性膽道炎의 90% 以上, 潰瘍性 急性穿孔의 70%, 急性腸閉塞의 50% 以上을 手術하지 않고 全快시켰다고 적혀 있다.

針灸는 陰으로 陽으로 壓迫을 받아 바르게 評價되지 못했을 뿐만 아니라, 針灸의 處置로 고칠 可能性이 있는 疾病이라도 萬一의 경우를 생각하면 손을 대지 않는 것이 上策이라는 實情이다.

(2) 針灸臨床의 實際에 對한 注意

針灸의 臨床에 臨하여 기여코 지켜야 할 注意에 對하여 약간 言及하고자 한다.

針灸는 特別히 亂暴한 솜씨를 쓰지 않는 限 弊害같은 것은 생각할 수 없다. 어디에다 針을 놓아도, 灸를 行하여도 全般에 걸친 基礎的 醫學 常識을 가지고 있으면, 實害를 招來하는 따위의 念慮는 우선 생각할 수 없다. 效果가 있는가, 別로 없는가, 治療가 빠른가, 늦은가의 差異는 있으나, 疾病을 惡化시킬 만큼의 힘은 가지고 있지 않다.

거기에 對하여 現代醫學의 治療에서는 藥物이거나, 放射線이거나, 外科이거나, 그 가진 힘은 針灸를 絶하는 强力한 것이다. 따라서 效果도 絶大的이나 同時에 弊害도 絶大的인 것이다. 人命을 살리는 것도 可能하지만 죽어버리는 수도 가끔 있다. 卽, 生殺을 마음대로 하는 兩刃의 칼에 비유할 수도 있는 것이다.

現代 醫學의 治療에 比較하면, 針灸는 實로 微力하므로 해서 弊害가 없다. 微力하면서도 若干 效果가 있고, 弊害가 없었기 때문에 二千 數百年의 風雪을 견디고 오늘날에도 날로 새로운 것이다.

이를테면, 아무리 效果가 있어도 弊害가 크면 亡한다. 또 效果가 없으면, 이것 또한 亡한다. 若干 效果가 있고, 또한 弊害가 없기 때문에, 針灸는 아마 人類의 存在와 함께 언제까지나 亡하는 일 없이 繼續된다고 생각해도 좋다.

現代 醫學은 近 100年 內外의 歷史가 흐른데 不過하다. 잘 듣는 藥도 發見

되었으나, 그 反面에 藥害도 크다. 放射線도 마찬가지, 外科 手術도 이 또한 마찬가지, 今後 100年, 200年의 星霜을 견디어 빌 수 있는 것이 얼마나 있을 것인가 하고 생각케 되는 問題이다.

針灸는 無害하다고 했다. 그러나, 針의 刺入에 對하여, 다음의 注意만은 게을리 해서는 안 된다. 이 注意를 無視하거나 게을리한 경우에 생긴 過誤의 責任은 施術者 自身이 지지 않으면 안 된다.

1.

肺野의 深刺는 絕對로 避할 것, 針尖이 肺胞를 穿刺하면 100% 特發性氣胸을 惹起한다고 생각하지 않으면 안 된다.

胸廓의 엷은 症例로서는 缺盆이나 肋間에서는 5〜10mm 의 刺入으로 肺에 이르는 경우가 적지 않다. 針은 吸入되듯이 無抵抗으로 肺에 刺入된다. 針尖은 5〜10 미크론의 날카롭게 만든 것인데, 肺胞는 보다 작다. 風船에 木綿針의 比가 아니라, 風船에 野球빳드를 찌른것 같은 것이므로, 百發百中, 有弁性 特發性 氣胸을 일으킨다고 생각하지 않으면 안 된다.

肺에 微細한 구멍이 뚫린다. 그러면, 吸氣할 때마다 空氣가 肺에서 새어나가서 차차로 숨이 답답해지고 同時에 胸痛, 呼吸困難, 식은땀, 顔面 蒼白, 惡心히 必發하여 쇼크症狀을 일으킨다. 쇼크症狀은 가벼우면 5〜10分 程度, 무거우면 1晝夜 繼續한다. 胸痛은 하루에서 數日 間 繼續한다.

左右 어느 쪽에서나 일어나는데, 左側일 때는 心臟을 壓迫하여 死亡한 例가 報告되어 있다.

從來의 텍스트는 이 現象을 急性肋間神經痛으로 치고 있다.

이것은 잘못이다. 針尖이 脊髓神經에 닿여서 急性神經痛을 일으킨다면, 針은 온몸 어느 곳이라도 찌르면 神經痛을 일으켜야 할 것이다.

急性肋間神經痛이 아니라, 針의 刺傷에 依한 特發性 氣胸인 것이다.

한 번 이 被害의 經驗을 가진 患者는 針治를 絕對 拒否한다. 죽음의 恐怖를 맛보는 모양이다. 두 번 찾아오지 않는다.

注意에 注意을 거듭하지 않으면 안 된다.

2.

腹部大動脈, 그 밖의 커다란 動脈, 靜脈, 腫脹한 器官 等의 直刺를 避할 것.

健康한 사람의 動靜脈은 가늘은 針의 刺傷쯤은 問題로 삼지 않으나, 病的인 경우는 다르다.

발의 五里의 刺針이 股動脈을 穿刺하고, 大出血을 일으켜서 重篤하게 된 實例를 알고 있다.

크게 腫脹한 담낭에 針을 直刺하여 膽囊 破裂에서 汎發性 腹膜炎을 일으켜서 死亡한 實例가 있었다.

3.

折針을 避하기 위하여 使用하는 針은 常時 嚴密하게 點檢하지 않으면 안 된다.

같은 理由에서 水銀 塗沫은 嚴禁할 것. 水銀은 容易하게 結合하여 알마감을 만들고, 銀針의 彈性을 아주 빼앗아 버리므로 대번에 折針할 것이다. 危險하기 짝이 없다.

針은 修練을 하면 누구라도 쉽게, 수흘하게 刺入할 수 있는 것이므로, 絶對로 水銀 塗沫의 惡癖에 젖어서는 안 된다.

水銀 使用의 惡習이 있으면, 한 시라도 빨리 버리지 않으면 안 된다.

4.

쑥(艾)의 크기는 特別한 指示가 없는 限 깨알 乃至 쌀알 牛의 크기로 한다. 畏友 東京醫大 掘越淸三氏의 硏究에 依하면, 溫熱 刺戟의 適溫은 42℃~50℃이므로 쑥의 크기는 極히 작게 하여도 充分하다.

3. 各 論

(1)의 A

胃・腸・腹膜疾患에 起因하는 下腹痛 가운데 針灸治療의 適應症

i) 急性大腸炎

原因, 症狀 等은 成書의 記載를 따르기 바란다. 여기에서는 針灸治療의 槪要를 記述한다.

泄瀉, 腹痛은 醱酵性의 것이라도 腐敗性의 것이라도 必發이지만, 急性大腸炎은 裏急 後重이 첫째의 苦痛이다. 泄瀉는 腹部 不安·꾸르럭거리는 소리·腹痛을 隨伴하며, 결코 기분이 좋은 것은 아닌데, 제일 苦痛스러운 것은 肛門部의 灼熱感을 同伴하는 疼痛과 裏急 後重이다. 針灸의 治療는 裏急 後重, 肛門部 灼熱痛에 著效가 있다. 이것은 아메에바赤痢(痢症)의 自驗例에 對하여 後述하고자 한다.

針灸의 施術에 있어서는 미리부터 下劑를 써서 腸內容을 全部 排泄시키지 않으면 안 된다. 腸에 醱酵 또는 腐敗의 原因이 되는 內容이 남아 있으면 治療가 늦어진다.

第1圖 急性大腸炎의 針灸點

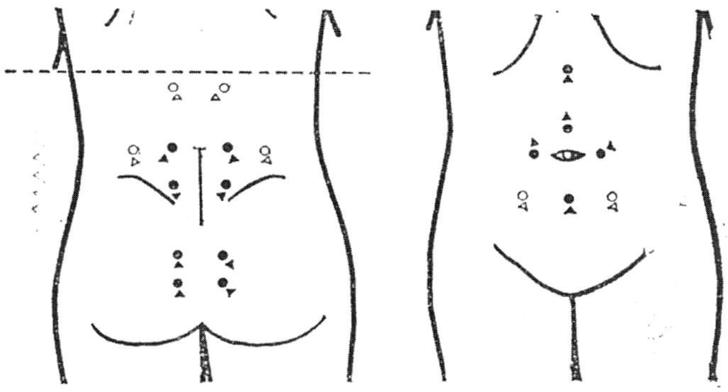

●印　施灸點	腹部　中脘, 水分, 肓俞, 氣每, 大巨
○印　補助施灸點	腰部　腎俞, 大腸俞, 次節, 中節, 脾俞, 京門(澤田流)
▲印　針治點	其他　梁丘, 足三里, 崑崙, 百會
△印　補助針治點	皮電點 3～5

灸는 깨알 乃至 쌀알의 半의 크기로 10壯～20壯씩

針은 3番 銀(銅 또는 金) 針을 皮膚面에 對하여 45度로 15～40 mm 程度 斜刺하여 5分間 置針하고 나서 몇 차례 雀啄을 했다가 拔針한다. 裏急 後重이 심한 것에도 中節, 下節에 50～60 mm 深刺하고, 直接 肛門에 針尖이 닿이듯한 方向(卽 下內方向)으로 刺針하며, 10回 內外로 雀啄을 加하는 것이 좋다. 特히 中節의 深刺가 큰 效果가 있다.

ii) 慢性大腸炎

거의 모든 急性大腸炎에서 移行하는 것인데, 처음부터 慢性大腸炎의 形態로써 發症하는 것도 있다. 하루에 여러 번 泄瀉와 左側 下腹痛이 있는 것과, 平常에는 泄瀉가 없으나, 飮食物의 變化나, 神經의 過勞나, 冷해져서 泄瀉하기 쉽다는 形態가 있다. 어떠한 原因에 依한 것이든 針灸가 効力이 있는 適應症이다.

1回의 施術로 輕快하는 것이나, 2, 3個月 以上 繼續하여 施術하지 않으면 治癒되지 않는 頑症도 있다.

針灸點은 急性大腸炎과 마찬가지이나, 다시 下腿 內側 脾經의 地機 또는 三陰交, 背部의 隔兪, 손의 曲池 等을 附加한다.

또한 補助 療法으로서 알맞은 돌(지름 15 cm 內外, 두께 7~8 cm, 1.5 kg 程度의 무게인 鏡餅型이 最適)을 불에 구어서, 手巾을 二重 또는 四重으로 싸서 배꼽部分을 덥게 한다. 돌은 比熱이 크므로 二時間 以上 뜨겁다. 배꼽은 火傷을 입기 쉬우므로 그 點만은 注意하면 이만큼 快的한 것은 없다. 特히 急性·慢性大腸炎의 腹痛에는 著効하다. 腹痛이 緩解하여, 그대로 寢台 위에서 잠들어 버리는 症例가 적지 않다(以下 이것을 溫石이라 함).

iii) 粘液疝痛症

大腸炎으로 粘液과 疝痛을 隨伴하는 것을 말한다. 下腹部 全域 또는 左腸骨窩에 不快한 强한 鈍痛이 있어, 腸을 비틀어 짜는 듯한 痛症이 있다. 粘液便이 排出되면, 잠시 痛症은 멀어지나, 時間이 흐르면 다시 같은 모양의 疝痛으로 괴로워한다. 몇 年 동안이나 繼續된 粘液疝痛症이 며칠 乃至 몇 週日의 針灸로 快癒된 例가 적지 않다.

針灸 함께 急性大腸炎의 施術과 같은 方法으로 可하다. 特히 中脘의 施針施灸가 가장 重要한 要點이 된다.

當場의 腹痛은 前項의 末尾의 溫石이 卓効를 나타내는 경우가 많으므로 試驗해 보는 것이 좋다.

iv) S狀 結腸炎·潰瘍性 大腸炎

兩者 모두 左腸管窩에 腹痛이 있으며, 泄瀉는 粘液과 血液이 섞이므로 죠코레

이브 色의 便이 特徵이다. 詳細한 診斷은 針灸師에게는 不可能하다.

針灸의 施術은 急性大腸炎처럼 行하면 된다. 溫石 療法을 附加하면 더 有效하다.

v) 內臟下垂症(胃腸下垂症)

內臟 가운데 特히 胃는 物理的 重力에 依하여 下垂하기 쉬운 臟器이다. 렌트겐으로 檢查하였더니 胃下垂였다고 云云하며, 特別한 病을 가지고 있는 것처럼 제멋대로 斷定하고 있는 患者가 적지 않다. 그러나, 胃腸은 下垂하였다 하여 病的 症狀을 同伴한다고 定해진 것은 아니며, 極端的인 胃腸下垂라도 아무런 愁訴도 없는 사람이 있다. 反對로 腹痛, 肩硬, 背痛, 頭痛, 眩氣 等의 不定 愁訴를 야단

第2圖　內臟下垂의 針點

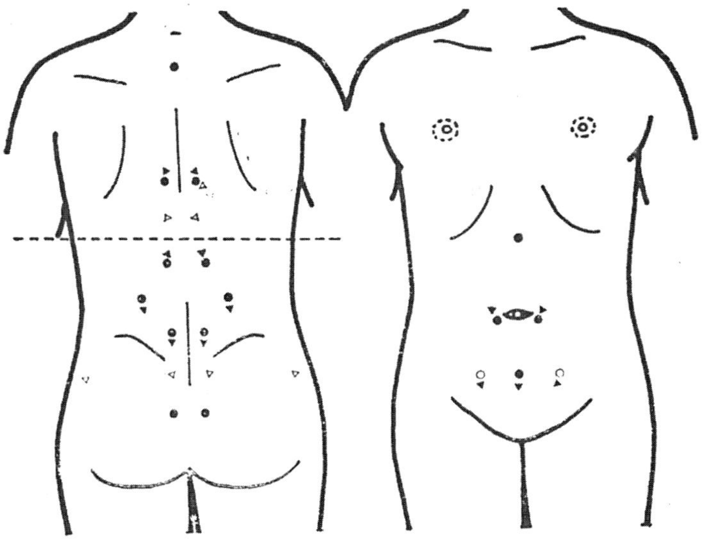

●印　施灸點
○印　補助施灸點
▲印　針治點
△印　補助針治點

腹　部　中脘, 肓兪, 氣海, 大巨
腰背部　腎兪, 脾兪, 次節, 胃倉, 隔兪, 身柱
其　他　百會, 足三里, 特히 壓痛이 强한 阿是穴 2, 3
　　　　皮電點 3~5

針治療는 3~5日에 1回, 3番針 寸六으로 15 mm~35 mm 直刺 또는 斜刺를 하며, 10~15分間 置針한다. 灸는 깨알 크기의 쑥, 各 5壯씩 每日 1回 自宅에서 施灸를 繼續케 하며, 1週에서 열흘 쯤마다 灸點의 訂正, 加除를 行한다.

스럽게 늘어 놓는 사람이 있다.

胃腸은 못박혀 있을 理가 없으므로 細長型의 體格인 사람이면 아랫쪽으로 延長되어 下垂하는 것이 當然하며, 얼굴이 좁으니, 코가 높으니 하는 것과 마찬가지로 長胃란 것은 疾病이 아니다.

下垂하여 胃腸의 運動 不全症을 同伴하면, 아토니症狀이 나타나므로, 처음으로 病으로서 取扱된다.

針灸의 治療는 좋은 奏効가 있다. 但, 內臟 下垂症의 針灸治療는 끈기있게 몇 달, 몇 年, 十數個年 針灸治療를 繼續할 작정을 하고 시작하는 것이 좋다. 短時日로 奏効한 症例는 極히 드물지만, 長期間 繼續하여 좋은 結果를 얻은 症例은 많이 있다.

vi) 移動性 盲腸

가끔 發作性의 右下腹痛을 呼訴하고, 輕度의 泄瀉와 便秘를 交代로 하며, 按壓하면 空氣枕 같은 抵抗을 感得한다. 仰臥位로 確認된 壓痛이 左下側 臥位에서 消失되고, 壓痛이 下腹部 中央으로 옮겨지는 것이 確認되면, 대개 틀림없이 移動性

第 3 圖 移動性 盲腸의 鍼灸點

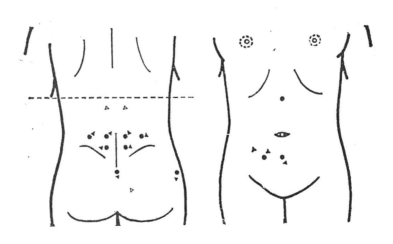

●印	施灸點
○印	補助施灸點
▲印	針治點
△印	補助針治點

腹部 氣海, 右大巨, 中脘
腰部 胃俞, 大腸俞, 京門(澤田流), 右小寺臀點, 陽關
其他 右梁丘, 右陽陵泉, 手三里
皮電點 3〜5

針治療는 3番針 寸六을 使用하고, 腹部는 10～30 mm 斜刺하여 10分 內外 置針한다. 腰部는 25～40 mm 直刺하여 10分 內外 置針한다.

또한 足脚의 曲泉, 梁丘에 各其 20 mm 直刺하여 10分 內外 置針한다. 脚部의 置針은 腹部와 同時에 行한다.

灸는 깨알의 크기로 5壯, 1日 1回

盲腸이라고 생각하여도 좋다. 데펜스(反射性 筋緊張)은 없다.

移動性 盲腸이 갑자기 腹症을 나타내어 開腹手術을 緊急하게 行하지 않으면 안 된다는 例는 거의 없다고 생각해도 좋다. 勿論 絶對로 없다는 것은 아니므로, 各 症例에 應하여 適切한 措置를 取하지 않으면 안 된다는 것은 말할 나위도 없다.

vii) 過敏性大腸症候群

食欲은 正常이다. 무엇을 먹으도 배(特히 배꼽 周圍에서 下腹 全域)가 아프다. 便通이 不規則的이다. 旅行하거나 生活이 바뀌거나 하면 便秘한다. 찬 것(特히 찬 牛乳, 冷커피, 冷麥酒)을 마시면, 腹痛, 腹鳴, 大便이 나올듯 하면서 나오지 않는 경우, 放氣 等을 隨伴하여 泄瀉

壓痛은 아무데도 없으며, 病다운 病은 찾아볼 수 없다. 그러나, 本人의 主訴는 사라지지 않는다. 癌이라도 생기는 것은 아닌가? 매우 重大한 病인데도 아무도 찾아내어 주지 않는 것은 아닌가 따위로 不安感과 心氣症에 괴로움을 당한다.

이러한 患者에 對해서는 망서리지 말고 X線, 현미경, 그 밖의 檢査를 勸하여 器質的인 疾病의 有無를 살펴보지 않으면 안 된다.

器質的 疾患이 證明되지 않으면, 그것은 오히려 心因性인 葛藤에서 發症한 過敏性 大腸症候群으로 判斷해도 좋다. 잠시 經過를 觀察하면 쉽게 判斷할 수 있다.

適敏性 大腸症候群은 針灸만으로 治療코자 하여도 困難할 때가 있다. 原因은 心因性의 精神身體醫學的 疾患이기 때문에 患者의 主訴를 充分히 들어주고, 따라서 오게 된 原因을 찾아내어, 患者가 納得하도록 說明하여 주는 것이 좋다. 理致가 아니라, 情緒에 呼訴하듯이 하여, 患者의 마음의 매듭을 푸는 데에 補助하여 주지 않으면 안 된다(針灸는 다음 項에).

第 4 圖　過敏性大腸症候群의　針灸點

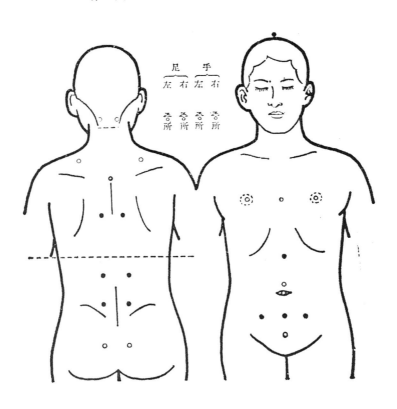

	足		手	
	左	右	左	右
	灸所	灸所	灸所	灸所

●印　施灸點	腹部　中脘，氣海大巨，膻中，水分，關元
○印　補助施灸點	腰部　脾俞，腎俞，次髎
	背部　身柱，膈俞，天髎
	其他　百會，足三里，曲池，天柱
	皮電點 3~4

　針은 2 또는 3 番針 寸三으로 施灸點의 部位에 10~25 mm 斜刺하고, 10 分間 外置針한다.

viii) 便　秘

　排便 作用을 複雜한 機序가 關與한다. 보통 1 日 1 行이라는 것은 規則的으로 習慣化된 結果의 排便이고, 乳兒는 2~3 回가 보통이니까, 成人도 1 日 2~3 回라도 좋으나, 그렇게 되면 일을 하는 데에도 不便하므로 1 日 1 回로 訓練되어진 것이라고 생각된다.

第 5 圖 便秘의 針灸點

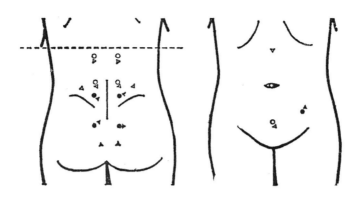

●印 施灸點
○印 補助施灸點
▲印 針治點
△印 補助針治點

腹結에 3 番 2 寸針으로 50~60 mm 直刺하여 腹膜을 穿刺하여 腸管에 直接 刺針. 數回의 가벼운, 조용한 雀啄의 偉效를 나타내는 症例도 적지 않다.

灸, 腹結(關元)大腸俞, 次節(腎俞, 脾俞)神門

針, 腹結(中脘, 關元)에 2~3 番 寸六을 10~15 mm 直刺하여 조용하게 雀啄하면, 대변에 腸管의 蠕動昂進을 가져오며, 기분좋은 꾸루룩거리는 소리를 듣는 일이 적다( ) 內는 補助).

每日 1回, 或은 2回 以上의 便通이 있어도 充分히 排泄했다는 滿足感을 얻을 수 없다면 그것은 便秘이며, 反對로 3日~10日에 1回의 排便이라도 滿足한 排便感을 얻을 수 있고, 다른 아무런 症狀이 따르지 않으면, 便秘가 아니다.

甚한 경우는 한 달에 1回의 排便이라는 症例도 있다. 그래도 별다른 苦痛이 없으면 病으로 생각하지 않아도 좋다.

每日 세 번씩의 食事라면 相當한 物量인데도 30 日間이나 어디에 저장하여 두는가 하고 異常하지만, 排出되는 便은 決코 그렇게 많은 것은 아니다. 그러한 患者의 便은 토끼의 변보다 훨씬 단단하게 굳어서 돌과 비슷한 硬固한 덩어리이며, 惡臭는 全然 없고, 아무 말 없이 내놓으면 진짜 돌맹이와 다름 없으며, 손가락으로 집어도 不潔感을 느끼지 않는 것이다.

長 S 狀結腸症 그 밖의 疾病이 原因일 때도 있으나, 大多數의 便秘의 原因은 分明하지 않을 때가 많다. 器質的인 病變의 隨伴症狀으로서 便秘를 할 때 原 病의

治療를 優先的으로 行하나,　우리들이 取扱하는 外에는 달리 認定할 器質的 病因을 가지지 않는데도 不拘하고,　便通이 不規則이고,　腹部 膨滿感·頭重·頭痛·上氣·어깨의 뻐근함·腰痛·腹痛 等의 不定 愁訴를 呼訴하는 便秘가 많다.

오히려 頑固한 便秘는 精神身體醫學的인 症狀인 症例가 많다.

ix) 手術後 癒着

腹部의 手術의 必要는 最少限度로 좁힌다. 腹部手術後遺의 癒着이 頑固한 腹痛의 原因이 되는 수가 매우 많다.

第5圖　手術後 癒着下腹痛의 針灸點

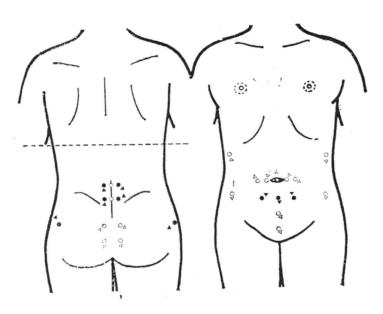

印	
●印	施灸點
○印	補助施灸點
▲印	針治點
△印	補助針治點

腰部　腎俞, 大腸俞, 小野寺臀點(命門, 陽關, 次窌, 中窌) 그 밖에 皮電點3, 4.

其他　百會, 曲池, 箕門, 陽陵泉, 그 밖에 皮電點 3~4.

針治는 2~3 番針으로 10~35 mm, 置針 15分 內外.

取穴은 灸治點을 基準으로 하는데, 皮電點 몇 군데를 附加하는 것이 좋다.

針灸點, 腹部, 氣海, 大巨(關元, 中極, 育俞, 天樞, 腹結, 章門), 그 밖에 皮電點 3~5.

手術→癒着→再手術→癒着→再再手術→癒着→再再再手術→죽음이라는 코一스를 더듬는 症例도 이상하지 않다.

메스로 끊은 뒤 癒着하지 않으면 그야 말로 困難하다. 癒着防止劑를 많이 썼기 때문에 腸管이 癒着하지 않고,　腸內容이 腹腔으로 새어서 腹膜으로 死亡한 例도 있다.　癒着함으로 해서 生命이 살아나는 것이요,　癒着하지 않으면 죽음을 면치 못한다.

癒着은 生命 保持를 위하여 絕對로 必要한 것이지만, 同時에 또한 癒着이 原因이 되어 死亡하는 경우도 적지 않다.

36 歲의 建築業者가 便秘 뿐인 症狀이었으나,　長 S狀結腸症이라 해서 手術을 한뒤 腸의 癒着이 原因으로 일레우스를 일으켜 再手術을 하여 다시 일레우스, 세번 手術을 하였으나, 쇠약하여져서 鬼籍에 入籍(死亡)한 實例가 있다.

癒着은 生命을 救하는 同時에 죽음과 이어지는 양날(兩刃)의 刃이기도 하다.

따라서, 放置하면 죽음에 이르는 것이 必至의 事實인 以外는 手術은 避하여야 한다. 開腹 手術은 最少限으로 해야 한다.

x) 直腸痙攣(假稱)

成書에 記載가 없으므로 假稱「直腸痙攣」이라고 하였으나, 옳은 命名인지 어떤지 自信이 없다.

症　狀

夜間 睡眠 中 前驅症 없이 갑자기 肛門에서 直腸部에 조여들어 숨이 끊어질 듯한 激烈한 發作的인 窘扼痛을 느끼며, 그 狀은 肛門에서 天秤棒(直徑 5cm, 길이 2.5cm 程度의 막대기인데, 물건을 질머질 때 쓰는 연장)을 억지로 찔러 넣어 腦天까지 치켜 올리는 듯한 느낌이라고 呼訴한다.　骨盤後部가 찢어지는 듯한 느낌이라고도 한다.

男女間에 다 發病한다. 男性에서는 同時에 프리아피스므스(陰莖强直症)이 發하고, 强直한 페니스가 끊는 듯이 아프다고 한다.　女性도 또한 男性의 프리아피스므스 같은 症狀을 나타내어, 함께 悶絕할것 같은 下腹痛을 느낀다고 한다.

會陰部를 冷水 또는 얼음으로 차게 하면 조금 輕快하여져 少量의 排便 또는 放屁로 여러 諸症狀이 되다 사라진다. 發作時間은 몇 分 乃至 몇 十分 繼續한다.

直接生命에 危險을 미치지는 않으나, 患者는 發作의 苦痛을 생각만 하여도 봄
서리가 난다.

原因은 不明이다 젊은이와 高齡者에게는 볼 수 없다. 主로 中年의 旣婚男女에
게. 볼 수 있는 特異한 疾病이다.

第7圖　直腸痙攣의　針灸點

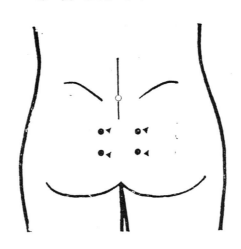

●印　施灸點
○印　補助施灸點
▲印　針治點

發作時에는 左右의 中窌, 次窌에 4番針 寸六을 30~40 mm 直
刺하고, 催啄 數回~10回 直後에 發作이 스러지듯이 緩解된
症例가 있었다.

非發作時는 마찬가지의 針治를 行하고, 아울러 次窌, 中窌,
陽關에 灸를 行한다. 또한 全身의 課和를 갖추는 目的에서 中脘, 腎俞, 身柱, 百會,
足三里 等을 附加하는 것이 좋다.

(1)의　B

胃·腸·腹膜疾患 等에 起因하는 下腹痛 가운데 針灸治療를 試行하여도 可한
疾病.

i) 慢性腹膜炎(非化膿性)

長期 療養을 必要로 하는 疾患이다. 針灸의 治療를 마음 느긋하게 繼續하면 好
轉, 輕快하여져, 드디어는 健康을 돌이켜서 社會 復歸가 可能하게 된 것이 적지

않다.

　原因은 結核에 由來되는 것이 많고, 따라서 아무리 하여도 長期의 加療를 要하는 것이 많기 때문에 針灸의 施設도 그 點을 考慮에 넣지 않으면 안 된다. 針은 1週 乃至 10日에 1回 程度로 하고, 灸點은 全身이며, 10 乃至 15個所 程度로 그친다. 但, 每日 37.0°C 以上의 發熱이 있는 것은 피하는 것이 좋다.

　쑥(艾)의 크기도 깨알 크기 程度로 하고, 한곳에 3壯쯤 뜬다.

　針治는 2番銀針(또는 銅針·金針)을 皮膚面에 對하여 45度의 角度로 針끝이 가볍게 腹膜에 닿을 程度(10~30mm 쯤) 차분하게 刺入하여 10分 乃至 15分間 程度 置針한다.

第8圖　慢性腹膜炎(非化膿性)의 針灸點

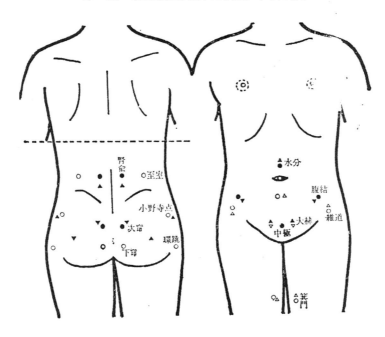

●印	施灸點
○印	補助施灸點
▲印	針治點
△印	補助針治點

　婦人科 疾患이 腹膜에 波及되어 續發하는 慢性腹膜炎에 對해서도 같은 措置가 奏効할 때가 많다.

　針灸의 治療를 繼續하면, 腹膜이 肥厚한 응어리가 徐徐히 물려나고, 腹痛, 泄瀉, 便秘 等의 自覺症狀이 차차로 줄어드는 症例가 적지 않다.

ii) 癌疾患 末期의 下腹痛

勿論 治療를 期待할 수는 없다. 腸·子宮 等의 癌의 末期가 되면, 浸襲은 痲巴節·膀胱·腹膜에 汲及하여, 다시 脊髓에 侵入하는 일도 있다.

온갖 손을 썼으나, 癌은 점점 進行하고, 手術도 放射線도 이미 限界를 넘었다 하는 경우, 癌의 發生 場所에 따라서는 文字대로 地獄의 責苦에 시달리게 된다. 마지막에는 어떠한 强한 鎭痛劑도 無効가 되고, 모르핀만이 잠시 동안. 激痛을 잊게 해준다는 段階로 進行한다.

第9圖　癌末期下腹痛의　針灸點

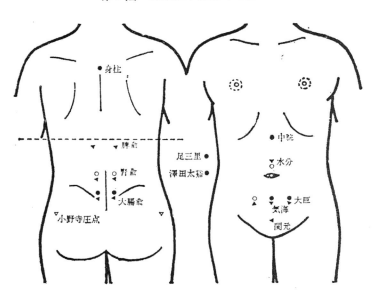

●印	施灸點
○印	補助施灸點
▲印	針治點
△印	補助針治點

灸는 깨알 크기로 各 5壯. 針은 2 또는 3番銀針(또는 金·鋼鐵)으로 약간 무겁게 울리는 깊이로 數回 乃至 10回쯤, 가볍게, 조용하게 雀啄한다. 針은 皮膚面에 對하여 45° 程度로 斜刺하여 雀啄한다.

모르핀을 시작하면, 數日 乃至 數週 後에는 鬼籍에 入籍하게 되는 것이 常例이다. 癌의 어떤 種類의 것은 癌 自體로 죽는 것이 아니라, 모르핀 注射 때문에 죽는 것이다. 너무나 심한 苦痛에 견디다 못해 本人도, 家族도 진심으로 죽고 싶다. 죽게 해주고 싶다는 마음이 된다. 모르핀을 시작하면 모든 苦痛이 끝난다. 그리하여 곧 죽음으로 옮겨 간다는 케이스가 많다.

이 末期癌에 起因하는 下腹痛, 尿道肛門의 裏急後重, 便通이 되지 않는 배에 針灸의 治療는 患者의 苦痛을 緩和시키는 効力이 있으므로 本人이 希望하면 해볼 만 하다.

勿論 衰弱도 相當하게 되어 있는 경우가 많으니까 針灸의 도오제는 衰弱의 형편에 따라 加減하지 않으면 안 된다. 灸點은 몇군데 內外로 選定하고, 針治는 가벼운 雀啄을 行한다.

施術의 體位도 患者에게 苦痛을 주지 않도록 十分 留意한다.

(1)의　C

胃腸, 腹膜 疾患에 起因하는 下腹痛 가운데 針灸治療의 不適應症

다음에 말하는 疾病은 針灸治療가 全혀 効果가 없다는 意味가 아니라, 疾病에 따라서는 어느 程度의 比較的 効果는 있는 것이나, 時日을 遷延하고, 適切한 措置를 適時에 行할 機會를 잃었을 경우, 거의 絕望 狀態에 떨어뜨릴 두려움이 짙기 때문에 일단 不適應症으로 치는 것이다.

또 卓効를 나타내는 疾病이더라도, 現行 法規로서는 針灸師가 取扱할 수 없는 疾病도 包含한다. 痢症(赤痢)같은 法定 傳染病은, 설령 針灸가 매우 奏効한다 하더라도, 傳染病 豫防法의 解釋에서 現在의 針灸師에게는 施術의 對象에서 除外하는 것이 常識이다.

但, 自己 自身이 罹患하였을 때는 別途이다.

i) 腸閉塞(일레우스)·腸捻轉·腸重積·腸嵌頓 等에 依한 急性腹症
主로 右下腹部에 일어나며, 急性腹症의 代表的인 激痛이 일어난다.
잠시라도 針灸로 糊塗할 것이 못된다. 빨리 또는 徐徐히 痛症이 나타나, 激烈한 腹痛이 되어, 四肢厥冷·脈搏 微弱·嘔吐·쇼크 症狀 等 예사로운 痛症이 아니다.

疑心스러우면, 곧 外科로 보낼 일이다. 寸刻이라도 빠른 것이 좋다. 실령 外科에서 手術을 하여도, 發症 後 24時間이 지난 것의 死亡率은 急速하게 높아진다고 한다.

ii) S狀結腸軸捻轉

主로 左下腹部를 덮치는 急性腹症이다. 第1項과 마찬가지로 疑心이 있으면 곧 外科로 보낼 것.

iii) 胃腸穿孔

發症은 대개의 경우, 腸의 潰瘍을 前提로 한다. 갑자기 穿孔을 일으키는 경우도 있으나, 이것도 急性腹症의 代表的 症狀을 나타나는 것으로, 疑心이 있으면 빨리 外科로 보내지 않으면 안 된다.

發症 後 6時間 以內에 手術을 하지 않으면 거의 死亡한다고 한다.

iv) 急性虫垂炎

大戰 前에는 急激하게 배가 아프다고 하여, 往診가서 虫垂炎을 發見하고, 外科로 보낸다는 事例가 적지 않았으나, 近年에는 거의 그런 일이 없게 되었다.

가벼운 發熱(37.5°C 程度)과 胃部의 痛症에서 急速하게 右腸胃窩에 局限된 激痛으로 바뀌어 맛크바아네氏點(虫垂 正常部位)에 極히 著明한 壓痛이 나타난다.

針灸를 適當하게 施術하면, 腹痛이 輕快해지고, 그대로 治癒되는 것은 아닌가 하고 느낄 때가 있다.

虫垂의 炎症이 進行하여 化膿할 때 激烈한 腹痛이 있으며, 이어서 化膿部가 決潰하면, 腹痛은 一時 輕快해진다. 그러나, 그 때는 穿孔하여 있으므로, 이어서 穿孔性 腹膜炎으로 移行하여, 生命이 危險하게 되는 것이다.

虫垂炎이라고 判明이 되면(判明되지 않더라도 疑心스러우면), 이 亦是 빨리 外科로 보내야만 한다.

中國에서는 大部分의 虫垂炎에 對하여 外科的 手術 療法이 아닌 中國式인 針治療(主로 置針)로 處理하여 成功하고 있다. 여기에 對해서는 南開醫院 吳咸中 院長의 談話의 一部에서 前述한 대로이다(페이지 參照).

v) 腹膜炎(急性穿孔性腹膜炎·癌性腹膜炎)

어느 것이나 針灸로 治療하려며는 困難한 病이다.

解放 前에는 發熱 38.0℃ 以上이 數十日 間이나 繼續한 結核性 腹膜炎을 몇 사람 診療를 했다. 그 가운데 몇 사람은 全治를 하고, 지금도 健康하게 일하고 있는 것을 보면 絕對的 不適應症이라고도 할 수 없다.

勿論 穿孔性인 것은 針灸로 時間을 虛費하여서는 안 되지만, 豫後 絕望의 癌性 腹膜炎에 對해서는 前述한 대로 한 때의 姑息 療法으로서 無意味하지는 않다.

vi) 腹部內出血

일레우스 等과 마찬가지이다.

vii) 回虫症·腸憩室炎

分明한 判定도 不可能에 가깝고, 針灸의 效果도 分明하지 않으므로 큰 病院으로 가는 것이 좋다.

viii) 腸結核·腸癌·赤痢·아메바赤痢

腸結核은 肺結核에 續發하는 것이 많다. 最近에는 거의 治療하는 症例가 없으나, 해방전에 每日 많은 結核 患者를 取扱하던 무렵에는 每月 한두 사람의 腸結核을 보지 않은 달은 없었던 것이다. 肺結核의 減少(實數는 別로 줄지 않았다)와 함께 腸結核도 實數가 적어진 것이리라.

特有의 腹痛에 마르는 早朝泄瀉(鷄鳴泄瀉라고 함)와 壓痛·衰弱·汁粉樣泄瀉便·肺結核이 있으면 判斷하기 어렵지 않다.

큰 病院에서 腸結核으로 診斷된 것이 針灸의 治療로 輕快해지고, 治療(12年 觀察)된 例도 있으나, 現在에는 針灸의 適應에서 除外하는 편이 낫다.

기어코 針灸라야만 하고, 希望하는 경우에는 前述의 急性·慢性大腸炎의 治療法을 參照하기 바란다.

腸癌의 末期의 症狀에 對하여 姑息療法(治癒는 도저히 期待할 수 없으나, 臨時方便의 一時的 治療法)으로서 患者의 苦痛을 잠시 동안 輕減시킬 수도 있으나 필

경은 不適應症이다.

痢症(赤痢)・아메바赤痢에 對하여 1966年 8月, 中醫研究院 針灸研究所 針灸科의 魏如恕 敎授는 우리들 訪中 代表團과의 一週間의 交流의 마지막날 밤 懇談會席에서 벙글벙글 웃으면서 「마지막으로 여러분에게 좋은 선물을 드리겠읍니다」고 한다. 筆者는 틀림없이 靑磁거나 白磁로 된 단지라도 선물로 나올 것이라고 생각하고 있는데

「赤痢에 잘 듣는 經穴을 가르쳐 드리지요. 아메바赤痢도 마찬가지입니다. 赤痢에는 針灸가 매우 效果가 있읍니다. 아무쪼록 돌아 가시거든 꼭 試驗하여 보십시오.

그 經穴은 天樞와 足三里가 제일 좋습니다. 中脘・水分・肓兪・關元에, 次節・中節 下節와 崑崙으로, 赤痢는 基本的으로 解決됩니다」
하고 대수롭지 않게 말했다.

同行한 川瀨淸氏(東京藥科大學 助敎授)가 細菌性의 病에는 抗生物質편이 適當하지 않는가 하고 反論하여, 耐性菌의 問題가 論議되었다.

筆者에게는 魏敎授의 말씀이 純粹하게 아무런 抵抗도 없이 곧 理解되었다. 첫째에는 筆者 自身의 아메바赤痢의 自驗例에서이다.

1937年 7月, 筆者는 旅行 途中 中國 東北(舊僞 滿洲國) 牧丹江에서 아메바赤痢에 걸려 牧丹江 鐵道病院의 隔離病舍에 수용되었다. 血液과 粘液 뿐인 泄瀉가 激烈한 腹痛과 함께 繼續된다. 腹痛보다도 肛門部의 灼熱이 따르는 裏急後重이 괴롭다. 성냥개비의 머리만한 少量의 便인데도 납(鉛)의 熔塊같이 뜨겁게 아프다. 나왔다 싶으자 곧 또 나오려 한다. 肛門은 菊花꽃이다.

病院의 措置는 에메진의 注射 뿐.

苦痛을 참을 수 없어, 東京의 擇田健 先生에게 飛行機便(35年 前이였지만 牧丹江에서 東京까지 하루가 걸린것 같다)으로 治法을 請願하였을 때, 先生은 되돌아 오는 飛行便으로 「中脘・水分・肓兪・氣海에 灸를 많이 行하라. 다시 次節와 中節를 附加하면 한층 더 좋다」고 回答을 주셨으므로, 곧 수척한 몸을 채찍질하여 腹部쪽은 自身이 灸를 行하였다. 그 좋은 氣分은 35年 後의 오늘날도 어젯일같이 鮮明하게 記憶하고 있다.

灸를 行할 때마다 성큼성큼 裏急後重이 苦痛이 輕快한다. 腹痛이 따르는 泄瀉

가 輕快하여 간다. 그 快感은 筆舌로 다 할 수 없다.

그처럼 氣分좋은 快感을 맛볼 수 있다면 한 번 더 아메바赤痢에 걸려 보고 싶다고 하여도 過言은 아니다.

또 하나, 우리들은 페니시링이 一般化되기 以前에 몇 사람의 淋病을 고친 經驗이 있다. 또 스토마이도 파스도 티비온도 나오지 않았을 무렵, 우리들은 많은 胃結核 · 脊髓카리에스 · 骨髓骨膜炎 等을 고쳐 왔다.

細菌性의 病일지라도 그 사람의 生命이 가지는 自然 治癒力을 强盛하게 할 수 있다면, 대개의 病은 나아지는 것이다.

(2)의 A

女姓性器疾患에 起因하는 下腹痛中에서 針灸治療의 適應症

i) 生理痛(月經痛 · 月經困難症)

生理痛에는 輕微한 下腹痛에서 激烈한 下腹痛까지 여러 段階가 있다. 심한 生理痛은 일레우스(腸閉塞)인가, 外妊破裂인가 하고 判斷 不能의 猛烈한 下腹痛을 나타낸다. 特히 子宮筋腫이 있을 경우의 生理痛은, 七轉八起의 苦痛의 隨伴하는 症例가 적지 않다.

生理痛은 아무리 激甚하여도 針灸의 治療로 輕快 또는 治癒하므로, 患者와 그 家族에게 가장 기쁨을 주는 것의 하나이다. 하기야 生理痛은 病이면서도 病이 아닌 病인 것이다.

妙齡 未婚의 경우는 灸를 避하고, 針만으로 그치는 것이 좋다. 灸痕을 남기지 않는 硏究를 하면 施灸도 관계없겠으나, 少女는 針만으로도 充分히 奏効하는 일이 많으므로 굳이 施灸할 必要가 없다.

但, 成年者의 生理痛은 子宮 位置 異常이나 子宮筋腫을 隨伴하는 것이 많으므로 그것의 治療를 兼하는 意味에서 針灸를 併用하는 편이 効果를 크게 한다.

生理痛의 原因은 月經血의 流出을 妨害하는 機械的 疼痛(發育不全 · 瘢痕性狹窄 · 筋腫 · 포리이프 · 炎症性腫脹 等等)과 精神身體醫學的 疼痛이 있다. 前者는 主로 下腹痛과 腰痛 · 下肢放散痛을 主訴로 하고, 激烈한 경우에만 嘔吐 또는 惡

第10圖　生理痛의 針灸—1　發育不全의 경우

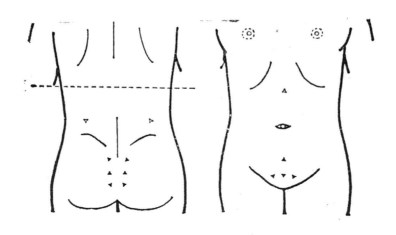

針治는 2 또는 3番針으로 10~35mm 直刺, 置針 10分, 每週 1回씩.

生理 豫定日 前 1週間은 每日 1回 施針하면 効果가 크다.

施針點

| ▲印　針治點 |
| △印　補助針治點 |

腹　部　關元, 中極, 大赫(中脘)

腰　部　腎俞, 小腸俞, 次節, 中節

下　肢　血海, 三陰交

其　他　皮電點 3~4

心·冷汗을 呼訴하는데 지나지 않으나, 後者는 即 神經性 生理痛은 高度의 片頭痛·惡心·嘔吐·長期的 衰弱感·心悸亢進, 그 밖에 各種 雜多한 症狀을 隨伴하는 경우가 많다.

어느 것이든 針灸의 適應症이나, 神經性 生理痛에 對해서는 全身的 轉調療法等 노이로제 治療의 要領을 加味할 必要가 있다.

虛弱 少女·心臟弁膜症·萎黃病 等으로 成年이 되어도 乳房이 發育이 없고, 腋毛·陰毛의 發生도 極히 늦은 女性의 生理痛이 半年 內外의 針治療로 治癒하여 딴 사람처럼 훌륭하게 發育하여 結婚해서 正常으로 아이를 낳고, 키우고 있는 例가 있다.

그러나, 心臟弁膜症인 女性은 中年에 이르는 前後부터 대개 腦塞栓을 나타내어 輕症 또는 重症의 腦軟化症이 되어, 廢人의 運命을 더듬고 있다.

第11圖 生理痛—2 發育不全 以外의 生理痛 施灸點

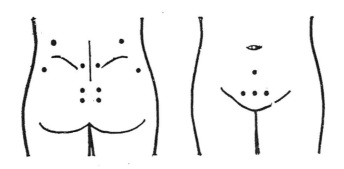

針治는 前項 生理痛—1의 方法과 같이 하면 된다. 施術點은 第11圖의 灸點의 穴을 그대로 刺針點으로 한다.

腹 部 關元, 中極, 大赫
腰 部 小腸俞, 次節, 中節, 小野寺腎點, 澤田流京門
四肢部 血海, 三陰交
其 他 腰薦部의 皮電點 3~4

但, 瘢痕性 狹窄이 심한 것, 子宮筋腫의 存在가 明瞭하여 出血 多量 또는 壓迫 症이 著明한 것, 或은 壞死, 感染 化膿의 症狀이 보이는 경우에는 때를 놓치지 말고 手術 療法을 進行하지 않으면 안 된다.

第12圖 慢性子宮附屬器炎 等의 鍼灸點

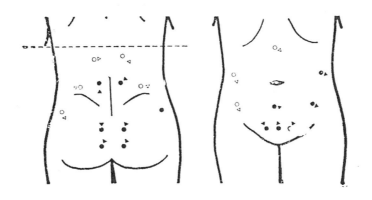

●印	施灸點
○印	補助施灸點
▲印	針治點
△印	補助針治點

針灸 施術은 어느 것이나 共通의 基本穴로서 第12圖를 選定하며, 거기에 皮電點 몇 군데 및 特히 壓痛이 著明한 阿是穴 2~3을 取穴한다.

모두가 慢性의 經過를 거치므로 相當한 長期間의 施術이 바람직하다.

腹　部　關元, 中極, 大赫, 帶脈, 腹結(中脘)

腰　部　腎俞, 次髎, 中髎, 小野寺臀點(脾俞, 澤田流京門)

四肢部　手三里, 箕門, 三陰交

其　他　皮電點 및 壓痛著明點 5~6

ii) 慢性子宮附屬器炎, 慢性卵管炎, 慢性子宮內膜炎, 慢性子宮周圍炎, 排卵時痛

二次大戰 前에는 이런 種類의 患者를 診療할 機會가 적지 않았었는데, 最近에는 거의 外來하는 이가 없어졌다. 이러한 病은 實數가 적어졌다고도 생각되지만, 病에 對하 一般의 理解가 進步되어, 直接 專門 婦人科를 찾게 된 것이리라.

以上의 것은 어느 것이나 下腹痛이 나타나는데, 많은 경우 심한 疼痛이 아니라 持續性의 鈍痛이 많다.

iii) 子宮位置 異常

子宮은 靭帶에 依하여 定位置에 固定되어 있는 것이 아니기 때문에, 異常한 位置를 取하는 때가 있다. 여기에서는 子宮後屈, 後傾 및 前屈의 경우에만 限한다.

아무런 症狀을 보이지 않는 것도 있으나, 每月 生理 前에 下腹痛과 腰痛을 呼訴하는 이가 있다. 姙娠이 늦어지고 있는 旣婚 婦人은 아이가 갖고 싶어서 來院했다가 子宮 後屈이 原因이라는 말을 들었다고 하소연한다. 果然 後屈 때문에 不姙인가 어떤가 疑問이지만 下腹痛과 腰痛의 治療를 繼續하고 있으면 受胎하는 症例가 적지 않다.

針灸의 施術 要領은 前項에 準한다. 澤田健 先生은 왼쪽 손목의 三焦經의 原穴, 陽池를 子宮左屈의 特效穴로 삼고 있다. 試驗해 보는 것이 좋을 것이다.

(2)의 B

女姓性器에 基因하는 下腹痛 가운데 針灸治療를 試行하여도 可한 疾病

i) 子宮筋腫

生理痛의 後段에서 약간 言及하였으나, 子宮筋腫은 針灸를 試驗하여 재미있는 病의 하나이다. 달걀 乃至 鵞卵 크기에서 주먹만한 子宮筋腫이 아주 吸收되고, 消滅되는 症例가 많이 있다.

어린이 머리만한 子宮筋腫이 몇 個月의 針灸治療로 痕跡도 없이 사라진 例도 있다.

주먹만한 子宮筋腫이 針灸治療로 縮少되어 달걀만한 크기로 되어 아무 症狀도 없어져서 十數年來 放置한 채 健康하게 일하고 있는 症例도 있다.

子宮筋腫은 良性腫瘍의 代表的인 것으로, 發生하는 場所에 따라서는 도저히 手術을 하지 않으면 안 되는 것이 있다.

子宮의 內側의 粘膜下筋腫은 아무리 작은 것이 생겨도 出血을 하고, 長期間이 걸리면 貧血이 進行하거나, 激烈한 腹痛과 大出血을 隨伴하는 壞死를 일으키거나 化膿하거나 하여, 生命의 危險을 가져오는 염려도 있으므로, 아무래도 剔出 手術을 하지 않으면 안 된다.

子宮의 外側에 생기는 漿膜下筋腫은, 發育 成長함에 따라 腸管 또는 膀胱에 對하여 壓迫症狀을 招來케 하므로 이것도 亦是 剔出 手術하지 않으면 안 된다.

子宮의 筋 사이에 생기는 間質性 筋腫은 姙娠子宮과 마찬가지로 거의 症狀을 나타내지 않는 경우가 많다. 多少 生理의 出血이 길거나, 量이 많거나, 허리가 아프다는 程度의 症狀밖에 없기 때문에 本人은 깨닫지 못하고, 腰痛을 主訴로 하여 來院하여, 우리들이 腹診하여 發見하는 수가 적지 않다. 이른바 「寝腰」라고 하는 腰痛이 自覺된다.

內臟下垂의 婦人에게 間質性 子宮筋腫이 發生하면 마치 姙娠子宮처럼 內臟(特히 腸胃)이 擧上되므로 더구나 快的하게 되어 食欲이 增進하고 살찌게 되는 症例가 적지 않다. 때로는 肥胖症의 原因이 되는 수도 있다.

間質性 子宮筋腫은 내버려 두어도, 곧 危險이 생길 念慮늘 생각할 수 없으므로 針灸의 施術을 試驗해볼만 하다.

癒着의 問題, 安全度의 問題 等을 考慮하면 開腹手術은 避할 수 있는 限 避하는 것이 原則이다.

第13圖　子宮筋腫의　針灸點

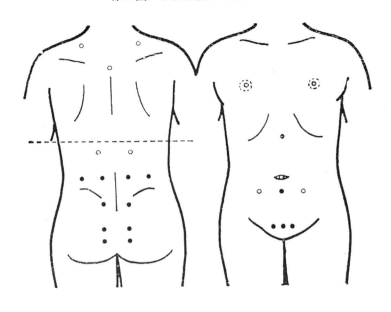

●印	施灸點
○印	補助施灸點
▲印	針治點
△印	補助針治點

子宮筋腫은 針보다도 灸가 適當하다. 며칠 繼續하면 吸收한다는 約束은 할 수 없으므로 10日에 한 번 程度 通院하게 하면서 느긋한 마음으로 灸治를 繼續시킨다. 子宮筋腫은 吸收하기 시작하면 急速하게 縮少하여 가는 것이지만 經過는 明言하기 어렵다.

針灸點은

腹　部　氣海, 中極, 大赫, 中脘(大巨)

腰　部　腎俞, 小腸俞, 次節, 中節, 澤田流京門(脾俞)

肩背部　(身柱, 天節)

四肢部　曲池, 陽陵泉, 三陰交

　針灸가 子宮筋腫에 惡影響을 미칠 念慮는 전혀 없다. 설혹 效果가 없어도 無害하므로, 서둘러 手術할 必要가 없는 子宮筋腫에는 먼저 針灸를 試驗해야 할 것이다.

　特히 經閉期의 子宮筋腫은 月經閉止와 함께 急速하게 吸收하여 消滅하는 例가 많다. 설령 消滅하지 않아도 發育이 停止되고, 自覺的으로 아무런 病的 症狀을 남기지 않고 기운차게 日常生活을 繼續하고 있는 症例가 적지 않다.

(2)의　C

女姓 性器疾患에 起因하는 下腹痛 가운데 針灸治療가 不適當한 疾患

i)　子宮外姙娠破裂

「女性의 下腹痛을 診察하면 우선 外姙을 疑心하라」고 하는 말이 있다. 未婚, 旣婚, 有夫, 寡婦를 묻지 않고, 女姓의 突發的인 激烈한 下腹痛을 만나면 첫째로 外姙破裂을 생각하지 않으면 안 된다.

일찌기 筆者가 데리고 있던 未婚의 助手(26歲)가 갑짜기 猛烈한 下腹痛을 呼訴하며, 蒼白하게 되어 油汗에 베어 있었다. 지독한 腹痛인것 같다. 디펜스가 심하여 診定하기에 갈피를 잡을 수 없다. 痛症은 점점 더 增惡하여지고, 嘔氣가 일어나며, 急迫함을 알리는 쇼크症狀이 著明해졌다.

結局日赤病院 婦人科에 入院하여 子宮 外姙娠의 診斷 아래 開腹手術을 하여 목숨을 건졌다.

針灸의 治療의 限界를 알아야 한다.

ii)　卵巢膿腫·卵巢腫瘍莖捻轉

卵巢膿腫은 頻發하는 婦人科 疾患의 하나이다. 엄지손가락 指頭의 크기에서 수박만큼 큰 것을 發見한 經驗이 있다. 卵巢膿腫의 發生은 場所에 따라 전혀 自覺症狀을 缺如하기 때문에 本人은 어른의 머리만한 膿腫의 存在를 모르는 채로 日常生活을 繼續하고 있는 症例가 있었다.

Y氏의 夫人이 요사이 너무 살져서 옷이 몸에 맞지 않아 困難하므로 무슨 좋은 方法이 있으면 하고 來院하였다. 體重 80kg 程度다. 腹診하여 곧 卵巢膿腫의 疑心을 가졌으므로 信州大學 醫學部의 産婦人科 岩井敎授를 紹介하였다. 剔出한 卵巢膿腫은 13kg를 넘더라는 것이었다. 本人은 몰랐던 것이다.

卵巢膿腫은 直接 生命의 危險에 連結되는 것은 아니지만 針灸에 依하여 吸收하여 治癒하였다는 經驗은 가지지 않는다.

卵巢腫瘍莖捻轉은 代表的인 急性腹症의 하나이다. 갑짜기 일어나는 甚한 下腹

痛과 쇼크症狀이 特徵이다. 그러나, 外姙破裂만큼 激烈한 것은 아니다. 一刻을 다투는 것은 아니지만 壞死를 일으키는 危險이 있으므로 빨리 開腹 手術을 勸해야 할 것이다.

筆者의 治療所의 守衛 兼 淸掃婦 35歲의 未亡人(子息이 하나 있음)이 친언니의 盲腸의 手術을 시중들고 있을 때, 廻診하는 醫師에게 頭痛을 呼訴하였더니, 虫垂炎의 初期라는 것, 모처럼의 機會라 하여 手術을 勸誘받아, 虫垂 切除를 한다. 退院하여 3個月 後에 猛烈한 腹痛과 吐糞, 型 그대로의 일레우스(原因은 앗베手術의 癒着)로 다시 開腹手術, 그 後 3個月만에 또 심한 腹痛과 쇼크症狀, 外科에 갔으나, 알지 못하고, 婦人科에서 卵巢腫瘍莖捻轉이라는 診斷으로 세 번 開腹手術、

그 後 1年, 또다시 右下腹部에 猛烈한 쇼크症狀, 筆者는 旣往의 病歷을 알고 있었으므로 問診과 腹診의 結果, 本人은 否定하고 있으나 子宮外姙娠의 破裂以外는 없다고 判斷하고, 곧 前年에 卵巢腫瘍莖捻轉의 手術을 하여 준 K婦人科로 보내었더니, 筆者의 外姙은 誤診이었고, 副卵巢軸捻轉(莖捻轉과 同義)이었다. 牛이 壞死한 까닭이었다. 輕率하게 邪推하여 크게 面目을 잃었다.

iii) 子宮癌・子宮肉腫・卵巢癌

어느 것이나 治癒를 期待하기 어려운 疾病이다. 그런 疑心이 있을 程度의 早期에 크게 剔出하여 成功한 症例도 없지는 않으나, 어느 것이든 어느 程度까지 病勢가 擴大되지 않는 동안은 自覺症狀이 적으므로, 흔히 손이 늦어지는 症例가 많다.

우리들 針灸師가 招請되는 것은 거의 매양 最後의 末期的 症狀이 나타날 때이다.

卽, 癌・肉腫(稀有)이 增殖하여, 骨盤內諸神經을 壓迫하기 때문에 생기는 下腹痛・腰痛・下肢痛에 對한 治療를 求하는 까닭이지, 原病의 治癒에 期待를 걸고 있는 것은 아니다.

이들의 疾患의 末期는 文字대로 밤낮을 가리지 않는 地獄의 責苦의 連續걸이다 섬없는 疼痛의 밤낮이 繼續된다.

患者는 苦痛의 나머지 생각할 수 있는 限의 方法을 써보고 싶은 것이다. 마지막에는 모르핀 以外는 苦痛을 덜어주는 方法은 없다. 그러나, 모르핀은 될 수 있는대로 뒤로 미루었으면 한다. 모르핀을 맞기 시작하면 죽음은 바로 눈앞에 있는 것이니까.

針灸에 原病을 고치는 偉力이 있을 턱이 없다. 그러나, 一時的인 姑息療法으로서 試驗해볼 價値가 있다. 針灸의 刺戟은 아주 잠간 동안이긴 하지만, 患者의 苦痛을 가볍게 해줄 수가 있다. 普通의 鎭靜劑처럼 胃腸을 害하는 일 없이, 아니, 胃腸의 機能을 높이면서, 잠시 동안 病의 苦痛을 가볍게 하여 줄 수가 있다.

患者 自身의 希望으로 臨終이 가까워질 때까지 針灸의 治療를 繼續한 症例가 몇 사람, 數十名 回想된다.

(3)의 A

泌尿器疾患에 起因하는 下腹痛 가운데 針治療의 適應症

i) 遊走腎

腎은 腎動靜脈과 腎支配神經이 支持하고 있는것 뿐으로, 그 밖의 支持物은 없다. 腎의 周圍는 脂肪組織으로 고정되어 있을 뿐이다. 따라서, 여위어서 脂肪이 적으면 腎은 固有의 位置에서 움직이기 쉬워진다. 이른바 遊走腎을 일으키기 쉽게 된다.

腎은 後腹膜腔에 있으나, 그 痛症은 下腹痛이 되어서 나타나는 일이 많다. 腰背部에도 痛症이 나타나는데 下腹痛이 되는 수가 많다고 한다.

遊走腎이 軸捻轉을 隨伴할 때는 激烈한 下腹痛을 나타낸다.

男性보다도 女性에게 많이 나타나고, 高齡者 보다는 靑壯年 婦人에게 많다. 筋肉이 軟弱한 가날프게 여윈 內臟下垂體質의 婦人에게 많다. 또 여윈 婦人으로 잦은 姙娠出産의 經驗者에게 일어나기 쉽다.

遊走腎이 있어도 전혀 無痛·無症狀의 경우도 있다. 痛症의 存否는 主로 尿管의 狀態如何에 依하는 것이다. 尿管이 尿의 通過를 妨害하지 않는 狀態에 있으면 痛症이 缺如되는 것이 普通이다.

尿管이 銳角狀으로 屈曲하거나, 重積·捻轉·嵌頓 等 때문에 尿路가 閉塞되면 심한 痛症이 생긴다.

遊走腎은 腎臟의 觸診으로 쉽게 判斷할 수 있다. 막상 誤診하는 일은 없다.

第14圖　遊走腎의 針灸點(右腎의 경우)

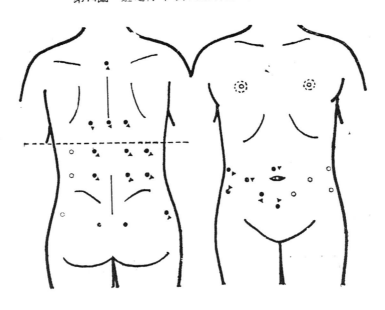

針治, 發作性의 激痛은 骨盤을 高位로 하여 力學的으로 腎臟이 原位置 復原을 꾀하면서 第14圖의 施灸點에 3番針 10~50mm(腹部는 얕게, 腰部는 깊게) 直刺, 15分間쯤 置針하면 대개의 경우 激痛은 鎭定한다.

　　激痛이 사라진 뒤에도 腰痛, 下腹痛, 間間이 微熱이 며칠 동안 繼續할 때가 있다. 灸療를 繼續하면 經快로 向하는 수가 많다.

●印	施灸點
○印	補助施灸點
▲印	針治點
△印	補助針治點

腹　部　水分, 關元, 患側大巨, 同帶脈, 同五樞, 同腹結, 皮電點 2~3

腰背部　腎俞, 脾俞, 次窌, 肝俞, 筋縮, 身柱, 患側胃俞, 同京門(澤田流), 同小野寺腎點, 皮電點 3~4

其　他　손의 曲池, 足 三里.

ii) 膀胱카타루, 過敏性膀胱

　　兩者 함께 針灸의 治療는 같은 모양으로 해도 可하다. 原因이 무엇이든 간에 針灸는 잘 奏効하는 것이 많다. 페니시링의 出現 前, 筆者는 아주 많은 淋病을 治癒시켰다.

　　지금 淋病은 抗生物質과 化學藥品(설파劑 等)으로 고치는 것이 常識으로 되어 있다. 그러나, 이들의 療法이 나타난 것은 불과 30年에 이르지 못하는 最近의 일이다. 그 以前의 淋病治療는 白檀油・프로타르고오르・色素製劑 等이었는데, 그러한 것이 고노곳겐(淋菌)을 죽이리라고는 생각되지 않으므로, 내개의 淋病은 結局 自然 治療로 나아져 버린 것이라고 생각해야 하리라.

滿 20歲가 되면, 男子는 例外없이 徵兵檢查를 받는데, 그럴 때 特히 性病에 對하여서는 特別히 자세하게 檢査를 하여, 萬一 性病에 罹患되어 있으면, 여러 사람 앞에서 심한 叱責을 받는다. 靑年들은 入隊 前에 性經驗을 곧잘 하므로 淋病에 걸리는 일이 매우 많다. 그러나 모두 나아서 結局 좋은 아버지가 되어 튼튼한 아기를 낳아 키우는 것이다.

淋病과 같은 疾病도 健康한 몸은 自然 治癒力으로 驅逐할 수 있는 것이다. 針灸를 加하면, 한층 더 빨리 治癒하였던 것이다. 自然治療力을 强盛하게 함으로 해서 治癒可能한 疾病은 모두 針灸의 適應症으로 생각하여도 無妨하다. 淋菌性膀胱카타루도 또한 針灸의 適應症인 것이다.

第15圖　膀胱카타루・過敏性膀胱의　針灸點

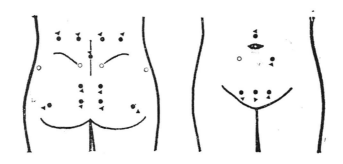

針治

灸療의 穴은 그대로 針治穴이 된다.

3番針으로 腹部 20~60mm, 腰部 40~70mm 直刺하여 15分間 置針한다.

●印	施灸點
○印	補助施灸點
▲印	針治點
△印	補助針治點

腹部　水分, 大巨, 中極, 大赫, 中極 또는 曲骨에 深刺(40~60mm) 尿道에 直接 울림을 주면 좋다.

腰部　腎俞, 京門(澤田流), , 허리의 陽關, 次髎, 中髎, 秩邊

其他　百會, 手三里, 曲泉, 三陰交, 照海(澤田流太谿), 皮電點 數個所

iii) 腎痙攣(네프라르기아)·尿管痙攣症

다가 平滑筋痙攣症의 一種으로서 腰部에서 下腹으로 걸처 심한 發作性의 疝痛을 나타낸다. 生命에 影響이 없는 疾病이지만 診定이 困難한 것이 많다 類症을 除外하고 最後에 痙攣症으로 하는 수 밖에 없다.

第16圖 腎痙攣症의 針灸點

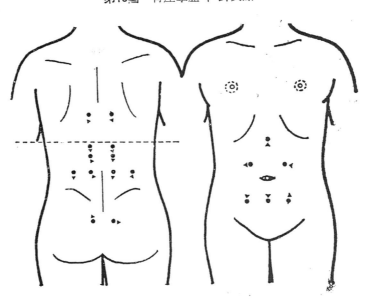

針治穴은 그대로 灸治穴로서 使用한다. 針治는 3番針을 쓰며, 腹部 20～40mm, 腰部 20～50mm 直刺하여 15分 程度 置針한다.

但, 肺野의 深刺는 嚴密하게 避하지 않으면 안 된다.

腹部 中脘, 氣海, 滑肉門, 大巨

腰部 脾俞, 胃俞, 腎俞, 次節, 京門(澤田流)

背部 肝俞

其他 手曲池, 足陽陵泉, 地機

皮電點 數個所

取穴이 너무 많다고 생각될 때는 壓痛의 强弱, 多少에 따라 取捨 選擇하는 것이 좋다.

●印 施灸點
▲印 針治點

第17圖　尿管痙攣症의 針灸點

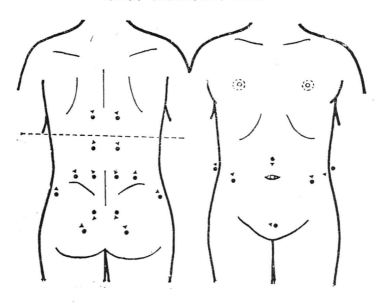

治法은 前項에 準한다.

| ●印 | 施灸點 |
| ▲印 | 針治點 |

腹部　水分，中極，帶脈，腹結
腰部　脾俞，次髎，澤田流京門，膀胱俞，小野寺臀部
背部　肝俞
其他　曲泉，三陰交
皮電點　數個所

(3)의　B

泌尿器疾患에 起因하는 下腹痛 가운데 針灸治療를 試行하여 可한 疾病

i) 結　石

腎盂·尿管·膀胱結石 等은 어느 것이나 激烈한 腰痛과 下腹痛을 나타낸다. 但 尿의 流出을 妨害하지 않는 結石은, 疼痛이 없는 것이 普通이다.

結石은 심한 苦痛으로 괴로워하는 수가 많지만, 直接 죽음에 이르는 일은 드물다. 針灸治療를 하여 봄이 좋을 것이다. 針灸를 繼續하고 있으면 體液의 性狀에 變化가 일어나거나, 硬固한 結石이 自然히 崩壞하여 砂狀이 되어 尿와 함께 排出

되어 버린 症例를 經驗하고 있다.

第18圖　腎盂結石의 針灸點

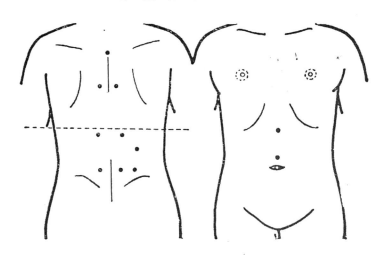

●표는 針治, 灸治에 通한다. 그림은 結石이 右側인 경우의 取穴이다.
腹部　中脘，水分
腰部　脾俞，腎俞，患側胃俞，患側京門(澤田流)
背部　身柱，膈俞
其他　手三里，足三里，陽陵泉，曲泉，澤田流太谿
　　　皮電點　數個所

第19圖　尿管結石의 針灸點

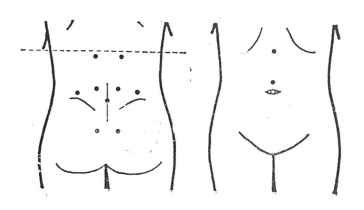

●표는 針治, 灸治의 共通點이다.
腹部　中脘, 水分
腰部　脾兪, 腎兪, 京門(澤田流), 次窌, 陽關
其他　曲池, 足三里, 曲泉, 然谷
　　　皮電點 3～4

第20圖　膀胱結石의 針灸點

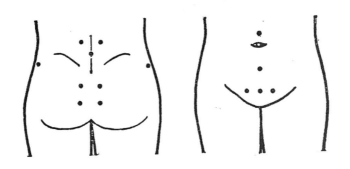

●표는 針灸 共通點
腹部　水分, 元關, 中極, 大赫
腰部　腎兪, 次窌, 中窌, 陽關, 小野寺臀點
其他　曲池, 曲泉, 箕門, 陽陵泉, 然谷
　　　皮電點 3～4個所

ii) 腎臟結核

한 쪽이면 物論 早期에 剔出해야 한다. 腎臟은 한 쪽만으로도 充分히 가벼운 勞動, 日常生活에는 지장이 없으므로 診斷이 붙는대로 手術을 해야 한다.

양쪽 腎臟이 侵犯되어 있을 때는 針灸가 좋다. 樋田氏는 42歲쯤일 때 兩側腎臟結核이라는 診斷, 澤田健 先生, 代田文誌 先生이 針灸治療를 行하고, 이어서 筆者가 引繼하여, 經過는 매우 良好, 發病 以來 22年間 健康하였다. 最後에는 64歲 때 腦軟化症으로 死亡하였다.

淸水氏(國民學校長)도 45歲로 前者와 같은 病院에서 같은 診斷을 받고 이 亦是 澤田·代田 두 先生이 針灸治療를 行하고, 이어서 筆者가 治療를 引繼받아 經過가 좋아서 日常生活을 繼續하여 67歲로 全然 다른 病, 穿孔性 胃潰瘍으로 別世하였다.

第21圖　腎臟結核의　針灸點

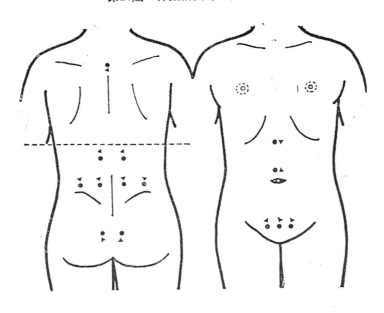

　　針灸 함께 共通의 治療點이다. 但, 特히 壓痛이 많은 阿是穴에 針治를 附加한다. 針은 三番針 15∼50mm 直刺, 15分 置針한다. 灸點은 너무 많이 하면 出血, 發熱을 增惡시킬 우려가 있으므로 함부로 增加하는 것은 避하지 않으면 안 된다.

●印　施灸點	腹部　中脘, 水分, 中極, 大赫
○印　補助施灸點	腰部　脾俞, 腎俞, 次髎, 澤田流京門
▲印　針治點	其他　身柱, 箕門, 血海, 湧泉
△印　補助針治點	皮電點 數個所

　　村山氏는 18歲 때 肋膜炎을 앓고, 이어서 淋病과 酷似한 症狀을 나타내어 松本市立病院에서 兩側 腎臟結核의 診斷을 받아, 筆者가 每月 한 번씩 往診하여, 經過는 良好하였으며 自然 治療가 되었다. 現在(1972年) 47歲로 工作機械工이 되어 기운차게 일하고 있다.

　　腎臟結核은 肺結核, 그 밖의 結核疾患과 마찬가지로 自然治癒가 적은 疾病의 하나이므로, 한쪽이면 剔出, 양쪽이면 針灸의 治療를 받아보는 것이 좋다.

　　針灸治療를 適當하게 行하여, 經過가 惡化한다는 것은 생각할 수 없다.

iii) 膀胱結核

　　腎臟結核 또는 爾餘의 結核에 續發하는 것이 많다. 病院의 治療와 協力하여 針

灸를 附加하는 것이 바람직하다.

針灸의 治療는 膀胱카타루에 準한다.

iv) 膀胱癌

膀胱에 癌이 原發하는 일은 적다. 直腸 또는 子宮의 癌에서 續發 또는 轉移하는 것이 많다. 針灸는 癌의 治療에는 거의 無力하다 해야 할 것이다.

단지 膀胱癌의 症狀을 얼마간이라도 弱化시키려는 目的으로서 試驗해 본다. 症狀이 多少 輕快하여졌다고 하여 安易하게 樂觀하여서는 안 된다. 어디까지나 姑息療法으로서 試驗하여 보는 것이다.

針灸의 治療는 膀胱카타루에 準하면 된다.

(3)의 C

泌尿器 疾患에 起因하는 下腹痛 가운데 針灸治療가 不適當한 疾病

膀胱異物・化膿性腎炎・腎카타루・腎動脈瘤・尿路閉塞・間歇性水腎症 等은 어느 것이나 針灸治療의 對象 外이다. 泌尿器 專門醫에게 맡길 일이다.

(4)의 A

그 밖의 原因에 依한 下腹痛 가운데 針灸治療의 適應症

i) 下腹部 神經痛

가장 많은 것은 老人性의 脊椎不正症, 椎間板헤르니아, 骨多孔症, 黃靭帶肥厚, 脊椎카리에스, 그 밖의 脊椎 疾患에 依하여 일어나는 下腹部 神經痛이다.

下部胸椎(Th Ⅸ, Ⅹ, Ⅺ, Ⅻ)의 異狀은 腹壁을 支配하는 脊髓神經의 壓迫에 依하여 가끔 甚한 痛症이 따르는 神經炎이 發生한다. 特히 高齡者에게 많이 發生하며 初老 以下 若年者에게는 적다.

初老 以下 若年層에도 같은 症狀을 보는 症例가 없는 것은 아니나, 短時日로 輕快해지므로 염려할 것은 없다.

高齡者에게는 健康한 사람, 病者를 묻지 않고 頻發하는 疾病이다. 그 痛症은 激烈하여서 患者는 自己의 나이를 생각하고 죽을 病이라고 判斷하여 悲觀하는 수 가 많다.

그러나, 그 痛症의 原因이 무엇이든 간에, 또 그 痛症이 아무리 심하여도 반드 시 治癒하므로 걱정은 必要 없다.

特徵은 조용하게 安臥하여 있거나, 조용하게 正坐하여 있으면, 조금도 아프지 않으나, 罹患部位를 움직이면, 지독하게 激痛이 일어난다. 所謂 헥센슈스(魔女의 一擊)이다. 그 痛症은 허리의 關節을 비틀어 끊는 듯 電擊의 鐵槌를 연이 맞은것 같으며, 下腹部로 波及된다. 患者는 허리의 屈伸을 極度로 避한다.

혼자서 일어나고 눕고 할 수 없다. 그러면서도 부축을 하면 오히려 더 심 하게 아프다. 痛症은 항상 發作的이 며, 반드시 局所의 運動의 瞬間에 擊 發한다. 平常時는 허리가 졸려들듯 하 여 步行이 뜻같이 되지 않으며, 起居 도 뜻같이 되지 않는다. 特히 便所의 使用이 困難하기 짝이 없으므로 便座

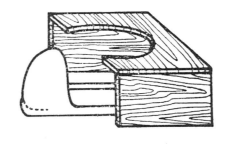

第 22 圖

를 使用하는 洋式으로 하는 것이 좋다. 간단하게 木手로 만든 것으로 充分하다. 포리칠렌의 가볍고 便利한 것이 市販되고 있으므로 어느 것이든 좋다.

木手가 만드는 경우, 너무 頑丈하게 만들면 取扱하기에 무거워서 不便하므로 너무 두꺼운 널판지를 使用하지 말 것이다. 臀部가 直接 닿는 部分은 작은 칼로 모서리를 떼고 샌드페이퍼로 닦아 놓으면 快的하게 쓸 수가 있다.

이 下腹痛(腰痛이 主며, 腹痛은 隨伴的 症狀)의 治癒 期間은 대체로 다음의 日 數를 標準으로 생각하면 된다.

60代	1〜 3週間
70代	4〜 6週間
80代	10〜20週間

어떤 高齡이라도 治癒하지만, 아주 再發하기 쉬운 疾患이다. 95% 治癒하였는 데 약간의 動作(재떨이를 집는다, 椅子에서 일어난다, 힐끗 뒤를 돌아본다, 양말 을 신는다, 돌멩이를 찬다는 따위)로 發病 當初의 出發로 되돌아간다는 일도 적

지 않다. 再發만 피할 수 있으면 모두 標準 治癒月數로 快癒하는 疾病이다. 即, 針灸의 適應症이니 豫後佳良이다.

第23圖　下腹部 神經痛의 針灸點

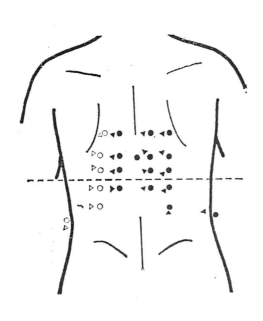

針灸 共通穴을 使用한다. 針의 길이는 針尖이 肋間神經 Ⅳ, Ⅹ 또는 Ⅹ, Ⅺ 아니면 Ⅺ, Ⅻ에 약간 닿을 程度가 가장 適當하지만, 絶對 肋膜에 닿이지 않도록 注意하지 않으면 안 된다.

肋間神經은 針尖으로 약간 程度는 傷하여도 無妨하나, 만일 肋膜을 穿刺하면, 針에 依한 有幷性·特發性 氣胸의 突發은 避하지 않으면 覺悟하지 않으면 안 된다.

여윈 體格의 症例이면, 肋間에서는 5~10mm로 肋膜에 이르는 것이다. 過誤의 發生은 極力 避해야 하는 것이므로 充分히 注意할 것. Ⅲ의 (2)에서 記述한 대로이다.

腹　部　없음
腰背部 (患側을 위로 하여 편안한 자세로 橫臥位를 取하게 하여 治療할 것)

隔俞, 肝俞, 膽俞, 脾俞, 隔關, 魂門, 陽綱, 胃舍, 胃倉 帶脈, 皮電點 數個所

ii) 헬페스後遺神經痛

下腹部에만 限하지 않으나, 헬페스는 神經痛을 後遺하는 경우가 적지 않다. 심한 痛症이 일어나고, 이어서 特有한 帶狀疱疹이 나타났다가 發疹이 消退한 後 長期에 걸쳐 頑固한 神經痛이 後遺症으로서 繼續될 때가 있다. 特히 高齡者의 헬페스에 보일 때가 많다. 針灸의 治療는 前項의 下腹部 神經痛과 마찬가지로 하면 된다. 針灸治療가 잘 奏效하는 下腹痛의 하나이다.

iii) 히스테리性 下腹痛·精神身體醫學(心身症)的 下腹痛

히스테리性 下腹痛은 그다지 많은 疾病은 아니지만 머리에 넣어 둘 必要가 있다. 筆者는 40年의 臨床으로 特有의 大發作(히스테리弓)과 部分的 知覺脫失·知覺過敏을 나타내는 典型的 히스테리를 만난 것은 두 例에 지나지 않는다.

女性으로서 오른쪽 또는 왼쪽 下腹痛을 呼訴하지마는 아무리 하여도 器質的 疾患을 發見해낼 수가 없을 경우, 症例의 環境·境遇·經過에 對하여 조용하게 誠意를 다하여 듣고 있으면 그 下腹痛(卵巢部位)은 히스테리性의 것이라는 것을 發見할 때가 가끔 있다. 며느리·시부모 間의 軋轢·좁은 住宅事情·아이들의 入試·入學問題·經濟的인 生活苦 그 밖에 몸에 겨운 걱정거리는 얼마든지 있다. 이들의 고충을 짊어진 神經質 素質의 婦人이 어떠한 肉體的·精神的 쇼크를 받을 때 發症하기 쉽다. 그런 경우 性生活이 圓滿하면 避할 수 있으나, 性生活이 滿足하지 않거나, 或은 缺落하였을 때, 히스테리性 下腹痛이 생기기 쉽다.

히스테리性 下腹痛에서는 下腹痛을 隨伴하는 疾患 特有의 皮電點이 빠진다.

第24圖 히스테리性 下腹痛의 針灸點

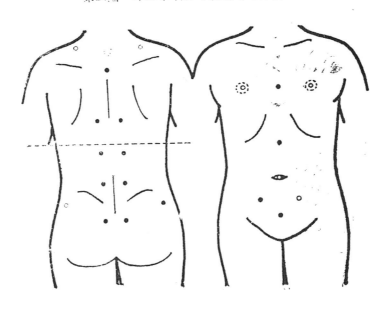

針灸共通의 穴을 使用한다. 針은 10～30mm 斜刺하여 15分쯤 置針한다.

胸腹部 中脘, 關元, 右 또는 左大巨, 膻中
腰 部 腎俞, 脾俞, 次髎, 右 또는 左小野寺臀點
背 部 身柱, 肝俞(天髎)
其 他 百會, 曲池, 足三里, 太谿(澤田流)
皮電點 3～5個所

●印	施灸點
○印	補助施灸點

精神身體醫學的(心身症) 下腹痛은 히스테리와는 別個의 것이다. 히스테리 發作은 어떠한 事情에 依하여, 病다웠던 편이 本人의 마음 속의 葛藤이나 抑壓이 解放된다.

心身症은 發散하면 正常으로 되돌아온다는 單純한 것은 아니다. 情緖(感情·情動)의 엉킴이 바르게 處理되지 않은 체인 狀態가 오래 繼續된 데서 機能的 疾患·器質的 疾患으로까지 進行한 疾病이다.

東洋醫術에서는 이것을 옛부터 記錄하고 있다. 素問·靈樞에는 具體的인 記述이 있다.

「陰陽應象大論篇 第五」에는 「怒는 肝을 傷하게 하며, 喜는 心을 傷하게 하며, 思는 脾를 傷하게 하며, 憂는 肺를 傷하게 하며, 恐은 腎을 傷하게 한다」고 쓰여있다.

같이 「擧痛論篇 第三十九」에는 「화(怒)를 내면 곧 氣가 있고, 기쁘하면(喜) 곧 氣가 弛緩하며, 슬퍼하면(悲) 곧 氣가 사라지고, 두려워하면(恐) 곧 氣가 내려가며, 놀래면(驚) 곧 氣가 混亂해지며, 생각하면(思) 곧 氣가 맺어진다(結) 云云」하고 記述되어 있다.

또 「五運行大論篇 六十七」에도 「陰陽應象大論篇 第五」와 마찬가지로 「怒는 肝을 傷하게 云云」이라고 記述하고 있다.

「痿論篇 第四十四」의 「悲哀 매우 甚하면 胞絡이 끊어지고, 胞絡이 끊어지면 곧 陽氣가 內動하며, 發하면 則 心下崩하니라 云云」이나, 「擧痛論」의 「슬프하면 마음이 조여들며, 肺는 펴져 치켜올라가고, 上焦의 氣는 通하지 않게 되며, 榮衛는 散布되지 않으며, 熱氣가 안에 엉기므로 氣는 消耗한다.」(中國『漢方醫學 槪論』)

『靈樞』口問篇의 「悲哀憂愁로우면 곧 마음이 움직이고, 마음이 움직이면 五臟六腑 모두 흔들리다 云云」 等等, 또 素問·靈樞에는 七情(喜·怒·憂·思·悲·恐·驚)의 度를 넘은 情動은 제각기의 相應한 內臟에 機能的·器質的 疾患이 생긴다고 하고 記述있다.

그들의 記述은 素朴하지만 觀察은 緻密 또한 卽物的(레아리스틱)이고, 表現은 實로 適切하다. 말하고자 하는 바는 過度한 情緖의 動搖는 疾病의 原因이 될 可能性이 매우 많다는 것이다.

極히 最近 美國에서 發達하여, 全世界의 醫學界에 滲透한 精神身體醫學이란 이것과 꼭같은 觀點이다.

196

假病도 아니요, 詐病도 아닌 精神身體醫學的 疾患, 心身症으로서의 下腹痛은
Ⅲ의 1의 A의 7에서 記述한 過敏性 大腸症候群이라는 形을 取하는 것이 제일
많다.

便秘와 泄瀉가 석바뀌며, 不定한 腹痛을 隨伴하며, 惡化하는 것은 潰瘍性 大腸
炎으로 進行하는 경우도 볼 수 있다.

心身症에 對한 治療는 簡單한 것은 아니며, 專門的 學議을 必要로 하는 것은
當然한다. 그러나, 藥物偏重, 劃一普遍的인 現行 保健制度下의 病院, 診療所를
돌아온 患者에 對해서는 針灸와 같은 전혀 다른 種類의 治療方法이 오히려 신기
한 興味의 期待를 얻어 뜻밖의 卓效를 나타내는 症例가 적지 않다.

但, 機械的으로 針灸를 하는 것 뿐만 아니라, 그 心身症이 發症한 機微를 解明
하고, 不安·葛藤·欲求不滿 等에서의 解放 때문에 適切한 助言과 指導를 아울러
行하지 않으면 所期의 效果는 얻을 수 없다.

心身症은 犯해지는 器官이 千差萬別·萬人萬態이며, 모델的인 針灸治療를 記述
하기는 困難하다.

心身症의 分類에 들어가는 下腹痛만도 많이 있으므로 個個의 症狀에 對한 針灸
治療는 紙面關係로 記述할 수 없기 때문에 槪括的으로 要約하여 간단하게 적는다.

第25圖 心身症으로서의 下腹痛의 針灸點

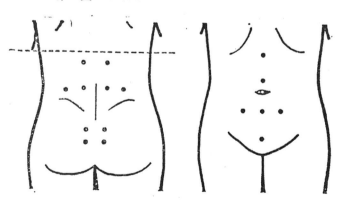

針灸共通穴을 使用한다. 針은 10~40mm 斜刺, 15分間 置針한다.

● 印 施灸點
○ 印 補助施灸點

腹部 中脘, 水分, 氣海, 中極, 大巨
腰部 腎俞, 脾俞, 次髎, 澤田流京門
其他 百會, 足三里, 陽陵泉
皮電點 3~5個所

(4)의　B

ㄱ. 밖에　原因에　依한　下腹痛　가운데　針灸治療를　하여도　좋은　疾病

i) 前立腺炎·前立腺肥大

前立腺炎은　急性期에　來院하는　일은　적다.　慢性前立腺炎·前立腺肥大에　對해서
는　針灸를　試圖하여　奏効하는　症例가　있다.　　治癒않더라도　病勢의　進行이　停止하
여,　日常生活에　큰　障害를　느끼지　않을　程度로　輕快하는　症例가　있다.

第26圖　　前立腺炎·前立腺肥大의　針灸點

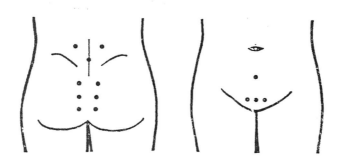

針灸　共通穴을　取한다.
針은　10〜30mm　直刺하여　15分間　置針한다.

●印　施灸點	腹部　關元, 極骨, 橫骨
○印　補助施灸點	腰部　腎俞, 次髎, 中髎, 下髎, 허리의 陽關
	其他　陽陵泉, 曲泉, 陰包, 太谿(澤田流)
	皮電點　3〜5個所

ii) 流注膿症(骨카리에스에　依한　것)

最近은　脊椎카리에스의　減少로　거의　볼　機會가　적지만　以前에는　많이　治療하였
다.　穿刺排膿하여　좋은　經過를　거치는　例도　있으나,　穿刺部가　그대로　瘻孔이　되
어　1年, 2年　膿이　흘러나오던　症例가　적지　않았다.

瘻孔部는　混合感染으로　汚染되어　惡臭와　高熱의　症狀이　繼續되어　차차로　衰弱

해져서 드디어 죽음의 轉機를 取하는 症例가 적지 않았다.

針灸는 自然治癒를 促進하므로 相當히 많이 고인 膿汁도 吸收하여 治癒하는 例가 적지 않다. 治療의 主眼은 流注膿瘍이 存在하는 局所보다도 罹患骨의 部位를 目標로 同時에 全身의 균형을 整備하도록 힘을 기울인다(그림은 省略).

iii) 가우자르기(戰傷疼痛・灼熱樣疼痛)

모든 痛症 가운데서 가장 심한 痛症으로 알려져 있다. 모든 醫療가 無效로 그치는 症例가 많다고 한다.

麻糸製造會社의 專務理事 H氏(當時 31歲)는 新婚의 꿈도 아직 옅은 1個月 後인 어느 날 自己 工場의 로프製造의 現場을 돌아보던 중, 런던製 服地로 만든 洋服의 下衣자락이 機械에 끼어 第1腰椎下에서 脊髓切斷의 重傷을 입었다.

勿論 下半身의 完全 麻痺로 起居 不能, 步行 不能, 大小便 失禁이 되었다. 곳곳의 病院을 찾아 마지막에는 脊髓損傷專門의 病院에 長期間 入院 加療하였다.

麻痺의 恢復 때문이 아니다. 脊髓損傷 以來 끊임없이 덮치는 激烈한 痛症(全身・全皮膚)의 治療 때문이다.

所謂, 가아자르기라고 불리우는 發作性의 심한 痛症, 灼熱의 痛症, 어떠한 말로써도 表現할 수 없는 괴로운 痛症이 밤・낮 없이 繼續한다. 아내・兩親・祖父・兄弟姉妹・一家全員, 웃음을 잃은 歲月이 몇年이나 繼續하였다.

針灸治療에 期待를 걸고, 筆者의 治療를 처음으로 祖父가 試驗하여 보고, 이어서 어머니가, 누이가, 아우가 試驗하여 보고, 매우 상태가 좋으므로, 患者는 期待를 가졌다.

初診 1958年 3月 14日

모든 刺戟이 痛症이 된다. 소리도 빛도 추위도 더위도 心理的 動搖도 모든 刺戟이 痛症이 된다. 가볍게 腹診의 손을 대어도 심한 痛症이 된다. 이를 악물고, 눈을 감고, 주먹을 쥐고 激痛을 참는다. 그럴 때는 患者의 胸腹에도 손등에도 방울방울 땀방울이 맺힌다. 苦悶의 激痛發作이 3分쯤 繼續한다. 그 時間의 길기란! 發作이 없을 때는 實로 溫和한 紳士이지만, 發作할 때의 얼굴은 苦悶을 참아내는 維摩居士 바로 그것이다.

조용하고 부드러운 音樂만이 제일 즐거워 잠시 痛症의 發作을 弱化시켜 준다. 드높은 소리, 거칠은 소리는 모두 痛症이 된다.

發作이 쉬는 사이에 灸點을 붙여, 針을 놓고, 灸를 떴다. 針이나 灸의 刺戟이 激痛發作을 誘發할까 하고 걱정하였으나, 아무런 相關關係도 일으키지 않았다.

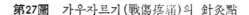

第27圖　가우자르기(戰傷疼痛)의 針灸點

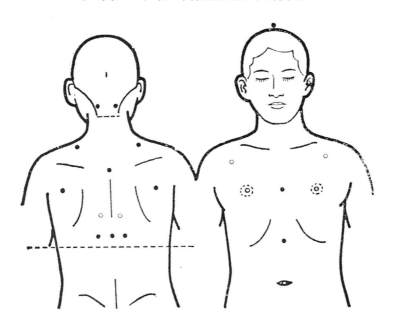

針灸 共通穴을 使用한다.

本症例에서는 置針은 하지 않고, 直刺, 斜刺하여 몇 번을 가볍게 雀啄을 行하였으나 置針이 有效하지는 않았던가 하고 생각된다.

●印　施灸點	胸腹部　中脘, 膻中(中府)
○印　補助施灸點	肩背部　身柱, 天窌, 天宗, 肝俞, 筋縮(隔俞)
	其 他　百會, 天柱, 曲池, 手三里, 神門

本症例는 그 後 自動車部品・악세사리 專門店을 開業하여 現在에 이르고 있다.

(4)의 C

그 밖의 原因에 依한 下腹痛 가운데 針灸治療가 不適當한 疾病

腹部大動脈瘤

그다지 自覺症狀이 없기 때문에 다른 疾患의 治療로 來院하여 發見되는 경우가 間或 있다. 針灸의 絶對禁忌는 아니지만 治療·輕快를 바랄 수는 없다.

早期에 勞動을 避하고, 責任있는 職場, 役職에서 물러나게 하여, 悠悠閑居 한 生活에 들어가도록 指導·助言함이 좋다.

驛長 A 氏(當時 48歲)는 大戰 後 얼마 되지 않았을 무렵, 腹部의 異狀을 呼訴하며 來院, 腹診하여 腹部에 直經 3cm, 길이 10cm 程度의 大動脈瘤를 發見하여 前途가 있는 身分이었으나, 退職을 勸하여 閑居하게 했다. 그 後 年 2, 3回 來院하여 針灸의 治療를 加하여, 河野一郎氏의 腹部大動脈瘤破裂에 依한 갑자스런 죽음의 直後, 來院하였을 때는 70歲를 넘고 있었다.

그는 커다란 腹部大動脈瘤를 가진 채 세 사람의 子女를 出家시키고, 20餘年을 더 살다가 71歲의 天壽를 마칠 수가 있었다.

下部腹直筋炎·腰筋膿瘍·睾丸軸捻轉·脊髓癆·鉛中毒·鼠徑部헤르니아·肺炎·胸膜炎

이들의 疾患도 下腹痛을 呼訴하는 경우가 적지 않다. 그러나 어느 것이나 針灸의 適應症이라고는 할 수 없다. 針灸治療나 一時的인 腹痛의 緩解를 얻었다 하더라도 輕快 또는 治癒로 이끌기는 不可能하다고 생각하지 않으면 안 된다. 그것보다도 針灸治療로 一時 糊塗하였기 때문에, 適切 또한 有效한 다른 醫療를 받을 機會가 늦어짐을 두려워해야 할 것이다.

腰　痛　　　　　　　《森秀太郞》

머 리 에

腰痛이란 文字그대로 허리의 痛症으로서 症狀의 하나이다. 痛症의 原因이 確認
되었을 때에는 여러가지의 病名을 붙일 수 있다. 原因이 分明하지 않는 것에 限
하여 單純히 腰痛症으로서 取扱하고 있다. 腰痛은 말할 겻도 없이 腰椎와 그것을
둘러싸고 있는 筋肉·腱 따위의 軟部組織의 變化가 痛症을 일으키는 原因이 된
다.

허리는 軀幹의 中心에 있어서 上體를 떠받을 뿐만 아니라 軀幹이나 발의 運動
에 重要한 구실을 맡고 있다.

또 構造부터가 脊椎管內에 脊髓가 있고, 椎間孔에서 脊髓神經이 放出되고 있어
서 多數의 靭帶나 筋肉에 接하여 走行하고 있으며 이들에 關聯된 障害는 必然的
이라고도 할 수 있다.

腰痛의 大部分은 腰椎와 그것을 둘러싸는 軟部組織의 障害에 依하여 일어나는
것은 말할 나위도 없다. 그러나 腰部에 直接障害가 없어도 Kellgren의 實驗에 依
하는 것처럼 腹部 그 밖의 臟器에 異常이 있으면 反射性의 腰痛이 일어날 때가
있다. 그러므로 허리뿐만 아니라 多方面으로 부터의 診察도 必要하게 된다.

1. 허리의 構造

A. 腰椎의 前彎

腰椎는 脊椎가운데 가장 强한 椎體와 靭帶를 가지면서 왜 痛症이 일어나기 쉬울까. 온갖 意見이 나오고 있으나 대개 는 허리의 構造의 特殊性에 있다고 생각된다.

그 하나에 腰椎의 前彎를 들고 있다.

사람이 進化의 過程에서 直立姿勢로 걷게 되면서부터 腰 痛이 일어나게 되었다고 하는 說도 있다.

椎體가 垂直으로 重疊되어 있으면 上體의 무게를 괴는데 別로 힘이 들지 않으나 前彎하고 있기 때문에 重力을 비스 듬히 받는 關係에서 壓縮應力이 腰部에 集中하고, 그 위에 腹筋의 攣縮에 依하여 다시 加重되어 腰椎의 어긋남이 생기 기 쉽다.

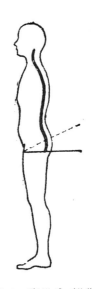

圖 1 脊椎의 彎曲

B. 허리의 力學的 關係

사람이 서서 걷거나 일을 하기 위해서는 항상 重心의 바란스를 유지하는 일이 必要하고 이 身體의 바란스는 언제나 허리와 목(頸)과 무릎의 세 點이 中心이 된 다.

萬一 頸部나 무릎이 障害되면 그 몫만큼 더 허리의 代償性 運動이 必要하게 되 어 허리의 運動量의 比重이 增加한다.

또 허리는 腰椎의 運動뿐만 아니라 骨盤과 股關節을 包含한 運動이 一體가 되 어 있다. 만약 股關節에 障害가 있으면 그 몫만큼 腰椎의 구실이 增加하기 때문 에 腰椎의 前彎이 著明해진다.

또 軀幹을 直立시키기 위해서는 腹筋과 背筋이 拮抗하여 尾側에서 股關節의 支

點으로서 背側과 腹側의 大腿筋이 拮抗하여 骨盤을 固定하는 구실을 하고 있다.

萬若 이들의 拮抗이 筋肉의 疲勞 따위로 무너지면 腰椎의 前彎이 强化될 뿐만 아니라 甚하게 되면 椎間板헤르니아가 생기거나 軟部組織의 血行等이 阻害되어 痛症을 일으키는 原因이 된다.

C. 허리의 軟部組織

腰部에는 어디보다도 强大한 背筋, 靱帶等이 있어서 더욱 腰椎를 中心으로 複雜하게 構成된 筋肉, 筋膜, 腱等이 있다.

組織의 過緊張이나 老化가 있으면, 이들의 筋肉, 腱 따위의 脆弱化나 變性이 일어난다.

後縱靱帶는 脊柱全體를 通하여 脊椎를 連結하고 脊椎를 補强하는 구실을 하는데 一見 强한 듯이 보이는 이 靱帶에도 울곳이 있다.

即, 椎體 그 自體에 강하게 癒合하고 있는데도 不拘하고 椎間部에 있어서는 線維輪와 緩慢하게 結合하고 있다.

椎間板의 變性이 생긴 경우에는 脊椎의 不安定이 增加하고 그 때문에 自然으로 後縱靱帶의 緊張을 제측하여 反應性의 骨棘形成을 일으키거나 椎間板 後外側部가 다른 것에 比較하여 弱한 때문에 여기에서 髓核脫出을 일으키곤 한다.

D. 椎 間 板

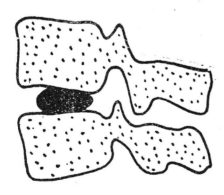 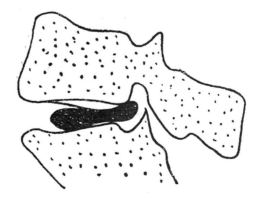

圖 2A 正常인 椎間板   圖 2B 椎間板헤르니아

椎間板이라는 것은 椎體에 끼인 軟한 軟骨組織인데 脊柱의 構築上 쿳숑의 구실을 하고 있는 關係로 가장 키다란 무거운 짐에 눌러 있다. 더구나 이 무거운 짐은 脊柱의 屈伸에 倍加되므로 椎體에 끼어서 議形을 일으키거나 椎間板 自體의 變性을 招來하기 쉽다.

腰椎의 前彎이 進行되면 椎體 前部가 接近하여 髓核이 뒷쪽으로 移動하여 線維輪의 脆弱化와 함께 어떠한 機會에 後側쪽으로 脫出하는 수가 있다. 이것을 椎間板헤르니아라 부른다.

요즘 腰痛이 있을 때 렌트겐檢査가 常時 行해지게 된 關係로 椎間板헤르니아의 發見이 많고 腰痛이라고 하면 椎間板헤르니아처럼 생각되기 쉬우나 實際에는 그렇게 많지 않다. 東邦大整形外科의 外來 統計에서도 그 數는 腰痛 總數의 1/10에도 차지 못한다.

E. 椎間板과 神經障害

椎體의 上下의 關節突起, 椎間板 및 이것을 끼우는 椎體의 上下端 後面을 가지고 椎間孔이 形成되어 있다. 이 椎間孔에서 脊髓의 神經根, 後根神經節根囊, 動, 靜脈의 血管等이 드나들고 있다.

腰椎에서는 相當한 餘裕를 가지고 이들의 神經이나 血管이 드나들고 있으나 萬一 椎間板헤르니아가 있으면 이 椎間孔이 좁아져서 神經이나 血管을 壓迫하기 때문에 腰痛이 일어난다는 것이다.

그 외에 脊椎 그 自體의 棘形成, 分離症, 미끄럼症 따위도 椎間孔을 좁아지게 한다고 하지만 實際에는 그렇게 많지 않다.

椎間板헤르니아가 있으면 곧 椎間孔을 드나드는 神經을 壓迫하여 根性 坐骨神經痛을 일으키는 것처럼 생각되고 있으나 實際에는 椎間板헤르니아가 있는데도 不拘하고 腰痛이나 坐骨神經痛이 일어나고 있지 않은 일도 많으며, 더구나 神經根, 神經節의 壓迫變化를 證明한 症例조차 그 半數 以下로 痛症의 呼訴가 없었다는 것도 報告되어 있다.

따라서 單純하게 機械的 影響만을 重視하는 것은 危險하다.

椎間板 헤르니아의 렌트겐 所見이 別로 改善되어 있지 않더라도 根性坐骨神經

痛이나 腰痛等의 痛症이 輕減되는 理由도 이따위 事情에 依하는 것이리라.

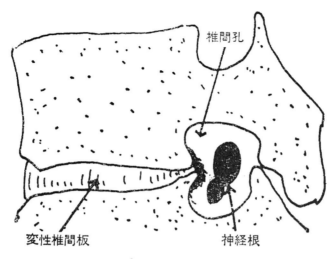

圖 3　椎間孔과 脊髓神經根

2. 腰痛의 診察法

A. 問診上의 注意

어떠한 動機로 痛症이 일어난 것인가?

에킨대 긴 時間의 坐業, 自動車의 運轉, 荷物의 運搬, 가벼운 作業等 여러가지의 動機를 充分히 聽取한다. 그것에 依하여 障害가 筋, 筋膜性의 것인가. 或은 腰椎의 障害까지 생각해야 할 것인가 하는 診斷 豫想을 할 수도 있다.

언제부터 아프게 되었는가?

發病 日時도 될 수 있는대로 자세하게 들을 必要가 있다. 發病도 오래되면, 똑똑하게 記憶하지 못하거나, 또 1~2週日 前에 넘어진 일은 없는가. 허리를 부딪힌 일은 없는가 하는 따위를 물어본다. 外傷이라도 2~3個月 지나면 잊고 있을 때가 많다.

어떠한 動作으로 아픈가?

어떠한 姿勢를 取하면 허리가 아픈가, 自發痛인가. 運動痛뿐인가. 發作性의 痛

症인가. 持續性의 痛症인가 따위를 묻는다.

아프기에 따라서 自發痛이나 持續性의 痛症이 强한 경우는 炎症性인 것을 생각하고, 그렇지 않는 경우는 非炎症性인 것을 생각한다는 것과 같이 治療方法과도 密接한 關係가 있다.

運動痛인 경우는 가장 아픈 姿勢를 患者에게 取하게 하여보고, 實際로 아픈 場所를 患者 自身에게 指摘시킬 必要도 있다.

B. 觸診上의 注意

觸診을 함에 있어서 처음에는 가볍게 만져보는 것이 重要하다. 때에 따라서는 대단히 過敏하게 되어 있는 수도 있으므로, 갑자기 强하게 壓迫하거나 하지 않도록 처음에는 皮膚를 쓰다듬는 程度로 하여 皮膚의 知覺異常, 筋의 緊張 狀態를 본다.

또 觸診前에 患者 自身에게 어디쯤이 아픈가 가르키게 하여 본다.

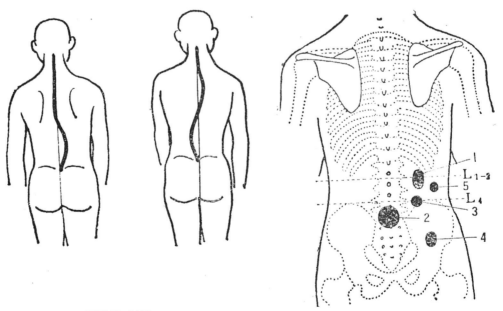

圖 4 腰椎의 側彎

圖 5 腰痛時의 壓痛點

觸診의 順序로서는 먼저 脊柱부터 시작한다.

腰椎의 棘突起의 凹凸, 棘突起間의 間隔의 狀態, 全體의 歪曲 따위를 본다. 대개 脊柱를 觸診하는 것만으로 어느 椎에 異常이 있는가 쯤은 짐작이 간다.

또 觸診中에는 脊柱의 過敏點, 壓痛의 有無 따위도 잘 물어보고 매직·잉크로 표시를 하여 두면 좋다.

脊柱의 觸診이 끝나면 다음에 脊柱의 兩傍의 壓痛, 硬結을 찾아낸다. 脊柱의 兩傍의 壓痛, 硬結 따위를 診察하는 要領은 반드시 左右를 比較하는 일이며, 弱한 壓痛이라도 左右를 比較하는 것으로서 確認할 수가 있다.

다시 第2~第3腰椎의 兩傍에서 약간 벌어진 곳 即 志室穴 附近의 上下, 仙骨周邊, 殿部等의 壓痛, 硬結의 有無도 자세하게 본다. (圖5 參照)

C. 動作의 觀察

腰痛의 診察上 가장 重要한 것은 動作의 觀察이다.

腰痛의 診察은 患者가 診察室에 들어온 瞬間부터 시작된다고 하여도 過言이 아니다.

먼저 步行狀態, 다음에 옷을 입고 벗는 狀態, 앉는 動作, 눕는 動作, 돌아눕는 動作等을 보고 記憶하여 둔다. 그 動作의 낱낱이 腰痛의 程度, 痛症의 狀態의 눈겨냥이 된다.

動作이 스므스하게 行해지는가 어떤가 하는 것에 따라 治療效果의 判定에도 도움이 된다.

그러나 單純히 起寢하는 것을 그냥 그대로만 觀察하는 것만이 아니라 實際로 運動을 시켜보고 痛症의 狀態를 물어보는 것도 必要하다.

자리 보전하고 있는 激症의 患者는 누운 그대로의 狀態로 발이나 목, 어깨等을 움직이게 하여 보고 痛症이 일어나는 狀態를 물어 본다.

움직일 수 있는 患者라면 우선 正坐시켜 보고 얼마만큼 前後屈이 되는가, 또 側屈이 되는가. 回轉이 되는가 等을 檢査한다. 이런 경우 無理를 하지 않도록 굽힐 수 있는데까지를 限度로 하여 대채격인 角度를 記憶하여 카르데에 격어 두면 좋다.

또 運動 檢査 途中에 아픈 곳을 確認하여 表를 해두는 것도 必要하다.

相當히 經過가 좋아지면 이번에는 선 姿勢로 運動을 시켜 본다.

D. 神經學的인 檢査法

1. 라세그테스트(S.L. Test)

患者를 위로 보고 눕히고(仰臥), 下肢를 굽히지 않도록 하여 伸展位인 채로 위로 든다. 이 때 痛症이 생기는 左右股關節屈曲角度를 比較한다. 正常으로는 約45度까지 痛症이 없으나 椎間板헤르니아 따위가 있으면 殿部에서 大腿後側으로 걸쳐 痛症이 있고, 充分한 擧上을 할 수 없다.

2. 4字테스트(Patrick test)

그림 6처럼 股關節을 屈曲, 外轉, 外旋하듯이 한쪽의 外果를 다른 쪽의 뻗친 下肢의 무릎위에 얹고, 檢査하는 쪽의 무릎을 바깥쪽으로 壓迫하였을 때 痛症때문에

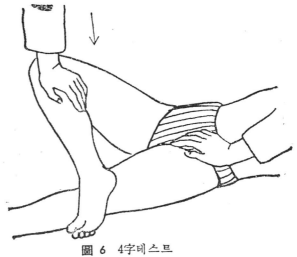

圖 6 4字테스트

무릎이 台에 닿을 때까지 外轉이 되지 않으면 陽性

이 테스트로써 仙腸關節, 腸腰筋, 股關節의 病變과 腰椎 起因의 痛症과의 區別에 使用한다.

3. 膝蓋腱反射

무릎을 세워 한쪽편의 下肢를 그 위에 얹고, 膝蓋아래의 四頭筋腱을 叩打한다 或은 높직한 寢台에 兩下肢를 나란히 하여, 무릎을 120度~150度로 굽혀서 무릎을 두드린다. 두드려서 발끝이 올라가면 (＋), 올라가지 않으면 (一)이다.

4. 아끼레스腱反射

아끼레스腱을 두드려서 反射的으로 腓腹筋 및 平目筋의 收縮이 일어나 발이 발바닥 方向으로 屈曲하면 (＋), 하지 않으면 (一)

5. 테스트에 依한 罹患椎間板의 判定

L2~L3의　사이 {
　膝蓋腱反射 (一)
　라세그　　　 (一)
　무릎의　知覺鈍麻,　大腿四頭筋力低下
}

L3~L4의　사이 {
　膝蓋腱反射 (一)
　라세그 (一)
　下腿內側의　知覺鈍麻,　前脛骨筋力低下
}

L4~L5의　사이 {
　腱反射正常
　라세그 (十)
　발등 中央部의　知覺鈍麻,　脛骨筋力低下
}

L5~S1의　사이 {
　아끼레스腱反射 (一)
　라세그 (十)
　발등外側部의　知覺鈍麻,　平目筋力低下
}

6. 疼痛 程度

重　　度

1. 혼자서 돌아 누울 수가 없다.

2. 혼자서 앉을 수 가 없다.

3. 앉아도 혼자서 일어 설 수 없다.

4. 무엇을 잡고 겨우 일어설수가 있다.

5. 서 있어도 걸을 수가 없다.

中 程 度

1. 壁을 짚어 가면서 걸을 수가 있다.

2. 用便을 할 수가 없다.

3. 室內에서만 걸을 수 있다.

4. 지팡이를 짚으면 室外로 나갈 수 있다.

5. 約 30m程度 室外에서 걸을 수 있다.

輕　　度

1. 바지(下衣)를 입고 벗는 것이 不自由

2. 步行中 가끔 멈추어 선다.

3. 作業을 할 수가 없다.

4. 作業은 할 수 있으나 저녁이 되면 아프다.

5. 日常生活에 支障은 없으나 아침이 되면 약간 아프다.

疼痛評價基準

　A. 痛症의 狀態

1. 痛症때문에 그 動作을 할 수 없다.

2. 痛症을 참으면 動作을 半쯤할 수 있다.

3. 痛症을 참으니까 動作을 全部할 수 있다.

4. 動作을 할 때 약간 아프다.

5. 動作을 反復하여도 아주 正常

　B. 라세그症候

1. 40度 以內로 올리면 아프다(下肢伸展)

2. 40~60度로 아프다(下肢伸展)

3. 60~70度로 아프다(　　〃　　)

4. 70~80度로 아프다(　　〃　　)

6. 80~90度로 아프다(　　〃　　)

　C. 床指間距離(마루에 서서 前屈하였을 때)

1. 손가락 끝과의 사이가 45cm 以上

2. 손가락 끝과의 사이가 45cm

3. 손가락 끝과의 사이가 30cm

4. 손가락 끝과의 사이가 20cm

5. 손가락 끝이 마루에 닿는다.

3. 腰痛의 治療法

　腰痛의 痛症 樣相은 가벼운 것으로는 通常의 作業은 할 수 있는 것으로부터 심한 것으로는 運身조차 할 수 없는 것까지 있다.

　痛症의 程度에 따라 治療法도 달라지므로 痛症 樣相을 넷으로 나누어 治療法을 記述하기로 한다.

1. 激痛性인 것

매우 强한 疼痛으로 몸을 움직일 수가 없는 것. 이것에는 突發性의 것과 徐徐히 일어난 것이 있다.

2. 運動痛性인 것

腰痛 가운데에는 가장 많은 것으로 動作을 할 때에는 아프지만 自發痛이 別로 없는 것.

3. 鈍痛性인 것

무딘 痛症이 繼續, 어쩐지 무겁고 나른한 느낌이 强한 것.

4. 自發痛이 따르는 反射性인 것

腰部 自體에 變化를 볼 수 없으나 다른 病의 影響에 依하여 自發痛이 있으며, 反射性으로 아픈 것.

A. 激痛性의 腰痛治療

1. 突發性으로 오는 심한 腰痛

무엇인가 히리께로 물건을 들어 올리려고 하거나 옆에 있는 것을 잡을려고 뒤로 돌아보는 瞬間. 갑자기 아프게 되어 움직일 수 없게 될 때가 있다.

여기에는 椎間板헤르니아, 筋 筋膜症이 大部分이다. 드물게 骨粗鬆症 等도 있다 그것의 태반은 筋 筋膜性인 것으로 椎間板헤르니아는 말만큼은 많지는 않다.

이것과 많이 닮은 것으로 轉倒後 아프게 되는 棘突起나 橫突起의 離端骨折이 있다. 넘어진 것을 잊고 있거나 骨折끝이 작기 때문에 렌트겐 檢査에서 놓쳐버리는 수도 있으며, 中年 以後의 婦人들에게 많다.

椎間板헤르니아

動　　機

대개는 가벼운 것을 들어 올렸을 때 갑자기 아프게 되는 수가 많다. 再發을 되풀이 한다.

痛　　症

처음에는 腰部 全體가 아픈 느낌이 나고 몇 時間뒤에 下腰部에 固定된다. 椎間板헤르니아의 大部分은 第4〜第5腰椎間, 第5腰椎와 第1仙椎間이며, 이 사이가 70%를 차지한다고 한다.

患者는 起寢이나 步行困難 때문에 어쩔 수 없이 며칠 동안 安靜을 한다. 대개 경우 7~10日 程度로 自然히 痛症이 가벼워지는데 나았다고 생각하고 일을 하거나 하면 再發하여 다시 움직일 수 없게 되는 수도 있다.

特　徵

椎間板헤르니아의 特徵으로서 根性症狀이 있다. 이것은 脫出 或은 膨隆한 椎間板에 依하여 일어난다.

根性症狀이란

1. 라세그症狀

대개는 一側性에 오는 것으로 下肢를 뻗친 채로 위로 들면 痛症을 느낀다. 45度까지의 陽性은 실마리로서 重要하다.

2. 放散痛

坐骨神經의 走行을 따라 일어나 安靜할 때는 輕快하지만 運動 步行, 책상다리 앉음새일 때는 增惡해진다. 허리는 앞으로 굽혔을 때 痛症이 甚하다.

3. 膝蓋腱反射 아끼레스腱反射 어느 것이나 亢進한다.

4. 서서 뒤에서 보면 腰椎의 側彎이 보인다.

5. 坐骨神經領域의 著明한 壓痛

6. 발의 엄지발가락 또는 발등 人指 以下의 저리는 느낌 또는 知覺 鈍麻

治　療　法

發作할 때는 第4~第5腰椎棘突起 사이 또는 第5~第1仙椎의 棘突起 사이에 著明한 壓痛 또는 知覺過敏이 있다.

손가락 끝으로 눌러서 過敏點에 治療點을 求하여 皮內針을 行하는 赤羽幸兵衛氏는 第5腰椎 第1仙椎棘突起 사이를 上仙穴이라고 이름붙여 곧잘 使用하고 있다. 또한 이들의 脊椎의 椎骨에 가까운 部位는 單刺法을 行한다.

더구나 大腸兪, 腎兪, 志室(어느 것이나 患側)에도 壓痛이 있으며, 2~3號針을 使用하여 刺入後 가볍게 雀啄法을 行한다.

坐骨神經의 領域에 放散痛이 있을 때는 殷壓點, 承扶, 殷門, 委中 承山穴 等에 刺針한다.

急性期로 痛症이 심할 때는 될 수 있는대로 가늘은 毫針을 使用하여 가벼운 刺激을 주는 편이 낫다.

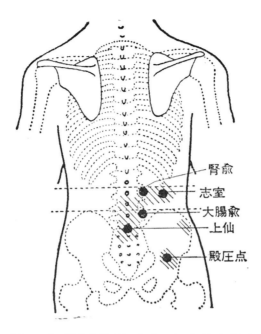

腎兪
志室
大腸兪
上仙
殿圧点

圖 7　A 根性坐骨神經痛의 壓痛部位와 治療穴

施灸는 쌀알만한 것으로 5壯 以內로 그친다.

또 患側의 中封, 太衝, 발의 臨泣 等의 壓痛을 살피고 壓痛이 있으면 3〜5號針을 使用하여 雀啄法을 行한다. 여기에 多少强한 刺激을 준다.

特히 中封穴은 重要하여 여기에 刺針한 것만으로도 가볍게 되는 수가 많다.

發作할 때는 沐浴을 嚴禁하고, 安靜을 지키는 것이 第一이며 沐浴을 하면 增惡해진다.

또 너무 부드럽게 푹신푹신한 寢台에 눕히면 痛症이 增惡해지는 수가 있다. 엷은 이불에 患側을 윗쪽으로 하여 새우채럼 下肢를 굽히고 누우면 比較的 痛症이 편하게 된다.

筋 筋膜性腰痛

動　機

椎間板헤르니아와 같이 무엇이든 물건을 들어올리려고 했을 때나 몸을 捻轉하였을 때에 갑자기 激痛을 나타내어 움직일 수 없게 될 때가 많다.

痛　症

亦是 처음에는 허리 全體가 아프고 재채기나 기침 따위로 增惡하고, 安靜했을

때 일어나려고 몸을 움직이면 경련같은 發作性의 심한 痛症이 일어난다.

特　徵

比較的 젊은 사람 또는 中年者에게 많으며, 動作의 시초에 심하게 아프지만 일어나서 조금 움직이면 痛症이 편하게 되는수가 많다.

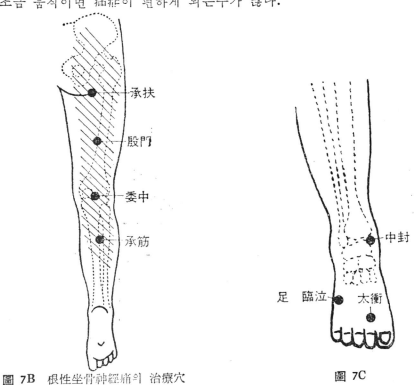

圖 7B　根性坐骨神經痛의 治療穴　　　　　　　圖 7C

一般的으로는 렌트겐所見으로 腰椎에　異常이 보이지 않을 때는 筋 筋膜症으로 치부하고 있으나 實際에는 렌트겐所見 以外의 分明한 鑑別法이 있는 것은 아니다

表層筋의 筋肉, 筋膜等에 障害가 있을 때는 比較的 著明한　壓痛이 있으며, 確認하기 쉬운 放散痛은 神經의 走行과 別로 關係가 없다.

深部筋일 때는 아픈 곳이 막연하여 잡을 수가 없고 壓痛點도 深部에 있기 때문에 確認하기 어렵다.

알기 어려울 때는 아픈듯한 動作을 하게 함으로써 起痛點을　把握하는 것이 必要하며, 이런 경우는 그대로의 姿勢로 壓痛點에 刺針을 한다.

治　療　法

筋 筋膜性의 腰痛은 痛症이 심할수록 筋肉의 過緊張이 著明하여 左右差가 明確

하게 나타나 있다. 또 發作할 때에는 知覺 過敏을 일으키고 關聯痛도 神經의 走行과 關係가 없으며 때로는 엉뚱한 곳에까지 放散할 때가 있다.

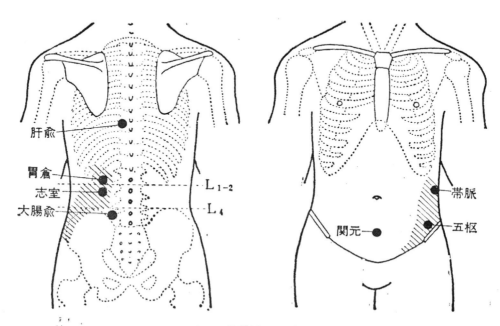

圖 8A　筋筋膜性腰痛의 治療穴

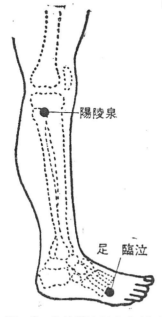

圖 8B　筋筋膜性腰痛의 治療穴

심하게 아플 때는 壓痛點을 選定하여 單刺法을 行하든지 過敏點에 皮內針을 行한다.

壓痛部位는 第3腰椎橫突起 外端의 志室穴을 中心으로 나타나는 일이 많다.

따라서 治療點으로서는 志室 및 肓門, 胃倉, 大腸兪, 側 腹部의 帶脈, 章門, 五樞等 下腹部의 氣海, 關元 等도 使用한다.

또한 腰部뿐만 아니라 背部의 肝兪, 膽兪 等에 壓痛이 있는 수도 많다. 발에서는 陽陵泉, 발의 臨泣等에도 있다.

深部筋이 侵犯될 때는 側腹部에서 下腹部 特히 鼠經部를 따라 筋緊張이나 壓痛이 있을 때가 많다,

때로는 陰囊에서 大腿內側에 미치는 일도 있다.

筋筋膜性의 腰痛에서는 조용하게 腰部의 運動을 시키면서 가장 아픈 部位를 찾아 그 部에 5cm~10cm, 3~5號 針으로 刺入하면서 起痛點을 確認한다. 針尖이 起痛點까지 이르면 針의 울림이 痛症과 같은 곳에 放散하여 痛症이 輕快하는 일도 적지 않다.

灸治療는 最大壓痛點에 多壯灸를 行하는가. 過緊張이 있는 部分에 小灸를 약간 行하는가는 그때의 情況에 따라 다르지만, 一般的으로는 炎症이 적은듯 할 때는 多壯灸를 炎症이 있을 때는 小灸(쌀알크기) 3~5壯 程度로 그친다.

2. 徐徐히 오는 심한 腰痛

徐徐히 오는 것으로서 심한 腰痛이라고 한다면 脊椎카리에스와 癌의 轉位가 있다. 前者는 요즘 적으나, 後者는 자주 患者의 家族들에게 相談을 받는 수가 있다

男子로는 前立腺癌, 女子로는 子宮癌의 末期 症狀의 하나로서 現代醫療로도 여간해서 鎭痛할 수 없을 때가 많으며, 患者의 家族으로부터 어떻게서든지 苦痛을 들어주었으면 좋겠다는 말을 들을 때도 많다.

그러나 어디까지나 痛症을 緩和하는 것이지 決定的으로 痛症을 없애기는 어렵다. 治療法은 對症的으로 痛症이 심한 部位에 單刺 또는 皮內針을 行한다.

甚한 腰痛의 症例 1

26才의 主婦 妊娠 7個月, 빨래하다가 轉倒하여 腰部를 가볍게 부딪혔다. 2~3日後에 激痛이 일어나 腰部에서 大腿部에 걸쳐 찌르는 듯한 自發痛이 있고, 움직이는 것은 고사하고 돌아누울 수도 없으며, 妊婦이기도 하여 入院治療하였으나 入院後 約 1週間 經過하여도 激痛이 사라지지 않아 往診治療의 依賴를 받았다.

病院에서 諸檢査의 結果, 著明한 所見이 없고 또 腰椎 렌트겐檢査에서는 椎間板해로니아는 確認되지 않았다.

痛症은 腰部에서 右大腿 後側 아울러 外側으로 걸쳐서 激痛이 있고, 知覺過敏, 苦痛 때문에 잘 수가 없고, 食欲不振, 衰弱이 甚하고 鎭痛劑의 注射等으로도 그다지 效果가 없었다.

痛症이 甚한 곳. 두군데에 著明한 壓痛點이 있고 또 同側의 陽陵泉에 가장 著明한 壓痛이 認定되었으므로 급한대로 4cm의 1號針으로 세군데에 皮下 置針 約 10分 程度行하니 自發痛이 半減하였다. 다시 過敏한 部位를 選定하여 두군데 置針

治療後 約 3時間 程度 痛症이 그쳐 있었다.

　그 後 治療때마다 止痛時間이 延長하여 2週間쯤 하여　步行을 할 수 있게 되었다.

　症　例 2

75才女子 집안에서 이불 자락 끝에 발이 걸리어 轉倒,　老人인 만큼 재빨리 가까운 病院에서 診察을 받았으나 렌트겐 檢査에서는 腰椎,　大腿骨 等의 骨折 그 밖의 異常은 없었다.

　轉倒後 3日間 전혀 움직일 수 없고 돌아 누울 수도 없는 狀態며, 아픈 場所는 右側의 허리에서 臀部大腿部에 걸쳐 경련이 일어나듯 痛症이 있고 右志室,　右帶脈에 著明한 壓痛이 있으며, 腰筋의 緊張이 著明하였다.

　右志室, 右帶脈, 大腸兪(左右), 右中封에 5cm의 2號針을 使用하여 雀啄法을 行한다.

　刺入後 身體를 움직여 보면 약간 움직일 수가 있다고 한다. 右志室과 右帶脈에 皮內針을 하여 그대로 置針.

　다음날 가보니 痛症이 相當히 緩化되어 食欲도 조금 생겼다고 한다.　마찬가지의 治療를 行하여 3週日 後에는 걸을 수 있게까지 되었다.

　一般的으로 針治療를 行하면 심한 痛症의 腰痛이라도 即時에痛症이 緩化되는 수가 많다.

B. 運動痛性의 腰痛治療

　大部分의 腰痛은 이 種類의 腰痛이다. 이 가운데에서도 또 여러가지의　特徵이 보인다.

　1) 動作의 시초에는 아프지만 일을 시작하면 얼마만큼 편하게 되고 渡勞해지면 痛症이 強하여지는 것.

　이 腰痛은 變形性 脊椎症의 特徵인데 中年 以後인 사람 特히 農夫라든가　肉體勞動者의 태반에게서 보이는 腰痛이다.

　또 脊椎의 外傷에 依하여 治癒後 脊椎의 變形을 招來케 한 것. 椎間板헤르니아의 發作을 되풀이하여 慢性化된 것들이 있다.

　症狀이 進行함에 따라 作業을 繼續할 수 있는 時間이 짧게 되어 痛症이 強하게 된다.

2) 動作을 繼續하는 동안 차차로 아프게 되어 드디어 일을 할 수 없게 되는 것.

이 腰痛은 脊椎分離症의 特徵으로서 서서 作業을 長時間 繼續하면 腰部에 重力이 加해지기 때문에 本來 支柱가 되어 있는 脊椎가 弱하기 때문에 腰筋에 負擔이 되어 痛症을 增加하는 結果가 된다.

變形型脊椎症

動   機

變形性脊椎症은 一種의 老化現象으로도 보여 骨棘라고 불리어지는 椎體의 異常한 增殖이 特徵이며 렌트겐 檢査로 確認된다.

때로는 骨棘가 發達하여 椎體와 椎體가 癒合하여 連結될 때도 있다.

原因에는 여러가지 說이 있으나 처음에 말한 것처럼 椎間板의 變成 後縱靭帶의 過緊張 等이 刺戟이 되어 石灰沈着을 일으켜서 뼈의 增殖이 일어난다고 생각되고 있다.

統計로는 椎體나 椎間板의 變化는 40代에서 시작되어 女子는 60%, 男子는 80%나 무엇인가의 變化가 보이며, 50代가 되면 거의 大部分의 사람에게 變化가 있다고 한다.

痛   症

多少의 骨棘 形成 等의 變化가 있어도 通常 無痛으로 經過하는 수가 많으나 가끔 갑자기 허리에 힘을 주는 作業을 하거나 疲勞가 쌓이거나 했을 때 痛症을 느낀다.

一般的으로는 앞에서 말한바와 같이 아침에 일어났을 때 허리의 硬結이 强하고, 鈍한 痛症이 있으며 動作할 때가 아프다. 일어나서 약간 運動을 하면 多少 편하게 되나 저녁이 되면 痛症이 强하게 된다.

局在가 分明하지 않고 臀部나 大腿部에 痛症이 放散한다.

治   療   法

發痛의 原因이 脊椎의 不安定에 基因하며, 脊柱 周邊의 軟部 組織의 炎症이나 또는 血行不全이 짐작된다.

痛症이 强할때는 安靜하여 疲勞를 除去하는 것이 重要하나 반드시 絶對 安靜을

必要없고 適當한 安靜과 運動을 交替로 行하는 것이 좋다.

治療法으로서는 腰仙部의 허리의 陽關, 上仙, 腎兪, 大腸兪, 志室 等 壓痛點을 求하여 3〜5號로 20mm〜50mm 適當히 刺入하고 雀啄法을 行하여 울림이 있으면 拔針한다.

放散痛이 있을 때는 殿部에서 下肢의 壓痛이 있는 經穴을 選定하여 刺針한다.

무어라 하여도 慢性的인 疾患이므로 性急하게 생각지 말고 1週에 2〜3回 程度 治療를 行하고, 3〜6個月 繼續할 必要가 있다.

腰筋의 過緊張이 있으면 腰椎의 前彎을 더욱 强하게 하여 痛症이 점점 더 强하게 되는 惡循環을 일으키므로, 이것을 緩化하므로 해서 多少의 骨棘形成이 있어도 나아지면 허리가 펴지는 일도 흔히 있다.

脊椎分離症 脊椎辷症

動 機

脊椎分離症이나 脊椎辷症은 腰痛가운데에서도 極히 少數밖에 볼 수 없다. 렌트겐 檢査의 結果 설사 發見되어도 반드시 腰痛이 있는 것은 아니다.

元來 脊椎骨의 離斷에 依하여 弱하게 되어 있기 때문에 過度한 作業의 反復이나 外傷等의 誘因이 있으면 發症한다고 한다.

痛 症

어느 것이나 가벼운 것으로 腰部의 違和感 程度로 그다지 괴롭지 않고, 强하게 되면 根性坐骨神經痛의 症狀이 나타난다.

治 療 法

이렇다 할 特別한 針灸治療法은 없고 痛症이 强하게 되면 變形性腰痛症과 같은 治療法을 行한다.

運動性腰痛의 症例

42才의 主婦 아침에 일어날 때 腰部重壓感이 있고 일어나는 것이 困難. 일어나 버리면 그다지 아프지 않으나 일어날 때 힘에 겨워 한다.

몸을 굽힐 때 特히 아프다. 腰椎의 左側彎이 있다. 젊을 때부터 몇 번이나 腰痛이 일어나선 낫고 또 일어나곤 하여 되풀이하고 있다. 일은 洋服製造業으로 一年 내내 앉은채로 다리미질을 하거나 단추를 단다. 따라서 作業時間도 길고 아침

아홉時부터 밤은 열한時 가까이까지 하루에 15時間이나 같은 姿勢로 作業을 繼續하고 있다.

렌트겐 檢査의 結果 腰椎의 變形을 認定, 콜세트를 만들어 여니때는 져워 두라하여 한달 쯤 使用했으나 作業에 妨害가 되므로 지금은 쓰지 않고 있다.

痛症은 腰部 特히 左側의 緊張과 壓重感이 있고, 動作時에 特히 아프다. 라세그 陽性 左下肢의 知覺 異常은 보이지 않는다.

治療法은 志室(左右), 腎兪(左右), 大腸兪(左右), 殿壓點(左側), 帶脈(左側), 天樞(左右), 太衝(左), 曲泉(左)에 3號針을 使用하여 雀啄法을 行하며, 各經穴의 壓痛 硬結은 같은 모양은 아니므로 그 程度에 應하여 雀啄法을 加減, 灸는 志室, 腎兪, 大腸兪, 殿壓點, 帶脈, 天樞, 曲泉 等에 쌀알크기로 各 7壯, 이와같은 治療를 처음동안은 隔日로 約 3週間, 뒤에는 週 2回를 平均으로 4個月 繼續, 그 結果 痛症은 거의 輕快하여 腰部의 側彎도 상당히 改善되고 運動할 때의 痛症도 없어졌다.

本症例에서는 比較的 患者의 年齡이 젊었기 때문에 骨棘形成도 그렇게 著明하지 않고 椎間板의 變性도 別로 進行하고 있지 않았기 때문에 治療의 結果 血行이 改善되어서 筋筋膜等의 緊張이 除去된 것이라고 생각된다.

C. 鈍角性의 腰痛治療

作業을 할 수 없을 程度는 아니지만 平素 어쩐지 鈍한 痛症이 있어 苦痛을 呼訴하는 이가 많다. 대개는 持病으로서 半은 諦念하고 있으며 또 年齡의 탓으로 돌리고 治療를 抛棄하고 있는 사람도 있다.

이 種類의 腰痛을 大別하면 다음의 두 種類로 나눌 수 있다. 그 하나는 俗稱 寢腰라고 불리어지는 것으로 낮에는 그렇게 苦痛이 되지 않으나 누우면 괴롭고, 때로는 밤중에 痛症때문에 잠을 깬다고 呼訴하는 것. 그 두째는 反對로 누워있을 때는 별다르지 않으나 일어나면 잠시동안 動作을 圓滑하게 할 수 없다는 것.

普通 鈍痛性의 腰痛은 高齡者에게 많고 老人性圓背症, 更年期의 婦人, 脊椎變形症 等이 많다. 더구나 高齡이 되면 腰背筋이 脆弱하게 되어 弛緩되며 겨우 脊柱를 받치고 있는 경우에 이러한 痛症이 일어난다고 풀이되고 있다. 누워서 아픈 경우는 일어나 있을 때는 가장 筋肉에 負担이 되지 않는 姿勢를 取하고 있으나 누웠을 경우에 姿勢가 무너져서 變形椎骨의 壓迫, 脆弱筋의 緊張等이 痛症의 原

因이 된다.

痛症은 一般的으로 寒冷, 濕氣, 雨天 等에 左右되기 쉽다. 비오는 전날에 아픈 경우도 적지 않다. 腰筋류마치 等이 있으면 더군다나 더하다.

治 療 · 法

本症의 경우는 아픈곳을 充分하게 診察한 後 筋筋膜의 緊張 狀態를 보고 壓痛 點을 求하여 針灸 治療를 하는데 어느쪽인가 하면 灸治療를 主로 하는 편이 낫다 더구나 老人性의 경우는 灸治療가 患者에게도 환영받는 수가 많다.

治療의 方法은 變形脊椎症의 治療와 흡사하므로 省略한다.

D. 反射性의 腰痛治療

腰痛의 태반은 脊椎의 異常 또는 軟部 組織의 病後에 依하는 것은 말할 나위도 없으나 때로는 腰部 以外의 病 即 內臟 疾患의 反射에 依하여 腰痛이 일어나는 경우가 있다.

一般的으로 內臟疾患等에 起因하는 症候性 腰痛은 腰部以外에 그 밖의 痛症이 나 不快感 따위를 同時에 또는 腰部의 痛症以上으로 呼訴하므로 어느 程度의 推察이 되지만, 그 中에는 腰痛만을 呼訴하는 수도 있으므로 注意하지 않으면 안된다.

腹部疾患과 腰痛

膵臟疾患에서는 膵臟炎이나 膵臟壞死에서는 主로 急性腹症으로서 심한 腹痛이 많으나 癌에서는 가끔 腰痛만을 呼訴하는 일이 있다.

全身症狀 特히 심하게 衰弱하고 食慾不振, 黃疸發現 等으로 그런 疑心이 나는 일이 적지 않다. 그런 경우는 上部 腰椎를 中心으로 自發痛과 壓痛이 있을 때가 많다.

肝膽疾患에서는 肝炎, 肝膿瘍, 肝臟癌, 膽囊炎, 膽石仙痛, 腫瘍等이 있으나 一般的으로는 어깨에서 背部의 痛症이 많고 腰部뿐일 경우는 드물다.

胃, 十二指腸潰瘍에서는 心窩部痛이 主이며, 癌이라도 腰椎轉位를 하지 않는 限 腰痛만을 呼訴하는 일은 적다.

腎, 膀胱疾患에서는 腎周圍膿瘍, 腎動脈癌等에서는 가끔 腎部 鈍痛과 함께 腰痛을 呼訴하는 일이 많다. 腎膿瘍의 痛症은 坐骨神經痛으로 誤診되는 수가 적지 않다.

腎部 鈍痛은 肋骨脊椎角에 比較的 局限되어 느껴지므로 만일 이와같은 腰痛의 경우는 일단 疑心해 볼 必要가 있다.

腎部 鈍痛은 自覺痛이지만 第12肋骨 바로 밑의 仙棘筋 外緣을 따른 部位에 著明한 壓痛이 있는 것이 特徵이며, 體位의 變化에 따라 增强, 輕減이 없으므로 鑑別할 수 있다.

腎仙痛, 尿路障害에서는 疝痛發作과 함께 腰痛이 있으나, 疝痛은 腰痛에 初發하여 尿管을 따라 下腹部에서 外陰部, 大腿 內側에 放散하는 것이 特徵이다.

膀胱 前立腺腫瘍에서는 排尿痛 排尿困難, 會陰部痛의 形態를 取하며 腫瘍이 腰椎로 轉位하지 않는 限 腰痛을 呼訴하는 일은 적다.

婦人科疾患에서는 腰痛을 隨伴하는 일은 相當히 많으며, 腹部疾患中에서도 가장 많다.

제일 잘 알려져 있는 것은 子宮의 位置 異常이다.

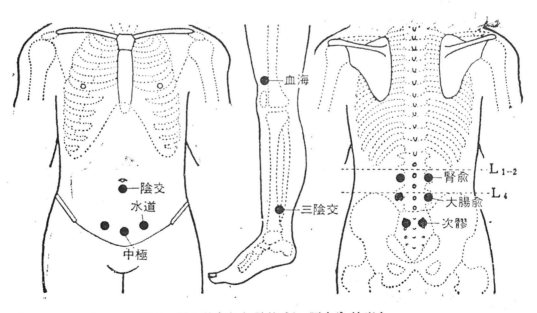

圖 9　婦人科疾患에 隨伴하는 腰痛의 治療穴

姙娠, 炎症等으로 肥大 울혈된 子宮이 强하게 後屈이 되면 仙骨部를 壓迫하며 或은 子宮房結合織을 牽引한 경우는 腰仙痛이 일어난다.

單純한 子宮 後屈이나 發育不全에서는 腰痛은 그다지 일어나지 않는다고 한다.

癒着性 子宮後屈症은 强한 腰痛을 일으키는 수가 있으므로 子宮, 卵巢, 卵管等의 炎症의 旣往을 자세히 물어볼 必要가 있다.

治療는 腰仙部 特히 大腸兪, 膀胱兪 次髎, 또는 中髎, 下腹部의 中極, 關元, 水道等을 選定하여 施灸 또는 針治療를 한다. 이 밖에 三陰交, 曲泉, 血海等을 使用한다.

澤田健氏는 陽池가 좋다고 말하고 있으나 前記 諸穴만으로도 子宮後屈에 依한 腰痛이 輕快하는 수가 있다.

子宮筋腫이나 卵巢囊腫은 그 크기에 따라서 腰仙神經叢을 壓迫하거나 하기 때문에 크게 되면 반드시 腰仙痛을 일으킨다.

相當히 크게된 子宮筋腫이나 卵巢腫瘍은 外科的 療法에 依하는 편이 좋고 針灸治療만으로 腫瘍이 모두 작아진다고 생각하지 않는 것이 좋다.

子宮癌에서는 末期가 되지 않으면 腰仙痛은 일어나지 않으나 末期에서는 相當히 심한 腰痛이 일어나는 수가 있다. 간혹 針灸治療를 試圖해 볼 때가 있으나 어느 程度의 緩和밖에 바랄 수 없다.

月經痛의 形式으로 가끔 腰痛이 일어날 때가 있다. 原因으로서는 子宮內膜炎이나 子宮發育不全이라고 하고 있으나, 月經週期와 關聯이 있으므로 比較的 鑑別은 쉽다.

月經痛의 治療는 針灸治療로 흔히 著効할 때가 있다. 10數年 以來의 月經痛이 解消한 例도 있다.

月經痛의 治療點으로서는 次髎, 中髎, 腎兪, 上仙, 中極 또는 關元, 水道, 三陰交, 血海 等을 選定하고 月經前 1週日 程度前부터 治療를 行한다. 小灸5～7壯 또는 皮內針 等에 依하여 그 當時의 月經痛이 輕快할 것 같으면 痛症이 없어질때까지 每月 周期마다 治療를 繼續하면 좋다.

一般的으로 말하여 婦人科疾患에 따르는 腰痛은 體動에 依한 增惡이 적고 한쪽으로는 性周期와의 關聯이 强하기 때문에 診斷의 실마리가 되기 쉬우나 確定的 診斷은 專門醫에게 맡기지 않으면 안된다.

症候性의 腰痛은 말할것도 없이 原因 疾患이 判明되면 原因疾患의 治療가 先決

이 된다.

그러나 原因疾患의 治療가 오래 끄는 경우 또는 原因疾患의 治療가 不可能한 것等에서는 腰痛만을 對症으로 治療할 때가 있다.

癌의 경우는 말할 것도 없이 腰痛을 輕減한다는 것이 目標며 治癒하는 것은 생각하지 않는 것이 좋다.

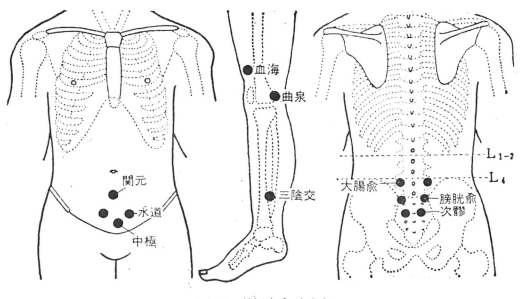

圖 10   月經痛의 治療穴

E. 腰痛의 東洋醫學的 治療

腰痛은 相當히 옛부터 認識된 症狀의 하나로서 中國醫學의 原典이라고 하는 黃帝內經素門가운데에 刺腰痛論이 있으며, 이 무렵에 벌써 腰痛을 相當히 重視하고 있었다는 것을 알 수 있다.

漢方에서는 單純히 腰部만의 痛症을 限定하지 않고 腰痛은 背部의 痛症과 同時에 생각하며 腰背痛으로서 一括하여 생각하고 있다.

坐骨神經痛 等은 또 히리와 下肢를 하나의 痛症으로 取扱하여 腰脚痛 따위의 이름으로 부르고 있다.

腰痛의 原因과 治療

一般的으로는 外因性인 것과 內因性인 것으로 나누어 생각할 수 있다.

風,·寒, 濕에 侵害되어 일어나는 것을 外因性 腰痛으로 하고, 實證性의 것이 比較的으로 많다.

過勞라든가 內科的 原因으로 일어나는 것은 內因性의 것으로 精氣의 쇠퇴에 依하는 것으로 虛證性인 것이 많고, 特히 腎의 쇠퇴에 依한 腎虛性 腰痛이 태반을 차지한다.

外因性腰痛(外邪性)

風, 寒, 濕 等의 外邪가 經絡을 侵害했을 때는 腰部가 冷하고 무거워지며 돌아 누울 수 없게 되어 따뜻하게 하면 痛症이 편하게 된다.

氣候의 變化에 依하여 痛症이 增減하며 비가 오는 날은 더욱 나쁘다. 때로는 惡寒 發熱할 때가 있다. 經路로서는 脊椎의 아픈 督脈의 異常, 옆으로 보거나 쳐다 볼 수 없는 膀胱經의 異常 허리를 비틀면 심하게 아픈 肝, 膽經의 異常等이 있다

主治穴로서는 腎兪, 허리의 陽關, 委中 等을 쓴다.

그러나 侵害되는 經絡에 依하여 主治穴도 달라지게 되므로 어느 經絡에 異常이 있는가를 잘 診療하지 않으면 안된다.

外因性의 것은 一般的으로 痛症이 甚한 것이 많다.

內因性 腰痛(腎虛性)

過勞에 依하여 몸의 疲勞, 內臟 疾患에 依한 反射性의 腰痛따위의 痛症은 그다지 심하지 않아도 持續性의 痛症이 있고, 허리에 힘을 줄 수가 없다. 이와같은 것을 腎虛性의 腰痛이라 한다. 腎經의 異常을 考慮한다.

主治穴로서는 志室, 太谿, 命門, 腎兪 等을 쓴다.

腰痛과 經絡

局所的으로 痛症이 分明한 것에는 陽實證의 腰痛이 많고 反對로 나른하고 무거운 症狀이 있으며 局所의 壓痛을 把握하기 어려운 것에는 陰虛證이 많다. 經絡的으로는 主로 下肢를 맴도는 經絡의 異常이 많다.

膀胱經의 腰痛은 바람 따위에 依한 外邪에 따라 일어난다. 목에서 등으로 걸쳐서 아프고, 痛症은 또 臀部에서 下肢 後側으로 放散한다. 主로 軀幹의 前後 屈運動이 障害된다. 下腿 後側에 힘이 주어지지 않는다.

治療穴로서는 胃兪, 膀胱兪, 허리의 陽關, 委中, 崑崙, 京門 等을 使用한다.

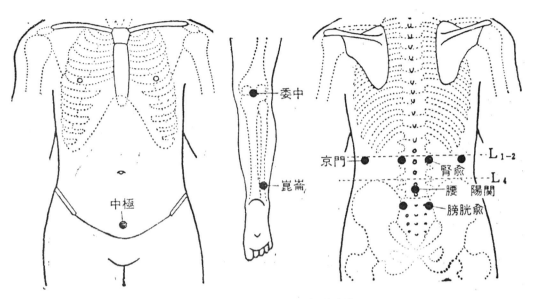

圖 11 膀胱經의 腰痛의 治療穴

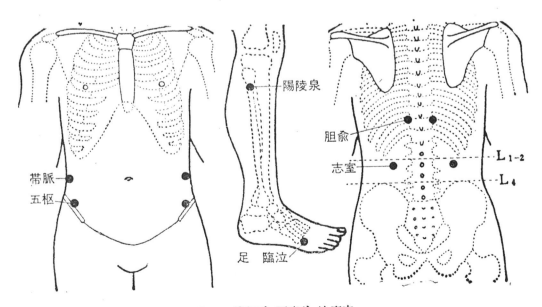

圖 12 膽經의 腰痛의 治療穴

胃經의 腰痛

　胃經의 腰痛은 濕氣 따위의 外邪에 依하여 일어나는 일이 많고, 軀幹을 돌리는 動作으로 아픈 腰痛 가운데에는 胃經의 腰痛은 比較的 적다.　痛腰은 下肢前側에 放散한다.

　治療穴로서는 胃兪 또는 脾兪, 志室, 章門, 中脘, 足 三里, 陷谷 等을 쓴다.

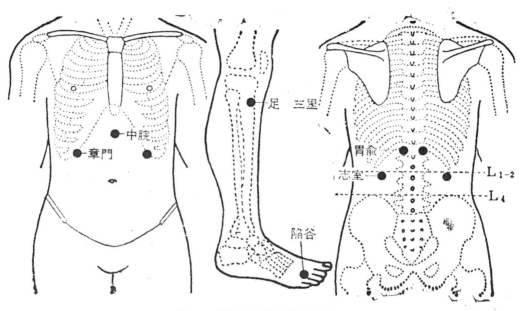

圖 13　胃經의 腰痛의 治療穴

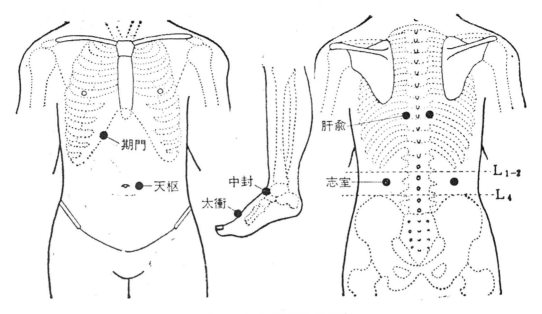

圖 14 肝經의 腰痛의 治療穴

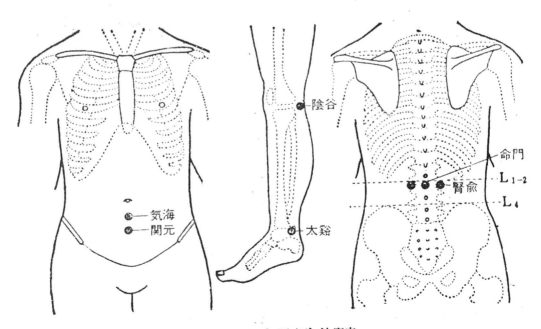

圖 15 腎經의 腰痛의 治療穴

肝經의 腰痛

肝經의 腰痛은 가장 痛症이 甚하고 腰部의 緊張이 著明하여 마치 활을 캥긴듯한 狀態가 된다. 下腹部에서 鼠徑部에 걸처서 緊張을 하며, 痛症은 陰囊까지 放散하고 小便의 排泄이 나쁘게 된다.

治療穴로서는 肝兪, 期門, 志室, 太衝, 中封 等을 使用한다.

胃經의 腰痛

胃經의 腰痛은 허리의 痛症은 別로 심하지 않으나 허리에 힘을 주기 어렵고 脊柱가 마치 막대기 같이 되어 屈伸에 不自由를 느끼며 허리나 다리가 곧잘 冷하고 特히 허리는 冷水속에 잠겨 있는 듯한 느낌이 난다.

下腹部에 힘이 없고 물렁물렁하여 軟하다. 冷하면 下腹部가 팽팽해지고 깨스가 고이기 쉽다.

治療穴로서는 腎兪, 命門, 志室, 氣海 또는 關元, 太谿 等을 使用한다.

治 療 法

治療法은 「實하면 瀉하고, 虛하면 補한다」 또 寒하면 針을 머물고(留), 熱하면 針을 빠르게 하고(速), 陷下하면 灸를 行한다는 것과 같이 病態에 應하여 治療法을 바꾸지만 一般的으로 말하여 痛症이 심한 경우는 針治療가 主가 되고 慢性的이며 痛症이 別로 심하지 않는 腰痛은 灸治療가 主가 된다.

4. 結 語

腰痛은 脊柱를 中心으로 한 수많은 原因疾患에서 일어나는 痛症이지만 반드시 明確하게 原因을 안다고 定해진 것은 아니며, 또 가령 原因이 分明하게 되었다. 하더라도 原疾患의 根治가 모두 可能한 것도 아니다. 많은 腰痛患者가 現代醫療에 滿足하지 않고 鍼灸治療에 依賴하는 理由도 여기에 있다.

그러나 될 수 있다면 原因을 分明하게 하여 가장 알맞은 治療法을 取하는 것이 좋은 것은 말할 나위도 없다,

鍼灸治療가 腰痛에 著効가 있다고 하더라도 항상 限界가 있으며, 모든 腰痛을 輕快하게 하기는 어렵다.

이런 意味에서 敢히 허리의 解剖의 特殊性에 言及하고 臨床에 適合한 治療方法 을 記述했다고 생각한다.

東洋醫學的인 腰痛 治療法은 痛症이 일어나는 樣相에 따라 발의 經絡을 솜씨있 게 利用하면 壓痛, 硬結 等의 局所 治療에만 依持하는 경우보다는 治療效果를 더욱 높일 수가 있다.

腰部는 발, 腹部 等과 서로 關聯하여 運動을 行하고 있는 것으로 單純히 腰部 만이 따로 떼어져 있는 것은 아니다. 그런 意味에서 腰部만의 治療에 그치지 않 고 腹部도 下肢도 充分히 檢査하여 全體的으로 治療를 行하는 것이 좋다.

充分히 쓸 수 없었던 點은 筆者의 工夫가 不足이지만 조금이라도 參考가 된다 면 多幸이다.

坐骨神經痛의 臨床　　　　　《木下 晴都》

머 리 말

針灸의 臨床에서 많이 볼 수 있는 病의 하나로서 坐骨神經痛症候群을 들 수가 있다. 坐骨神經痛에는 日常的인 作業이 可能한 가벼운 것도 있으나, 步行·動作 等이 크게 障害되어 때로는 安靜하고 있어도 疼痛이 심하고, 睡眠도 取할 수 없을 만큼 苦痛에 괴로움을 당하는 것까지 그 段階는 極히 넓다. 이들을 어떻게 處理하여 苦痛에서 解放시켜 주는가 하는 것은 우리들 臨床家에 부여되여 있는 興味있는 問題이다.

神經痛은 一種의 症候群으로서 單位 疾患으로 볼 것이 아니라는 생각을 하게 되었으나 原疾患의 確定이 困難한 것도 많이 있기 때문에, 神經痛이라는 말을 病名에서 除名하는 데 까지는 이르지 못하고 있다. 그러면, 神經痛이란 어떠한 症狀을 나타내는 것인가 하면 (1) 痛症이 末梢神經의 分布域에 一致하여 나타나는 것 (2) 그 痛症은 間缺性에 增減하는 것 (3) 그 神經經路에 特定的인 壓痛點을 證明할 수 있다는 것을 들고 있다. 이들의 主徵候에 對하여 坐骨神經痛을 생각해보면 (1), (3)은 그대로 適用되나 (2)의 間缺性의 疼痛에 對해서는 반드시 一致하지 않는다. 오히려 坐骨神經痛의 痛症은 持續性이며, 새벽 5時에서 8時頃까지와 저녁에 作業으로 疲勞할 무렵에 痛症이 增加하는 것이 一般的이다. 지금 하나의 問題로서 神經痛과 神經炎은 어떻게 다른가 하는 疑問이 있다. 學者에 따라 多少 說은 다르지만 神經痛과 神經炎은 程度의 差를 認定하는데 지나지 않으며, 本質的으로는 境界는 둘 수 없는 것으로 되어 있다. 그것은 神經痛에 있어서도 該神經이 直接 壓迫을 받아, 或은 血行障害·榮養障害·中毒 等의 結果로서, 輕微한 神經炎을 일으키는 것으로 생각되어지기 때문이다.

坐骨神經痛의 原因에 對해서는 最近 急速하게 發達한 X 線檢査·外科的 所見에

232

依하여 脊椎 周邊의 實體論的인 病變이 分明하게 되어顯著한 症狀을 나타내는 것에는 適確한 措置가 베풀어지게 되었다. 그런데 一面에서는 그와 같은 措置의 지나침도 나타나 外科的 後遺症이 더(加)해졌을 뿐, 症狀은 治癒하지 않고, 醫原病으로서의 問題도 생겨났을 程度이다. 또 坐骨神經痛의 臨床 檢査에 依하여 모든 原疾患脊椎骨을 判定할 수 있는 것도 아니며, 또 變形性 脊椎症·脊椎骨粗鬆症·多孔症等의 病名이 붙여졌다 하더라도 그것이 坐骨神經痛으로서의 唯一한 原因인지 아닌지의 疑問이 남아 있다. 그것은 正常人의 老人變化와 發病者와의 사이에 統計的인 差를 認定할 수 없기 때문이다.

다음에 坐骨神經痛이라는 이름은 1764年에 Cotugas가 使用하여 一般에게 普及되었다고 알려져 있으나, 東洋에도 그 病像이 없었던 것은 아니다. 東洋醫學의 原典인 「素問」의 痺論에는 神經痛이라고 생각되는 症狀을 論하고 있다. 痺 가운데에는 몇 개의 層別이 되어 있고, 그 중의 痛痺는 寒氣가 筋肉에 作用하여, 닿을 수도 없을 만큼 아픈 病인데, 著痺는 濕氣가 强하게 作用하여 肢體가 무겁고 아프며, 더구나 知覺·運動의 障害를 일으키는 病이라 하고 있다. 이들의 記述 가운데에는 神經痛과 꼭같은 病像을 包含하고 있다고 생각할 수 있다. 또 7世紀의 初期에 記述된 『病源候論』에는 「그 아픈 곳 붓지(腫) 않고, 色 또한 다르지 않고 오직 肉裏 掣痛하여, 錐力으로 질리는 것과 같으니라」의 글귀는 바로 神經痛을 表現하고 있는 것이다. 더구나 東洋에 坐骨神經痛이라는 病名은 없었다 하더라도 腰脚痛·腰脚痙痛·胯痛·股痛·股骱痛·脚跟痛·脚膝疼痛의 病名이 여러 책에 적혀 있는 것은, 같은 疾病의 存在를 立證하는 것이며, 이들에 對한 治療를 論하고 있는 點에서 생각하여, 古人도 坐骨神經痛의 治療에 對하여 많은 勞力을 다하여 왔다고 推則되는 것이다.

1. 病狀에 對하여

　坐骨神經痛의 病狀을 檢査하는 경우에, 우선 첫째로 問題가 되는 것은 自發痛이다. 自發痛은 患者가 發病을 깨달은 警告 反應이며, 또한 가장 苦憫하는 主要한 症狀이다.

　그 痛症을 呼訴하는 部位에 對하여 보면, 坐骨神經의 分布域 全般에 걸쳐 있는 일도 드물게 있으나, 대개는 어떤 範圍內에 머물고 있는 것이다. 500例에 對하여 調査한 記錄을 整理하니까, 殿部가 가장 많고, 다음에 大腿後側部의 頻度가 높았다. 이어서 腰部·下腿後側·下腿外側의 順으로 呼訴하고 있었다.

　또 이들의 痛症의 程度에 對해 살펴보면, 安靜時에도 아프다는 것이 17%, 약간의 運動으로 아픈 것과, 심한 運動으로 아픈 것이 각기 37%, 重壓感 또는 緊張感을 呼訴하는 것이 9%였다.

　神經痛으로서 다음에 重要한 病狀은 壓痛點의 存在이다. 壓痛點은 神經의 走行을 따라 있으나, 極히 심한 痛症을 呼訴하고 있는 新鮮한 症例에서는 神經 바로 위의 어느 곳을 눌러도 强한 壓痛을 檢出할 수 있다. 慢性化한 症例, 或은 數年來 再發을 되풀이하고 있는 症例에서는 自發痛뿐이어서 壓痛點의 證明을 할 수 없는 것도 있다.

　上記의 500例에 對하여, 내가 壓痛을 調査한 成績을 보면, 70% 以上으로 壓痛點을 檢出할 수 있는 部位는 殿部의 中央(殿壓), 大腿後面의 中央(殷門), 腓腹筋의 筋腹(外承筋)이 있었다. 그 밖의 部位에서 50% 以上으로 壓痛이 있는 곳은 上後腸骨棘의 外側(上胞肓), 殿部의 外上方(外胞肓), 腓腹筋筋腹의 약간 아래(飛陽), 下腿前面의 윗쪽(三里)이었다. 이들의 著明한 壓痛點은 治療點을 選擇하는 데에로 重要한 실마리가 되는 것이다.

　이와 같은 壓痛點을 檢出하는 데에는 指頭에 依하여 行하는데, 壓痛의 程度가 어느 程度인가를 알기 위하여, 나는 木下式 壓痛計를 考案하여 測定하였다. 壓痛의 情報를 重量으로서 드러내는 것은 病狀을 正確하게 理解할 수 있는 便利함이 있다. 또 研究症例를 많이 모우는 데는 많은 勞力과 時間을 必要로 하나 될 수 있는대로 計測的인 資料로 바꾸어 놓는 努力을 하면, 硏究例數는 적어도 結論을 지을 수 있다는 最大의 魅力이 있다.

또한 坐骨神經痛에는 몇 가지의 獨特한 病狀이 있다. 그 중에 主要한 것을 들기로 하라.

坐骨神經을 伸展시키는 運動을 行하면, 神經에 牽引刺激이 加하여져 痛症이 增強한다. 여기에는 몇 가지의 方法을 들 수 있으나, 그 代表的인 것은 라세그現象이다. 이 테스트는 病者를 仰臥시키고, 患肢의 膝關節을 뻗친 채로 下肢를 들고 (股關節을 굽히고), 坐骨神經 經路에 痛症이 있는가 없는가를 檢査하는 方法이다. 그런 경우 痛症이 없을 때는 足關節을 背屈하여 보고, 그래도 없을 때는 비로소 라세그現象이 陰性이라고 하지 않으면 안 된다고 하는 學者도 있다. 내가 調査한 足關節의 背屈까지 加한 라세그現象의 陽性率은 94%였다. 이 發現率로 보아 이 現象의 檢査가 얼마나 重要한가를 理解할 수 있을 것이다.

나는 이 硏究의 모든 것을 通하여, 라세그現象을 計量化하기 위하여 木下式 懸垂角度計를 考案하여, 下肢의 擧上角度를 測定하였다. 그 測定方法은 患者를 仰臥位로 하여 患肢가 아프게 될 때까지 들어올리게 하고, 그 다리가 올라가는 角度를 測定하는 것이다. 以下 이 測定値를 라세그角度라고 부르기로 한다.

다음에 坐骨神經의 分布領域에 가끔 知覺의 鈍痲가 나타난다. 이것을 簡單하게 檢査하는 方法으로서 指頭로써 가볍게 皮膚를 쓰다듬어서 異常 感覺이 있는가 없는가를 물었다. 그 경우 健側과 患側의 對照部를 同時에 接觸하여 보고, 感覺의 相違를 調査하니 明確하였다. 感覺의 異常은 足部에 많이 나타나 있다. 이러한 知覺 鈍痲가 따르는 것은 原因으로서 重大한 病變이 있는 것을 意味한다. 이 知覺 鈍痲가 나타나는 部位에 따라 어느 程度 腰椎部의 病變의 높이를 推則할 수가 있다. 知覺의 障害가 足背小趾側에서 下腿 外側에 있으면 第5腰椎와 仙骨의 사이에, 足背母趾則에서 下腿前 外側에 있으면 第4,5腰椎間에, 下腿前 內側에 있으면 第3,4腰椎 사이에 原因이 있다고 한다. 내가 500例에 對하여 調査한 바에는 約 6割, 母趾側에서 下腿前 外側의 것이 約 2割, 足部 全體가 1割 强, 下腿前 內側이 少數 있었다.

坐骨神經에 커다란 障害가 加해지면 이 神經은 腓腹筋의 運動을 支配하고 있기 때문에 아키레스腱反射의 障害가 보인다. 이것도 坐骨神經痛의 症狀으로서 重要한 것이며, 꼭 檢査하지 않으면 안 된다. 檢査方法은 膝關節을 直角으로 굽혀서

台 위에 무릎을 세우고, 足關節의 힘을 빼고 足部를 空間에 늘어뜨리게 한다. 그 아키레스腱을 打診鎚로 두드리면 健康한 사람은 腓腹筋의 收縮에 依하여 足關節 이 伸展된다. 이것이 障害되면, 腱反射의 減退 或은 消失이 되며, 때로는 亢進이 된다. 내가 調査한 바로는 坐骨神經痛의 16%에 아키레스腱反射障害가 보이며, 그 가운데 反射의 減退와 消失이 約 半數이며, 極히 少數에 亢進이 있다.

坐骨神經痛의 患者를 바로 세우고, 腰椎의 位置를 뒷쪽에서 보면, 脊柱側灣이 보일 때가 있다. 이것은 仙棘筋 스파스므에 依한다고 하고 있으나, 灣曲 方向에 依하여 患側凸(反對側性側灣), 健側凸(同側性側灣), 變換性(左右變換側灣)의 세 種類로 나눌 수 있다. 이것은 神經根을 壓迫하는 病變의 位置에 依하는 것으로서 病變이 神經根의 外側에 있으면 患側凸, 內側에 있으면 健側凸, 바로 뒤에 있으 면 變換性이 된다고 한다. 내가 調査한 結果로는 約 10%에 脊柱側灣을 볼 수 있고, 그 가운데 6割이 患側凸, 3割 强이 健側凸이며, 變換性은 極히 적었다.

렌트겐線檢査는 내가 硏究한 全症例에 行한 것은 아니나, 脊椎의 異常에 依하 이 坐骨神經痛이 發症되었다고 推定되는 것이 78例 있었다. 그 가운데 가장 많은 것은 變形性脊椎症(36%)이고, 다음에 椎間板헤르니아(32%)가 많으며, 椎間板變 性(8%), 腰椎카리에스(6%)도 약간 많은 편이며, 그 밖에는 약간석 있었다. 但, 腰椎카리에스는 1945年代에 經驗한 것으로 現在는 거의 볼 수 없게 되었다.

2. 病型과 治療點

나는 坐骨神經痛의 針灸治療에서 初期는 東洋醫學的인 診斷에 依하여 異常 經 絡을 判定하여 거기에 따르는 治療를 行하여 왔다. 그러면서도 東洋醫學의 診察 方法은 거의가 官能 檢査이며, 그 再現性·客觀性에 적지 않는 疑問을 느끼고 있 다. 그런데 100餘例의 臨床觀察을 進行하는 가운데, 比較的 單純한 所見에 依하 여 治療的인 層別을 할 수 있는 것에 생각이 이르렀다.

그 層別을 行하는 所見으로서, 먼저 첫째로 든 것은 自發痛이 있는 곳과 壓痛 點을 檢出할 수 있는 部位이다. 이 自發痛 또는 壓痛點이 下肢의 後面 即 膀胱經 의 一部 或은 全體에 있는 것을 後側型이라고 불렀다. 後側型과 同時에 自發痛

또는 壓痛點이 下腿의 前面 即 胃經을 따라 있는 것을 前側型으로 했다. 또 後側과 同時에 下腿의 外側 即 膽經을 따라 自發痛 또는 壓痛點이 있는 것을 外側型으로 했다. 以上 3型을 合한 것을 總合型으로 했다. 다음에 痛症의 部位에는 關係없이, 足部 또는 下腿에 知覺 鈍麻를 나타내는 것, 或은 아끼레스腱反射의 障害가 있는 것(兩者가 合併하여 있어도 좋다)을 器質型으로 定하였다. 이와 같이 坐骨神經痛을 鑑別이 쉬운 症狀에 依하여 5型으로 層別하면, 각기의 型에 따라 治療點의 共通性이 높다는 것도 發見될 것이다.

다음의 硏究는 앞의 100餘例를 5型으로 分類하여, 50% 以下 共通된 治療點만을 드러내어 이 經穴만으로 治療하는 追試 試驗을 行하여 보았다. 그 結果는 治療點의 數가 約 半數 以下로 減少되었는데도 不拘하고, 처음에 行한 硏究와 成積과 거의 같다는 것이 判明되었다. 바꾸어 말한다면, 처음의 硏究로 使用 頻度가 높았던 治療點은 그것만으로도 坐骨神經痛의 治療 效果를 低下시키지 않는다는 것이 理解된 것이다.

이어서 臨床 觀察한 것은 追試 硏究로서 드러낸 治療點 效用을 再吟味하는 일이었다. 最初의 臨床 觀察은 異常이라고 생각되는 經絡을 診斷하고, 그 經絡을 中心으로 하여 壓痛·硬結 等의 反應을 나타내고 있는 것을 治療點으로 한 것인데, 그것이나마 治療者에 依한 기호 또는 習慣으로서의 經穴 選擇上의 한 쪽으로 치우침이 없다고는 할 수 없다. 거기서 이들의 經穴에 對하여 한 穴 한 穴의 作用을 硏究하기로 하였다. 그 方法으로서 한 穴씩 單純하게 드러내어 坐骨神經痛에 對한 效用을 確認하고, 有效했던 治療點을 合成하면 合理的인 治療가 되는 것처럼 생각되나, 그것은 不可하다. 왜냐하면 生體의 組織이라는 것은 複雜한 것이어서 한 穴씩으로는 有效하더라도, 有效한 點을 몇 개나 合하여 使用하면, 相殺作用 또는 相乘作用에 依하여 效果가 低下하거나 上昇하는 일이 일어날 수 있기 때문이다.

거기서 各 經穴의 硏究方法으로서 各 型에 對應한 經穴群 가운데 硏究하고자 생각하는 經穴을 처음에는 除外하여 며칠 동안 治療하고, 그 後에 硏究 對象의 經穴을 加하여 治療成積을 觀察하고, 前後의 成積을 比較하여 有效性을 判定하는 方法(板倉武 博士의 對照期)을 行한 것이다. 이 硏究方法은 지금으로 보면 充分히 價値가 있는 것이라고 할 수는 없으나, 同時對照試驗의 方法이 알려져 있지 않았던 當時로서는 어쩔 수 없는 일이다. 이 硏究로 成積을 分明하게 한 經穴의

數는 14穴이었으나, 各 使用 經穴에 關한 30例 前後의 研究 症例를 모우는 데는 約 7年의 세월이 必要했다.

그 結果, 坐骨神經痛의 治療로서 有效하다고 判斷된 治療點은 다음과 같은 것이었다. 腰部에서는 腎兪·大腸兪의 2穴, 殿部에서는 上胞肓·殿壓·外胞肓의 3穴, 大腿部에서는 殷門, 下腿에서는 三里·外承筋의 2穴이 型의 相異에는 關係없이 共通的으로 有效한 治療點이었다. 또 外側·總合·器質의 3型에 對해서는 上記한 外에 蹄陽·外丘의 2穴이 必要한 治療點이라는 것을 알았다.

이와 같이 研究를 進行해가면, 今後의 針灸治療學을 構築하기 위한 키·포인트를 掌握한 것 같이 생각된다. 그것은 어떤 病像(症候群)을 對象으로 하여 臨床的 研究를 行하면 그 基本的인 病像, 例컨데 坐骨神經痛에 있어서는 그 經路의 自發痛, 壓痛 및 라세그現象이라는 一連의 빠탄에 對하여 共通的으로 有效한 治療를 찾아닐 수 있다. 이것은 어떤 病像을 識別하는 標識因子(大區分)에 對하여, 그것에 適應하는 治療를 發見한 것이 된다. 나는 이러한 處理를 共通 治療(Common reatment)라고 부르고 있다. 病者를 觀察하고 있으면, 자세한 症狀의 相異에 依하여 다른 治療를 附加하지 않으면 안 되는 것을 알 수 있다. 이것은 基本 病像과는 달리 細別된 病狀, 例를 들면 坐骨神經痛에 있어서는 아끼레스腱 反射의 障害 足部의 知覺 鈍麻 等의 病狀이 附隨하는 病者에 있어서는 共通治療에 附加하는 治療가 必要하게 되는 것이다. 이것은 標識因子가 되는 基本 病像과는 달리 細別된 層別因子(小區分)에 對하여 有效한 治療를 加하는 것이다. 나는 이와 같이 附加하는 處理를 類別 治療(Cassiffied treatment)라고 부르고 있다.

여기에 研究한 坐骨神經痛에서는, 治療點으로서 共通治療와 類別治療가 있다는 것을 찾아볼 수 있었다. 이와 같은 治療의 階層性은 治療點에 對해서도 또 거기에 行하는 手技에 對해서도 많은 疾病을 對象으로 研究를 하면 할수록 分明하게 되어 이것이 針灸의 治療學을 順次的으로 樹立하는 길이라고 생각하고 있다.

3. 治療點의 取穴

以上의 研究로 坐骨神經痛에 對하여 有效하다고 認定된 治療點은 앞에 든 대로

腎兪·大腸兪·上胞肓·殿壓·外胞肓·殿門·外承筋·三里가 共通治療點이며, 外丘·附陽이 類別治療點이다. 이들의 治療點에 對하여 部位를 說明한다는 것은 쉽지 않으나, 實際로 取穴을 演習하여 보면, 여간해서 說明대로는 되지 않는 법이다. 特히 곧잘 틀리기 쉬운 것은 殿部의 取穴이므로, 이것은 充分하게 미리 練習하여 둘 必要가 있다(자세한 圖解에 對해서는·拙著「坐骨神經痛과 針灸」參照).

腎 兪

腎兪는 第2腰椎와 第3腰椎의 棘突起間(命門)에 假點을 두고, 거기에서 바깥쪽 3cm의 部에 取穴한다. 그 部位는 最長筋 膨隆部의 거의 中心에 해당된다. 腎兪의 取穴은 伏臥位로 行하는데, 우선 大腸兪의 높이를 定한 後에, 腰椎를 2椎 올라간 곳에 取穴하지 않으면 안 된다. 그 때 注意해야 할 것은 腰椎의 棘突起는 크기 때문에 1椎를 2椎로 잘못 세기 쉽다는 일이다. 거기서 가장 좋은 方法은 大腸兪의 높이(陽關)가 定해지면, 腰椎의 1椎는 成人이면 3cm 程度의 두께가 있다는 것을 考慮에 넣고서 取穴하는 것이 가장 좋다. 腎兪는 한 쪽의 坐骨神經痛이라도 左右 함께 使用한다.

大 腸 兪

大腸兪는 第4腰椎와 第5腰椎의 棘突起間(陽關)에 假點을 두고, 거기에서 바깥쪽 約 3cm의 部에 定한다. 取穴은 腹臥部로 左右의 腸骨稜 上際를 指頭로 대고 그 中間에 가장 가까운 棘突起間에 假點을 둔다. 이것은 督脈의 陽關이다. 그 바깥쪽 約 3cm의 部에 最長筋 隆部의 거의 中央이 大腸兪이다. 大腸兪는 腎兪와 마찬가지로 한 쪽의 坐骨神經痛이더라도 左右 兩側을 使用한다. 그 밖의 經穴은 患側만으로 된다.

上 胞 肓

上胞肓은 殿部의 上後腸骨棘의 外側緣에 定한다. 取穴은 腹臥位로 腸骨稜을 內下方에 接觸하여 가면, 仙骨을 끼우듯이 세로로 되어, 仙骨의 上位 3分의 1쯤 되는 곳에 弧形을 그리며 그곳에 있다. 이것이 上後腸骨棘인데, 그 外側 下緣의 部에 取穴한다. 이 部位는 殿部의 取穴로서 基準點이 되는 곳이며, 取穴法도 困難

하지만, 처음에는 여윈 사람을 가지고 練習하는 것이 좋다.

殿　　壓

殿部 壓點을 省略하여 殿壓이라고 이름붙였는데, 그 部位는 上後腸骨棘의 外下緣과 大腿骨大轉子의 內上緣을 맺은 中間이다. 取穴은 腹臥位로 앞의 上胞肓과 大轉子의 內上緣을 假點으로 하고, 그 中間에 定한다.

外 胞 肓

部位는 上後腸骨棘 外下緣의 바깥쪽 約 6cm에서 다시 윗쪽 1cm의 位置이다. 取穴은 腹臥位에서 앞의 上胞肓과 殿壓을 定하고, 이 두 點 사이를 底邊으로 하여 正三角을 外上方으로 그려서 그 頂點에 이 穴을 取한다.

殿　　門

大腿後面의 正中線의 中央이다. 取穴은 腹臥位를 取하여, 殿部 아래의 橫紋 위에서 大腿後面의 中央(承扶)에 假點을 두고, 다음에 膝窩 中央 (委中)에 假點을 둔다. 그 兩假點의 中間에서 約 1cm 바깥쪽에 定한다.

外 承 筋

膝窩 中央(委中)과 발바닥 後部의 中央(뒤꿈치의 下部)와의 사이이며, 윗쪽 約 3分의 1의 바깥쪽 1, 2cm의 部이다. 取穴은 腹臥位로 腓腹筋이 가장 膨隆한 높이를 定하고, 그 下腿後面 正中線上(承筋)의 外方 1, 2cm, 筋肉이 硬固하고, 壓痛이 있는 곳에 定한다.

三　　里

脛骨粗面의 下際이며, 그 바깥쪽 2cm의 部이다. 三里의 取穴은 各種의 方法을 들 수 있으나, 무릎을 뻗치어도, 굽혀도 指頭로 脛骨前稜을 아래에서 위로 쓰다듬어 가다가 脛骨粗面의 下部에 손가락이 멈추었을 때, 그 外方 2cm에 定하는 것이 좋다. 이 部는 强하게 壓迫하여 발등의 脈動이 멈추는 곳이 아니면 안 된다.

外　　丘

腓骨頭 下際와 外果 下際와의 中間에서 約 1cm 下部이다. 取穴은 무릎을 삘쳐서 腓骨頭의 上部와 外果 中央의 下部에 假點을 두고, 그 中間에서 約 1cm 내려간 곳에 定한다. 이 部는 세로로 走行하는 가늘은 筋線維에 닿이므로 그 線維間에 取한다.

跗　　陽

膝窩 中央과 外果 後下緣과의 사이의 아랫쪽 約 6分의 1의 部이다. 取穴은 腹臥位로 下腿의 外側을 위에서 아래로 向하여 指腹으로 쓰다듬어 가다가 外果의 上際에 손가락이 멈추어지면, 그 손가락이 멈춘 높이에서 二橫指 윗쪽의 높이로, 腓骨과 아끼레스腱의 사이에 定한다.

4. 治療의 手技

針灸의 臨床的 硏究는 어떤 病像에 對한 治療點을 어떻게 選擇하는가, 그것에 對하는 針灸의 手技는 어떠한 方法을 行하는가가 가장 重要한 硏究 課題이다. 治療點에 對해서는 앞의 硏究에서 臨床 實踐에 일단 도움이 되는 것을 掌握되었으므로(그 治療點이 가장 좋다는 뜻은 아니다) 다음은 手技의 問題에 對하여 硏究 結果를 記述하기로 하자.

手技에 對해서는 針을 찌르는 법이나 灸를 뜨는 법을 硏究하는 形態的인 面과 術者가 施術中에 針에 느끼는 一種의 抵抗(感覺)에 依하여 手技를 調整하는 感覺的인 面의 兩者가 있다. 이러한 感覺的인 要因은 그 사람 個人만이 理解하는 것으로서, 이것을 筆舌로 나타내는 것도 或은 그 感覺을 比較·硏究하는 것도 쉬운 일이 아니다. 刺針의 感覺的 要因은 그 手技를 어떻게 有效하게 하는가에 連結되는 重要한 因子이기는 하지만, 表現도 硏究도 困難한 問題이기 때문에, 이것은 일단 同一하다는 假定을 세우고, 形態的인 手技에 對하여 臨床 試驗을 行하여 보았다.

刺激의 强度

우선 첫째로 實施한 것은 刺激 强度를 强·中·弱의 3種으로 나누어, 一定 期間씩 同一 對象에 實施하고, 어느 刺激이 보다 有效한가를 比較·研究하였다. 그러나, 이와 같은 方法은 餘効의 作用이 問題가 되므로, 刺激의 種類는 患者에 따라 前後 關係가 같지 않도록 配慮하였다. 弱刺激이란 2番(0.19mm)의 銀針을 使用하여 腰殿部는 2 乃至 3cm, 下肢는 1 乃至 2cm로 조용하게 刺入하여, 內部에서 약간 針을 멈추고, 조용하게 拔針하여 針자리를 壓迫하여 두는 方法이다. 中刺激이란 弱刺激과 꼭같은 手技를 行하는데, 使用針을 3番(0.21mm) 銀針으로 한 것이다. 强刺激이란 針의 刺入 深度는 弱刺激과 마찬가지이지만 5番(0.25mm) 銀針을 使用하여, 약간 빨리 刺入하여, 內部에서 가볍게 雀啄을 加하고 拔針은 急速하게 하며, 針자리는 壓迫하는 일 없이 自然으로 放置하는 方法이다. 이 3手技 以外에 行한 것은 앞의 研究로 有效하다고 認定된 治療點에 쌀알 크기의 施灸를 各 5壯씩 附加하였다. 이 施灸는 研究期間을 通하여 끊임없이 一定하게 實施하였으므로 針에 依한 强·中·弱의 刺激 方法 그 自體에는 같은 影響이었다고 풀이하고 있다.

이 研究는 28例의 坐骨神經痛에 대하여 實驗하였다. 治療點의 研究도 그러했으나 이 研究에 있어서도 成績을 判定하는 主要한 指標는 木下式 壓痛計로써 測定한 壓痛量과 木下式 懸垂角度計로 測定한 라세그角度였다. 그 3刺激 方法에 成績을 各 患者마다 比較하여, 가장 成績이 좋았던 手技 上, 다음을 中, 最低를 下로하여 評價하였다. 그 結果, 弱刺激에서는 上·中·下의 例數가 거의 同數이고, 中刺激에서는 上이 매우 많고, 中이 다음을 따르고, 下는 1例도 없었다. 强刺激에서는 下가 極히 많고, 中이 少數例 있었고, 上은 더욱 근소하였다. 따라서 이 3手技 가운데 中刺激이 가장 坐骨神經痛에 適合하다고 말할 수가 있다.

置針의 影響

坐骨神經痛에 對하여 앞의 研究에서 中刺激이 適應하는 것을 研究할 수 있었으나, 中刺激의 方法 中, 內部에 針을 멈추어 둔 경우와, 곧 빼내었을 경우와 어떠한 差가 있는가를 追究하여 보았다. 針을 內部에 멈추어 두는 時間은 20分으로 하였다.

이 硏究는 置針群과 單刺群으로 나누어서 硏究하는 實驗計劃을 세워서 가장 著明한 壓痛點과 다음으로 著明한 壓痛點에 對하여 測定한 壓痛量과 라세그角度를 指標로 하여 兩群의 成績을 比較하는 가장 近代的인 臨床試驗의 方法을 取하였다.

硏究한 症例는 置針群 31例, 單刺群 30例였으나, 壓痛量 및 라세그角度의 改善은 置針群에 있어서는 훨씬 뛰어났으며, 그 改善의 數値를 統計的으로 解析하니가, 有意差가 認定되었다. 이 硏究에 依하여 判明된 것은 中刺激의 方法으로 單刺하는 것보다는 置針을 行한 편이 보다 有效하다는 것이 實證된 것이다.

置針의 時間

單刺보다 置針이 뛰어난 事實은 證明되었으나 그 置針時間은 어느 程度가 適當한가를 分明히 하는 것이 必要하다. 그래서 앞의 置針과 마찬가지의 手技를 使用하는데, 置針時間을 10分·20分·30分의 3種類로 나누어, 刺激의 强度를 硏究하였을 때와 같이, 各 患者에게 3種의 手技를 一定 期間썩 實施하여, 各 手技 사이의 成績을 上·中·下의 3段階로 나누는 方法으로 比較하였다.

그 硏究 症例는 28例였으나, 10分間 置針에서 上은 1例 뿐이고, 大多數가 中이며, 下가 中의 約 半數였다. 20分 置針에서는 下는 全혀 없고, 中이 1例 있었을 뿐으로 다른 모든 것은 上의 成績이었다. 30分 置針에서는 上은 1例도없고, 下가 大多數이고, 中이 그의 約 半數였다. 以上의 結果로 보아 置針時間은 이三者 가운데서 20分이 가장 알맞으며, 너무 長時間이 되어도, 또 短時間이 되어도 效率이 低下하는 것이 判明되었다.

刺針의 深度

針의 刺入深度는 靈樞에서도 記述한 것처럼 補瀉에 連結되는 重要한 問題이다. 앞의 硏究에서 中刺激에 依하여 20分間 置針이 適合하다는 結論을 얻었으나, 針의 刺入 深度를 變更했을 경우에 어떠한 影響이 있는가를 試驗하였다.

그 硏究方法은 中刺激으로 20分間 置針하는 것을 深刺群으로 하고, 같은 手技로 刺入深度를 約 5mm로 하는 것을 淺刺群으로 하여 兩群의 成績을 比較하였다. 硏究 症例는 深刺群이나 淺刺群이나 함께 16例썩이었다. 成績의 評價는 置針이 影響을 硏究한 경우와 마찬가지로 壓痛量과 라세그角度였다.

그 成績은 壓痛量에 있어서도 라세그角度에 있어서도 深刺群의 改善値가 著明

하고, 兩群의 成績을 統計的으로 解析하면, 壓痛에 對해서는 有意差가 認定되었다. 라세그角度는 測定할 수 있었던 例數가 적었기 때문에 兩群의 數値의 差는 著明하였으나 有意差는 볼 수 없었다. 그러면서도 이 同時 對照試驗의 結果를 總合하면, 針을 約 5mm를 찌른 淺刺群보다도 針을 1 乃至 3cm(腰殿部 2~3cm, 下肢 1~2cm) 찌른 深刺群이 보다 有效하다고 結論지을 수가 있다.

施灸의 壯數

施灸의 壯數를 많이 하는가 적게 하는가에 따라 補瀉가 될 수 있는 것을「千金方」은 記錄하고 있다. 壯數의 多少에 依한 臨床的인 意味를 追究하기 위하여 쌀알 크기의 쑥에 對하여 3壯·5壯·10壯의 手技를 坐骨神經痛을 對照로 實驗을 行하여 보았다. 그 研究方法은 針의 刺激 强度를 研究하였을 때와 마찬가지, 各 患者에게 3技를 一定 期間썩 서로 交替로 行하였다. 成績의 評價는 上·中·下의 3段階로 나누는 것도 앞의 方法에 準하였다. 또한 이 試驗에 있어서 針은 全例 一律로 中刺激의 方法을 行하였다.

施灸의 壯數를 研究한 患者는 31例였으나, 3壯에서는 中의 成績이 가장 많고, 下가 그 約 半數 있었고, 上은 僅少例 있었을 뿐이다. 5壯으로서는 大部分의 例가 上이고, 中이 약간 있었을 뿐이며, 下는 1例도 없었다. 10壯으로서는 下의 例數가 最高며, 中이 그의 半數, 上은 약간 있었을 뿐이다. 以上의 成績으로 보아 5壯 施灸가 坐骨神經痛에 適應한다고 할 수 있다.

5. 새로운 治療法

最近에 이르러 坐骨神經痛에 對한 새로운 治療를 發見하였다. 그 動機는 三叉神經痛의 治療로서 有效한 方法을 經驗하고, 그것을 類推하여 研究를 시작한 바, 豫想外로 좋은 成績을 올리는데 成功하였다.

傍 神 經 刺

그 方法은 神經幹의 根部에 直接 刺針하여 强한 刺激을 주어 神經의 機能을 브

로크하려는 것이 目的이었다. 刺針이 그 神經幹에 命中한 證左는 神經의 走行을 따라 强烈한 刺戟이 傳達되는 것으로 알 수 있다. 이와 같은 생각에 基本을 두고 처음에는 治療하고 있었으나 故意로 神經을 直接 刺激하는 것은, 患者에게 주는 苦痛이 크다고 생각하고, 神經幹의 近傍에 刺入하여 그대로 放置하는 方法을 取하여 보았다. 이와 같은 刺針 手技에 依하여서도 神經痛의 痛症을 빨리 輕減케 하는 것이 經驗된 것이다.

다음에 神經幹의 近傍에 刺針하면, 神經 走行路의 아무데나 刺入하여도 效果가 있는가를 20數例에 對하여 確認하여 보았다. 그런데, 神經의 走行路를 自由로 選擇한 어느 1點에서는 著效를 나타낼 수는 없었다. 이와 같이 神經의 近傍에 刺針한 경우, 어떤 部位에서는 著效를 經驗할 수 있는데, 다른 部位에서는 그다지 有效하게 作用하지 않는다는 것은 달리 무슨 條件이 있을 것이라고 推測하였다. 거기서 坐骨神經痛 뿐만 아니라, 三叉神經痛・上腕神經痛 等에 對하여 有效했던 刺針部位를 檢討하여 보니, 그것은 神經과 筋線維가 縱軸과 平行하는 곳이 아니라, 神經과 筋肉의 走行이 交差하는 곳, 特히 筋線維에 依하여 壓迫을 받기 쉬운 場所에 刺針하는 것이 要點이라고 생각하기에 이르렀다. 이러한 思考에 基本을 두고 刺針點을 求하여 가면 차례차례로 새로운 部位가 생각에 떠올라, 그것을 實踐에 옮겨보니, 豫想外의 成績을 거둘 수가 있게 되었다. 이것은 解剖學的인 構造와 이미 내가 硏究한 針刺에 依한 筋緊張의 緩和作用을 合하여 考慮하여 臨床에 應用한 것이다. 이 刺針方法을 公表하는 것은 이번이 처음인데, 이것을 傍神經刺 (para-puncture of the nerve)라고 부르기로 했으면 한다.

坐骨神經痛에 對한 傍神經刺로서, 지금까지 有效하다는 것을 經驗한 部位는 2點이다. 그 첫째는 轉子이고, 둘째는 陽陵泉이다.

轉　　子

轉子라고 하는 經穴은 없으나, 이 部에 古來로부터 正穴이 定해져 있지 않기 때문에 내가 命名한 것이다. 그 部位는 大腿骨大轉子 上緣과 坐骨結節 上緣과를 連結한 中間이다. 取穴은 大轉子와 坐骨結節을 求하여 定하여도 좋으나, 腹臥位일 때는 坐骨結節이 不明確하기 때문에 앞에서 記述한 殿壓의 約 3cm 바로 아래에 刺針點을 求하는 것이 좋다. 體位는 한쪽의 坐骨神經痛에 있어서는, 股・膝關節을 가볍게 굽히어, 患測을 위로 하여 側臥位를 取하고, 兩側일 때는 腹臥位를

取하게 하여 刺針한다.

針은 스텐레스의 5番(0.25mm)이 適當하다. 길이는 보통 以下로 살찐 경우는 2寸針, 肥滿者는 2寸 5分針을 使用한다. 刺入은 皮膚에 對하여 直角으로 찌르고, 約 4～5cm 刺入하여 15 乃至 20分間 置針한다.

坐骨神經은 殿部의 梨狀筋 바로 밑에서 나와 下行하기 때문에 針尖은 圖 1과 같이 梨狀筋 안에 刺入하는 目的으로 行한다. 이 筋을 穿刺하여 坐骨神經에 맞추어지면 足部까지 電擊같은 울림이 傳해진다. 이와 같은 神經幹에 刺針이 맞추어져 있더라도 그대로 두어서 支障은 없다. 그러나, 故意로 神經幹을 刺傷할 必要는 없다.

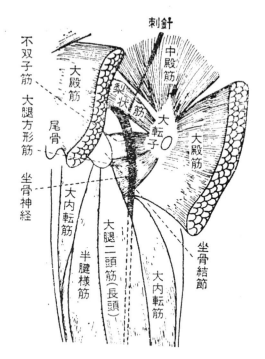

圖 1 轉子의 傍神經刺

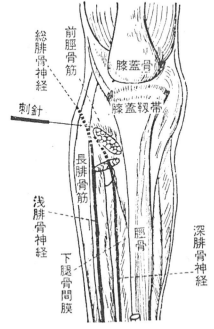

圖 2 陽陵泉의 傍神經刺

陽 陵 泉

陽陵泉은 腓骨頭의 바로 밑에 定하는 것이 一般的이다. 그러나, 傍神經刺로서의 陽陵泉은 腓骨頭의 바로 밑 1cm에 定한다. 體位는 仰臥位도 側臥位도 좋다.

針은 스텐레스의 3番(0.21mm) 1寸 6分을 使用하고, 刺入은 약간 앞쪽으로 向하여 腓骨의 前面을 通過하도록 1.5 乃至 2cm 찔러 넣고, 15 乃至 20分間 置針한다.

이 刺針部에는 圖 2와 같이 總腓骨神經이 長腓骨筋을 꿰뚫고 下腿의 前

表 1　座骨神經痛에　傍神經刺를　加한　臨床例

氏　名	年齡	性別	既往期間	類型	治療回數	成積
T　K	70	男	1 年	右 器質	36	治癒
T K　O	38	男	1 個月	左 器質	9	〃
K K　M	48	女	10 日	左 總合	11	〃
S　M	49	女	20 日	左 後側	9	〃
T　O	46	女	7 日	左 器質	7	〃
K　T	28	女	3 年	左 器質	1	脫落
K　S	23	男	7 日	兩 總合	7	治癒
K　A	50	女	5 日	右 總合	16	治癒
S　T	46	男	4 日	右 後側	7	治癒
S　A	78	男	1 年半	兩 器質	45	輕減
H　C	41	男	3 年	右 器質	14	治癒
T　E	52	男	6 個月	左 器質	62	不變
Y　K	49	女	3 個月	左 後側	6	治癒
N　T	33	男	2 年	左 器質	24	治癒
Y　E	70	女	2 年	右 總合	12	治癒
M　T	26	男	3 年	左 器質	3	脫落
H　U	36	男	4 個月	左 器質	15	治癒
C　S	57	女	2 個月	左 器質	2	脫落
M　N	42	女	10 年	左 器質	21	輕減
O　T	52	男	1 年	右 總合	44	輕減
K　A	25	男	2 年	左 後側	1	脫落
S　N	70	女	1 個月	右 前側	14	治癒
F　K	55	女	3 年	右 器質	30	輕減
M　K	37	男	3 個月	右 器質	12	〃 〃
S　O	53	女	4 年	右 外側	37	〃 〃
M　Y	66	女	10 日	右 總合	8	治癒
K　E	58	男	7 日	右 後側	21	〃 〃
T　H	42	女	4 個月	右 器質	13	〃 〃
A　Y	43	男	7 日	右 外側	2	脫落
M　H	56	男	3 個月	右 器質		輕減
M　O	50	女	15 日	左 器質	7	治 〃
A　K	48	女	5 個月	右 器質	12	〃 癒
T　I	56	女	7 年	左 器質	16	治癒

面으로 나오는 곳이므로, 針은 長腓骨筋을 穿刺하여 神經의 옆에 넣는 것을 目的으로 한다. 經腓骨神經에 針이 닿이면 발등으로 向하는 電擊性의 울림을 느끼는데, 그러한 울림이 있거나 또는 없어도 效果의 點에는 變함이 없다.

以上의 轉子・陽陵泉을 傍神經刺로서 使用하게 되고서부터는 坐骨神經痛을 急速하게 快復시키게 되어, 더구나 初期의 治療 效果는 顯著하다는 것을 經驗하게 되었다. 또 이 傍神經刺를 行하는 경우에는 外丘・跗陽의 刺針은 中止하였다. 그것은 外丘・跗陽을 使用하지 않아도, 그 經路에 充分한 刺激이 傳해지고, 效果도 그 以上으로 나타나기 때문이다.

傍神經刺의 臨床例

坐骨神經痛에 對하여 傍神經刺를 行한 最近의 臨床例를 附加하자, 表 1은 1971年 7月에서 1972年 1月까지의 半年 동안에 取扱한 坐骨神經痛의 33例에 對하여 治療 成積을 든 것이다.

먼저 年齡別로 보면 40代・50代가 가장 많고, 性別로는 男女 約 半數였다. 發症 以來의 旣往期間은 4, 5日 程度의 짧은 것도 있었으나, 10年이나 걸리는 症例도 있으며, 半數 以上은 數個月에서 年餘에 이르는 것도 있었다. 이 旣往期間과 治療成積의 關係를 보면, 發病 以來 오랜 期間을 지난 것은, 一般的으로 快復率이 나쁜 것을 알 수 있다. 類型別로 보면, 器質型이 3分의 2인 19例를 차지하고 있었다. 그 治療成積에 對하여 5例의 脫落者(途中에서 治療를 中止한 症例)를 除外하고 整理하면, 治癒 20例(71%), 輕減 7例(25%), 不變 1例(4%)이며, 器質型이 壓倒的으로 많았던 셈치고는 成積은 良好하였다. 이것은 傍神經刺가 有効한 結果라고 생각된다. 더구나 앞에서도 쓴 것처럼 治癒에 이르기까지의 治療回復數라든가 治療成積이라는 것 뿐만 아니라, 病狀 經過의 內容에 對하여 본 경우, 治療의 初期에 自覺痛이 急速하게 輕減한다는 일이며, 이것은 病者에게 있어서도, 또 治療家에게 있어서도 커다란 福音이라고 할 수 있으리라.

248

6. 豫後의 推測

어떠한 疾病에 對해서도 豫後를 推測한다는 것은 쉽지 않으나, 坐骨神經痛의 研究症例를 모우는 동안에 어느 程度 豫後를 判定하는 겨냥을 把握할 수 있었다. 그것은, 먼저 自·他覺症狀에 依하여 後側·前側·外側·總合·器質의 5型으로 나누는 方法을 記述하였으나 이 分類에 따르면, 治療成績·治療回數·再發 等에 對하여 미리 豫測할 수가 있는 것이다.

우선 治療成績에 對하여 살펴보면, 病狀이 消失되어 發病前의 狀態로 復歸한 治癒例는 500例 中, 後側型이 83%로 가장 높고, 다음으로 前側型이 70%이고, 外側型이 60%, 總合型이 55%로 順次로 低下하며, 器質型이 49%로 가장 治癒가 나빴다. 다음으로 治療回數에 對하여 治癒된 症例만을 보면, 後側型이 14回, 前側型이 15回, 外側型이 19回, 總合型이 19回, 器質型이 23回로 점점 길게 되어 있다.

이 治療成績과 治療回數를 合하여 생각하면, 後側型의 治癒率이 가장 높고, 그러면서도 治療回數가 적어도 되는 輕症의 坐骨神經痛이며, 거기에 이어서 前側型도 輕症의 神經痛으로 볼 수가 있다. 外側型·總合型은 治癒率이 低下하여 治療回數를 많이 要하는 重症의 型이며, 器質型은 더욱 恢復率이 낮은 最重症의 坐骨神經痛으로 볼 수가 있다.

다음에 治療後의 遠隔成績으로 보아 型의 類別이 어떠한 意味를 가지고 있는가에 對하여 調査한 資料를 들어보자. 이것은 日本針灸治療學會가 1961年에 宿題報告로서 發表한 것인데, 針灸治療에 依하여 治癒 또는 略治癒된 227例 가운데, 再發狀態를 調査하니, 解答을 얻을 수 있었던 것은 164例였다. 이 중에 再發症例는 28例(17%)였으나, 이것을 型으로 나누면 後側型·前側型이 約 1割, 外側型어 2割, 總合型이 3割, 器質型이 2.5割이었고, 後側·前側의 두 型은 再發率이 낮은 傾向을 가지고 있고, 外側·總合·器質의 세 型은 약간 再發이 많은 타이프라고 할 수 있으리라. 이 成績으로 보아서도 앞의 輕症과 重症의 關係가 거의 一致한다고 볼 수가 있다.

以上의 여러 點을 總合하여, 初診時에 坐骨神經痛을 5型으로 分類하면 治療成績·治療回數·再發率 等에 對하여 미리 豫後를 推測할 수 있는 것이다. 이번에 發表할 傍神經刺의 症例에 있어서도 알 수 있듯이 가장 治療成積

고 있는 症例는 豫後 判定함에 있어서 前記의 成積이더욱 低下하는 것을 考慮에 넣지 않으면 안 되는 것이다.

7. 結　　語

坐骨神經痛症候群에 對하여, 내가 오늘까지 臨床 硏究를 繼續하여 온 槪要를 紹介하였으나, 이것은 미리 提唱하는 歸納的 推理에 依한 '比較·觀察의 結果가 主軸을 占하고 있었다. 그 後 우리 나라에 紹介된 確率論에 基本을 두는 統計的 推理에 依하여 結論지은 硏究 結果도 包含되어 있으나, 그것은 極히 少部分이었다. 今後 針灸의 治療學을 確立하기 위해서는 同時 對照試驗에 依하여 統計的으로 有效性을 確認한 業積을 세우지 않으면 안 된다고 痛感하고 있는 바이다.

더구나 今回는 推計學을 應用한 硏究成積을 얻기까지에는 이르지 않았으나, 傍神經刺로서의 새로운 治療法을 附加할 수 있었다. 從來의 硏究는 古典에 記載된 傳承 假說, 或은 臨床의 過程에서 찾아낸 經驗 假說에 對하여 硏究한 것이나, 여기에 發表한 傍神經刺는 解剖學的인 構造와 筋緊張緩和의 効用이라고 하는, 이미 硏究된 理論을 假說(理論 假說)로서 臨床에 應用하였던 것이다. 이러한 理論假說에 立脚하여 成功한 경우에는 單純하게 坐骨神經痛 뿐만 아니라, 神經痛에 廣範圍하게 應用할 수 있다는 可能性을 가지고 있으며, 現實的으로 몇 개의 神經痛에 應用하여 効果를 올리고 있는 것이다. 그러나, 그러한 理論 假說에 基因한 治療였다 하더라도, 最終的으로는 有效性을 現象論的으로 實證하는 것이 臨床의 科學이라는 것을 銘記하지 않으면 안 된다(1972. 3.18)、

關節症의 針灸治療   《米山 博久》

머 리 말

나에게 주어진 테―마는 關節痛의 針灸治療라는 것인데, 이것을 疼痛에 限定하는 것은 無理하다고 생각하므로, 일단 關節症이라 치고, 疼痛에 對해서는 제각기의 場所에서 適當하게 言及하고자 한다.

나의 診療所의 來院者數는 1970年 10月에서 1971年 9月까지의 1個年 사이에 1,365名이다. 그 가운데 關節症의 呼訴를 가지는 것은 138名으로 대개 10%에 相當한다. 그러나, 關節症의 患者는 極히 慢性的인 經過를 取하므로 治療期間도 길고, 延 人員으로 하면 相當한 數에 이른다고 생각된다. 代田文誌 先生의 「針灸治療의 實際」에 依하면, 先生의 診療所의 患者는 짧아도 1個月, 긴 경우에는 몇 年間이나 걸리고 있다. 나에게도 가장 긴 患者는 多發性 關節炎으로 10年 程度의 患者도 있다. 아무턴 關節症, 特히 慢性關節 류마치, 變形性 關節症은 오랫동안 通院治療를 行하지 않으면 안 된다. 針灸治療는 關節症에 對하여 그때 그때의 對症的措置를 쌓아가는 셈이다. 따라서 慢性疾患에 對한 疾病管理的 治療의 意味를 가지는 것으로서 完全한 治癒는 매우 어렵다.

여하튼 關節症은 長期 治療를 要하는 것으로 이 治療를 行하기 爲해서는 治療者와 患者와의 사이에 信賴關係가 維持되고, 兩者의 協力에 依하여 그 完全함을 얻는 것이다. 關節症은 疼痛이 主가 된 愁訴가 되지만, 보다 많이 腫脹과 運動障害가 나타나는 疾病이다. 그러므로 이 疾病을 治療할 때 腫脹과 運動障害의 除去를 目的으로 할 것이며, 疼痛의 緩和는 오히려 從屬的인 것으로 보아야 한다. 거기에 神經痛 따위와는 아주 다른 治療方針에 기초를 두고 그 治療를 하지 않으면 안 되는 所以가 있다.

1. 關節症과 疼痛

위에서도 말한 대로, 關節症에 疼痛은 반드시 나타나는 症狀인데, 그것은 그 밖의 症狀, 이를테면 腫脹·運動障害 따위와 同時에 나타나는 것이다. 關節에 아무런 所見도 認定치 않고, 단지 疼痛만이 存在하는 따위는 希有한 現象이라 하지 않으면 안 된다. 關節症의 疼痛은 發作性의 自發痛이라는 일은 없고, 疼痛은 持續的이며, 運動을 할 때 增强하는 것이 特徵이다. 만약 심한 自發痛이 있다고 한다면 關節症에 關한 限 感染性의 炎症으로 보아야 할 것이며, 針灸治療의 不適應症으로서 除外해야 하리라고 생각한다. 關節症의 疼痛이 運動痛이라는 特徵은 關節이 運動器로서의 機能을 遂行하는데 있어서 宿命的인 것으로 생각하지 않으면 안 된다. 따라서 關節의 疼痛의 治療에 對해서는, 단지 單純하게 安靜時에 아프지 않다는 것만이 아니라, 어느 程度의 運動을 負荷하여도 아프지 않을 것, 即 關節로서의 機能을 다 할수 있을 때까지의 治療라야 하리라고 생각한다.

2. 關節症 治療의 基本 槪念

위에서도 말한 것처럼 關節症은 腫脹과 運動障害와 疼痛의 세 가지 主要한 症狀을 가르키는 疾患이다. 또 이 關節症은 一面에서 一種의 炎症性 疾患의 性質을 가지며, 또한 機能障害로서의 側面을 가진다. 그래서 이 疾患을 治療하기 위해서는 時期的으로 3段階로 區分하는 것이 妥當하다. 即 消炎을 目的으로 하는 保存療法期, 鎭痛을 目的으로 하는 刺激療法期, 機能回復을 目的으로 하는 運動療法期이다. 그 中에서 말할 것도 없이 刺激療法期가 針灸治療로서의 適應期이지만, 그러나 關節症의 治療에 關한 限에 있어서는 刺激療法의 前段階로서, 그 長短點은 있을망정 保存療法期가 있다는 것을 항상 念頭에 두지 않으면 안 된다. 더구나 第3의 段階인 運動療法期에 이것을 連結하는 일을 잊어서는 안 된다. 이렇게 해야만 關節症의 治療는 그 온전함을 얻게 되는 것이다. 단지 單純하게 鎭痛시키기 위하여 針灸治療를 行한다는 것만으로서는 關節症의 참治療라고 하기는 어렵다. 勿論 하나의 關節症을 보고, 그것이 保存療法이 適切한가, 針灸療法이 適切한가, 또한 運動療法이 適切한가는 極히 冷靜하게 關節 全體의 治療의 視野에서 決定하지 않으면 안 된다. 함부로 針灸療法을 서두는 나머지 다른 두 가지의 療法의 適期를 놓치는 일은 許容될 수 없다.

이 關係를 약간 具體的으로 말한다면 다음과 같이 된다. 一般的으로 關節症의 治療로서는 第1의 段階에서는 여러 가지 裝具 等에 依한 保存療法과 消炎劑에 依한 藥物療法이 있다. 이 段階에서 針灸治療는 반드시 適當하다고는 생각되지 않는다. 第2의 段階는 適當하게 病巢部에 刺激을 加하여 그 疼痛을 緩解시키는 段階인데, 다른 治療法에 比하여 針灸療法은 이 段階에서는 極히 그 機能을 發揮한다고 생각한다. 適當한 場所에 適當한 量의 刺激을 自由自在로 줄 수 있다는 것은 針灸治療가 무엇보다도 優秀한 所以이다. 第3의 段階, 即 機能回復의 段階에서는 運動療法이 가장 適應하고 있다. 이 段階에서도 筋, 腱의 拘縮에 對하여 針灸治療가 활약할 餘地가 많다. 따라서 筋의 拘縮狀態, 또 關節包의 癒着 等이 있는 경우는 針灸療法을 여기에 附加하는 편이 治療法으로서 보다 有效하다.

3. 本章에서 取扱한 關節症

本章에서는 關節症 가운데서 頸椎症, 頸腕症候群, 肩關節症, 腰痛症은 제각기 獨立하여 다른 著者가 이것을 쓰기로 되어 있으므로, 本章에서는 肘關節症, 腕關節症, 手指關節症, 股關節症, 膝關節症, 足關節症 等을 記述하기로 한다. 나의 診療所의 이들의 關節症의 內譯은 다음에 적는 바와 같다.

關節症의 比率

膝關節症	50.7%	肩關節症	27.4%
肘關節症	7.5%	腕關節症	6.8%
足關節症	4.8%	股關節症	2.1%

4. 나의 關節症의 診法·治法

關節症이라는 것은 關節에 局限된 疾患이기는 하지만, 臨床家의 一般 常識으로서 患者의 一般 狀態를 먼저 보지(診) 않으면 안 된다. 特히 多發性 關節炎이나 變形性 關節症은 一般 狀態가 좋은 것은 고치기 쉽고, 그렇지 않는 것은 治療가 困難하다. 特히 循環器나 消化器에는 障害가 일어나기 쉬우므로 그것에 注意를 게을리하지 않고, 治療를 하지 않으면 안 된다. 그래서 나는 運動의 檢査를 많이 쓰고 있다. 다음에 治療의 適應問題인데, 慢性的인 關節症에 關해서는 일단 適應으로서 治療를 行하는데 急性的인 것, 外像的인 것 等, 疑心스러운 것에 對해서는 躊躇하지 말고 專門醫의 精密한 診斷과 治療를 받기로 하고 있다.

治療方法에 對해서는 針灸治療에 限定하는 일 없이 生活指導나 保存療法, 運動療法의 觀點에서 廣範한 治療를 힘쓰고 있다. 또 治療點으로서는 經絡이나 經穴에 抱碍되는 일 없이 壓痛點을 重要視하고 있다. 따라서 本書 記載의 것도 經穴에는 抱碍되지 않고 壓痛點을 採用하고 있다. 그 때문에 經穴에 一致하는 것은 그 名稱을 記述하지만, 一致하지 않는 것에 對해서는 그냥 그대로 둔다. 또 關節內 刺針에 對해서는 壓痛點이라기보다는 關節腔에 찌르기 쉬운 部位부터 刺入하기로 하고 있다.

이를테면, 膝眼 따위에는 거의 壓痛은 없으나, 그 部는 關節腔內 刺針에는 極히 좋은 部位이다. 또 나는 簡單한 運動法을 많이 使用하고 있다. 이것은 앞에서도 말한 대로 機能의 保存이나 回復에 所用되는 것만이 아니라, 關節內壓을 變化시켜서 그 部의 循環에 좋은 影響을 준다고 생각하고 있기 때문이다. 또한 關節症의 針灸治療의 奏效理由에 對해서는, 이것은 罹患部의 局所性 循環의 改善에 도움이 된다고 생각한다. 有名한 브란트와 리프손의 말, 「治療의 成功은 醫學的 知識보다 차라리 醫의 技術에 依하는 경우가 많다.」 이 말은 나의 關節症 治療에 對한 생각과 通하는 것이다.

5. 肘 關 節 症

A 適應의 鑑別

肘關節症에는 우선 肘關節炎이 있다. 여기에는 류마치性인 것, 化膿性인 것 따위가 있으나, 그 腫脹이나 發熱, 他關節의 罹患 等으로 鑑別은 困難하지 않다. 류우마치性인 것은 多發性 關節炎의 一分症을 이루는 것인데, 慢性期에는 針灸治療는 適應한다. 그러나, 急性期로 發熱, 腫脹이 심한 것은 適應이라 할 수 없다. 化膿性 肘關節症에 對해서는 病歷 및 한 關節에 局限하는 것으로 識別할 수 있다. 勿論 針灸의 適應症은 아니다.

이 밖에 離斷性 骨軟骨炎, 即 肘關節에 關節遊離體가 存在하는 것이 있다. 上腕骨의 橈骨關節 前面에 일어나는 일이 많다. 이것은 關節을 屈伸할 때, 어떤 角度에서 運動 制限과 아울러 疼痛이 일어나는 것으로 鑑別할 수 있으나, 正確한 診斷은 렌트겐에 依하지 않으면 안 된다. 또 尚肘頭滑液膿炎이 있다. 이것은 肘頭의 皮下에 가벼운 腫脹이 일어나는 것으로 肘를 찌르면 아프다. 皮下이므로 鑑別이 어렵지 않다. 針灸適應症으로서는 뭐라해도 테니스肘일 것이다. 테니스肘에 對해서는 次項에서 記述하겠다.

B 테 니 스 肘

테니스肘는 病理學的으로는 上腕骨 外側 上顆炎이라고 불리어지는 것으로 스포츠 選手나 肘關節의 伸展運動 또는 回內運動을 反復하는 職業人에게 많은 疾患으로서 針灸治療의 臨床에서는 가장 많이 볼 수 있는 것이다. 또 그것은 針灸治療의 適應症이라고 할 수 있으리라. 테니스肘는 上腕骨이 橈側, 또는 尺側의 上顆에 局限性의 壓痛이 보이고, 運動制限은 그다지 著明하지 않으며, 關節 裂隙에는 壓痛이 없는 것이 特徵이다. 이것은 前腕伸筋群이 上腕骨에 附着하는 部分의 腱鞘炎 或은 骨膜痛이다. 그들의 部分에 壓痛과 前腕의 伸展 및 回內運動을 할 때

疼痛이 發現한다. 整形外科의 成書에 依하면 렌트겐線像으로서는 거의 出現하지 않고, 단지 治療가 長期間이 되는 경우에 그 部分에 石灰化의 遊離體를 볼 수가 있다고 한다. 다음의 렌트겐線像 (寫眞 1)과 (圖 1)은 그것을 가르키는 것이다. 또한 이 寫眞은 離斷性 骨軟骨炎일는지도 모른다는 것을 말하여 둔다.

寫眞 1　肘關節에서의　石灰化의　遊離體

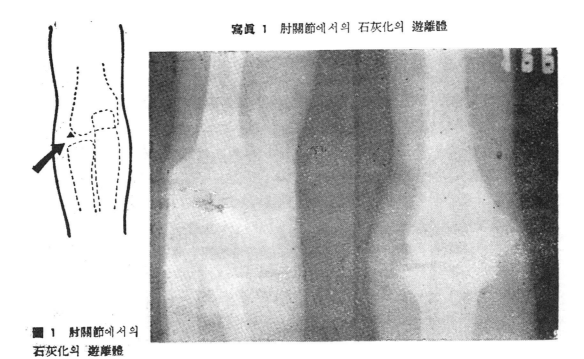

圖 1　肘關節에서의 石灰化의　遊離體

C　針灸治療

肘關節症의 治療로서는 류우마치性의 關節炎에 對해서는 이것을 一括하여 後述 키로 한다. 가장 針灸臨床에 있어서 頻度가 높은 것으로 테니스肘의 治療가 問題 가 된다.

테니스肘는 肘關節에 過重한 刺激이 作用한 때문에 일어나는 것이며, 局所的 疾患이다. 따라서 局所的인 處理로서 足하다.

肘關節 周圍의 橈側 或은 尺側의 壓痛點(圖 2, 3)에 3寸의 2番針 或은 1寸의 毛針으로 1~2cm 刺入하여 10分間 置針하는 方法을 쓴다. 或은 쌀알 半의 크기 의 灸를 같은 壓痛點에 3~5壯 行한다. 대개 1週日 後면 治癒한다. 그 原因이 된

圖 2 肘關節周圍의 壓痛點

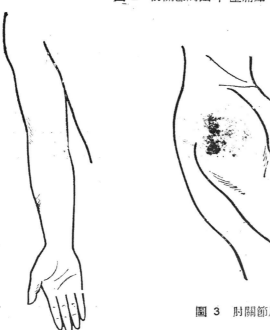

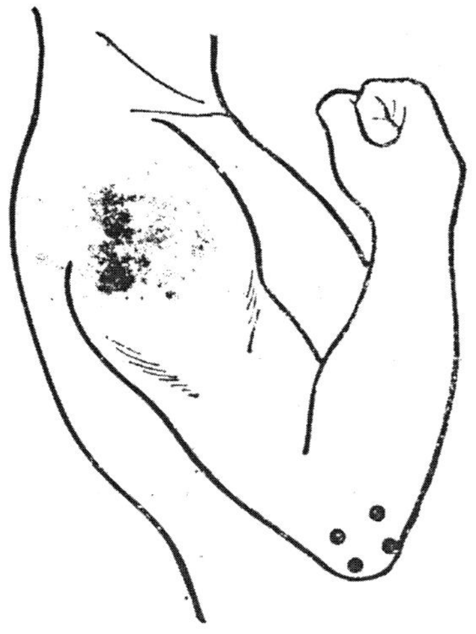

圖 3 肘關節周圍의 皮電點

運動을 禁止하여 患部의 安靜을 꾀하는 것이 重要하다. 原因이 된 運動을 中止시킬 수 없을 때나 主婦가 患者인 경우에는 治癒가 오래 걸린다. 그리하여 上記와 같이 關節部에 石灰化한 遊離體가 남는다. 그런 경우에는 外科的으로 그것을 切除하지 않는 限, 完治는 바랄 수 없다.

D 併用해야 하는 治療法

위에서 말한 바와 같이 安靜을 維持한다는 것은 必須條件이다. 고무包帶, 或은 사포오타로 患部의 安靜을 꾀하는 것은 重要한 方法이다. 이 疾患은 疼痛은 있지만 運動性은 維持되고 있다. 따라서 가벼운 他動的인 屈伸運動은 治癒의 促進에 크게 所用되는 것으로 생각된다.

症例 1   20歲 여 學生
小林寺拳法의 구릅活動으로 強한 前腕의 伸展運動을 行하였기 때문에 橈側과 아울러 尺側의 伸筋付着部에 疼痛이 일어나고, 特히 伸展과 屈曲時에 疼痛이 增加한다고 한다. 上記와 같은 治療를 行하고, 患部에 가볍게 包帶를 實施했다. 隔日 3回의 治療로 거의 疼痛은 사라졌다. 그러나 原因이 된 運動을 잠시 쉬지 않으면 再發할 우려가 있는 것을 注意하여 治療를 그쳤다.

症例 2   42歲   여   洋裁師

職業 때문에 左手肘關節을 伸展位로 長時間 維持하는 作業을 繼續하지 않으면 안 된다. 그 때문에 肘關節部가 伸展될 때 疼痛을 일으켰다. 壓痛은 前腕橈側 伸筋付着部에 出現하였다. 上腕과 前腕部에 顯著한 倦怠感이 있다고 한다. 그것을 除去하는 目的으로 上腕 및 前腕에 가벼운 單刺를 行하고, 患部에는 寸 3의 2番針으로 2cm 刺入, 10分間의 置針을 行하였다. 勿論 前記와 같은 患部의 保存法을 命하였다. 5回의 治療로 輕快. 이 밖에 肘關節의 痛症으로서는 外傷性의 靭帶損傷이나 橈骨骨頭의 線狀骨折 等이 있으나, 受傷할 때의 模樣의 問診 및 腫脹, 疼痛의 심한 程度로서 大體로 짐작은 간다. 疑心스러운 것은 整形外科醫의 精密한 診斷을 받아야 한다.

6. 腕 關 節 症

A   適應의 鑑別

腕關節의 疼痛으로 가장 많은 것은 말할 것도 없이 류우마치性의 것이다. 이것은 膝關節症 다음으로 그 頻度가 높은 것이리라. 診斷은 다른 많은 關節과 마찬가지의 變化가 있는가 어떤가로 대게 짐작한다. 單一하게 腕關節만이 侵害되는 일은 거의 없다. 또 이 部에는 變形關節症도 곧잘 일어난다. 이것은 徐徐히 關節이 變形하는 것으로서 運動痛은 있으나 腫脹이 顯著하지 않는 것이 류우마치와 다른 點이다.

이 外에 흔히 볼 수 있는 것으로는 손목의 橈骨莖狀突起의 약간 윗쪽의 腱膜에 나타나는 痛症이다. 되풀이하여 손목을 굽히는 듯한 運動을 했을 때, 예컨대 農村에서의 모심기 作業 等에서 자주 일어난다. 손목은 가볍게 부어오르고, 運動을 하면 삐걱삐걱 하고, 腱鞘가 맞닿는 소리가 난다. 一種의 過刺激性의 炎症이라고나 해야 하리라. 여기에는 伸展테스트라고 하는 方法이 診斷으로서 使用되는데, 그것은 患者의 손목을 잡아 주먹을 쥐게 하고, 尺側으로 굽히면 患部에 심한 痛症을 느끼는 테스트이다.

B 針 灸 治 療

류우마치性의 關節炎에 對해서는 發赤, 睡脹이 甚한 것은 患部에 直接的인 刺激은 避하지 않으면 안 된다. 심한 炎症이 사라지면 (圖 4)와 같은 部位에 10分間의 置針을 行한다. 關節腔內는 류우마치性의 것으로서는 間隙이 생기기 쉬우므로 刺入하기 쉽게 된다. 例를 들면, 陽谿·陽池·神門 等은 特히 刺入하기 쉽다. 3cm 쯤은 別로 抵抗없이 刺入할 수 있을 듯이 여겨진다. 단지 류우마치가 慢性化된 變形關節症으로 關節의 뼈가 崩壞되어 膠着狀態가 되어 있는 것은 매우 刺入하기 힘든다. 刺入할 수 있을 만큼 刺入하여 徐徐히 關節運動을 行하면서 그 深度를 增加하도록 한다. 손목의 腱鞘炎은 壓痛點에 針을 刺入한다. 筋層이 얇은 곳이므로 橫刺나 皮內針이 대단히 有效하다.

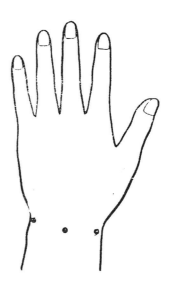

圖 4　腕關節周圍의 壓痛點

C 併用해야 하는 治療法

우선 뭐라하여도 關節의 伸展 및 屈曲運動이 有效하다. 伸展法은 手根部를 두 손으로 단단하게 잡고, 術者의 體重을 利用하여 천천히 펴도록 한다. 患者에게 抵抗感覺이 있어서는 所用없다. 리락크스 시킨 形態로 조용하게 뻗치고 30秒 乃至는 1分間에 한번쯤 쉬고, 4~5回 이것을 行한다.

屈伸 運動에서는 背屈은 比較的 하기 쉬우나 掌屈은 困難하다. 內外轉, 外內旋 運動은 손목을 잡아당기면서 患者가 疼痛을 느끼지 않는 範圍에서 이를 行한다. 이들의 運動은 極히 有効하다. 따라서 針灸治療만 行하고 運動法을 缺如할 때는 効果는 半減한다. 眞綿 或은 까아재로 患部를 따뜻하게 싸두는 方法은 相當히 有効하지만, 아주 잘 使用하지 않으면 안 되는 手技이므로, 晝間은 困難할 것이다. 그래서, 夜間, 特히 잠자리에 들 때는 이것을 嚴守케 하는 것이 重要하다.

7. 手指關節症

A 適應의 鑑別

手根管症候群이라는 것이 있다. 이것은 手關節의 掌側이며, 手根橫靭帶가 腫脹하여 正中神經을 壓迫하여 일어나는 痛症이다. 靭帶가 腱膜에 癒着하는 경우에는 手術을 必要로 한다. 다음에 彈撥指가 있다. 中手指節 關節의 母指 或은 中指, 人指屈筋에 있어서의 狹窄性의 腱鞘炎이다. 손가락을 屈曲하였다가 펴려고 하면 그 部에 痛症이 일어나 펜칠 수 없다. 無理하게 펜치면 매우 아프다. 症狀이 進行하면 손가락이 굽어져서 펴이지 않는다. 다음에 指節 關節에 일어나는 류우마치性의 炎症이 있다. 이것은 主로 中節이나 末節에 있어난다.

B 針灸治療

針灸治療로서는 手根管症候群에 對해서는 後谿(圖 5)에서 合谷으로 向하여 이른바 中國式의 通針을 行한다. 針은 寸 6의 3番針이 適當할 것이다. 또 第3, 第4 中手骨 骨間에서 手掌을 向하여 께뚫듯이 刺針하는 것도 좋다. 普通 第4指 基底部 掌側에 結節같은 硬結에 닿이는 일이 있다. 그것을 찔러 뚫을 듯이 刺針한다. 彈

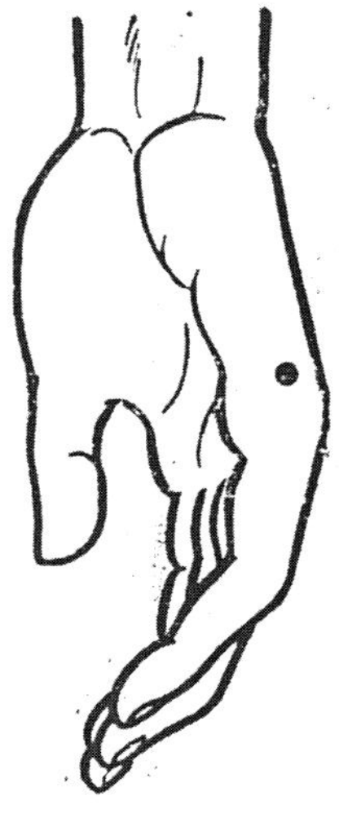

圖 5 後谿穴에서의 通針

撥指는 母指가 가장 많고, 中指가 그 다음이다. 中手指節 關節의 掌側에 壓痛이 잘 나타난다. 그 壓痛을 向하여 寸 3의 2番針으로 1cm 쯤 刺入한다. 中手骨에 나타나는 류우마치性 炎症에 對해서는 指骨間 刺針, 中節 또는 末節의 關節部 側面의 橫刺, 爪甲의 部分, 即 井穴에서의 瀉血도 有效하다. 瀉血을 行할 때 손가락을 단단하게 꽉 끼고 , 짜듯이 하면 많이 瀉血할 수 있다.

C 併用해야 하는 治療法

  併用해야 하는 治療法으로서는 위에서 記述한 瀉血法 外에 彈撥指에 對해서는 特有한 運動法을 行한다. 그것은 손목의 位置에서 제각기의 罹患指에 應하여 壓迫을 加하여 손가락을 伸展하는 方法이다. 母指로는 陽谿의 部分에서 壓迫을 加한다. 中指로는 外關의 部分에서 壓迫하면서, 손가락을 쥐었다가는 펴는 運動을 反復한다(寫眞 2, 3). 그들의 部에서 壓迫하고 있는 限, 彈撥指는 일어나기 어렵다. 一時的으로는 壓迫法만으로도 彈撥指는 일어나지 않게 된다. 勿論 그 效果는 얼마 아니하여 消失되지만, 針灸治療를 行하는 同時에 이와 같은 方法을 行하여 두면 效果는 確實하게 된다.

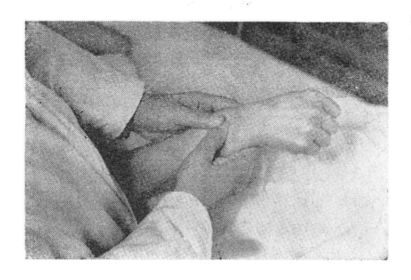

寫眞 2
彈撥指의 運動法

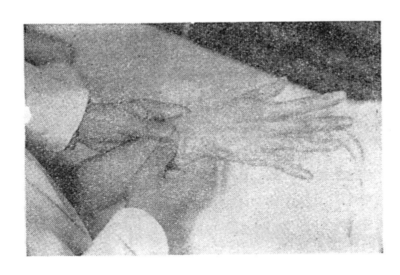

寫眞 3
彈撥指의 運動法

症例 1　　65歲　여　主婦手掌의 痛症

손의 第4指 基節部의 掌側(圖 6)에 結節 모양의 硬結이 생겨서 손을 쥐었다 폈다 할 때 아프다고 한다. 언제 생긴 것인지 모르지만 最近에 알게 되었다고 한다. 그 部分을 壓迫하면 대단히 아프다. 寸 6의 3番針으로 後谿穴에서 合谷穴로 向하여 通針을 5回쯤 行하여 거의 輕快하게 되었다.

症例 2　　63歲　여　裁縫師　彈撥指

中指와 아울러 環指가 굽어서 손을 대주지 않으면 펴지지 않는다고 한다. 指骨間 刺針과 外關穴刺針, 모두 寸 3의 2番針, 刺入 約 2cm, 차분한 刺

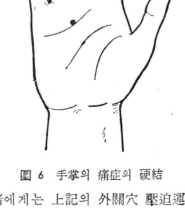

圖 6　手掌의 痛症의 硬結

入을 되풀이하여 2回의 治療로 輕快하였다. 이 患者에게는 上記의 外關穴 壓迫運動을 行하였다.

症例 3　　55歲　여　事務員　中指의 류마치性 關節症

中節과 末節이 腫脹하여, 펜을 쥐는 데에도 매우 困難을 느낀다고 한다. 治療는 外關穴 刺針, 指骨間 刺針, 中節·末節의 置針, 中指井穴 瀉血로 症狀은 곧

輕快. 차분하게 屈伸運動을 併用, 단, 이 患者는 1週日에서 10日쯤 되니 같은 모양의 症狀이 나타난다. 3個月쯤, 約 1週間을 간격으로 治療를 繼續하고 있다.

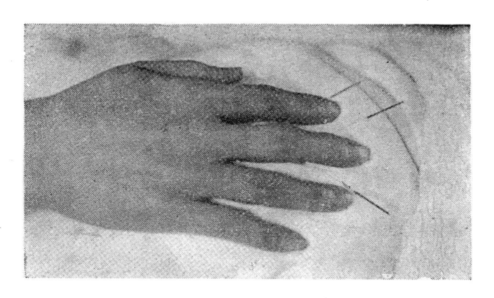

寫眞 4 症例 3의 寫眞

8. 股 關 節 症

A 適應의 鑑別

股關節에 痛症이 있는 사람은 針灸臨床上 그렇게 많지는 않다. 腰痛症이나 坐骨神經痛의 그늘에 숨어 있는 것도 있다.

股關節症의 特徵은 步行 異常이 있다는 일이다. 그다지 심한 痛症은 없으나 步行할 때에 疲勞感이 있고, 또 성큼성큼 크게 걸을 수가 없다. 심하게 되면 臀筋의 萎縮이 보이고, 또한 側彎이 생긴다. 痛症은 鼠徑部나 臀部의 大轉子 周邊에 많이 일어난다. 그리하여 그것은 大腿의 外側 또는 內側에까지 미친다. 股關節에 障害가 있을 경우는 兩下肢를 뻗치어서 下肢의 內外轉을 行하면, 患肢쪽에서는 運動이 障害되어 있어서 外轉이 어렵다. 患肢쪽의 허리로 直角으로 굽히어 他肢

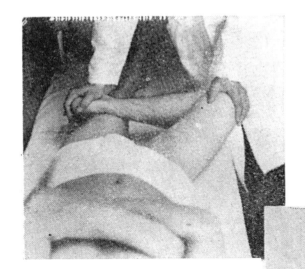

위에 얹고 위에서 누르면(押迫) 심한 痛症을 大腿外側에 느낀다. 이른바 "4字테스트"(寫眞 5)라고 불리어지는 것이다. 또 患股를 伸展하여 두고, 무릎으로 굽지 않도록 固定하여, 患肢의 뒤꿈치를 두드리면 股關節에 울린다. 이

寫眞 5   4字테스트

寫眞 6

와 같은(寫眞 6) 테스트로 股關節의 障害를 찾아낼 수가 있다. 股關節의 痛症에는 病歷을 자세히 들어보면, 先天性의 股關節脫臼의 前歷이 있거나, 股關節을 强하게 부딪친 旣往歷을 들을 수가 있다. 股關節은 解剖學的으로 두꺼운 筋層에 쌓여 있는 위에다 肉眼的으로 보기 어려운 位置에 있기 때문에, 다른 關節처럼 간단하게 診斷을 내리기는 어렵다. 上述한 것과 같은 步行 異常이나 徒手檢查法으로 股關節의 障害를 發見하여도 그것이 무슨 原因에서인지를 決定짓기는 困難하다. 症狀이 오래 繼續하고, 점점 增惡해지는 따위에 對해서는 問診한 위에 專門醫의 診斷을 받는 편이 좋다.

우리들이 日常 만나는 股關節症으로서는 老人性의 變形性 股關節症(寫眞 7), 外傷後遺症 等이다.

特히 外傷 直後의 股關節症에는 骨折이나 大腿骨頭壞死 等의 것이 있으므로 注

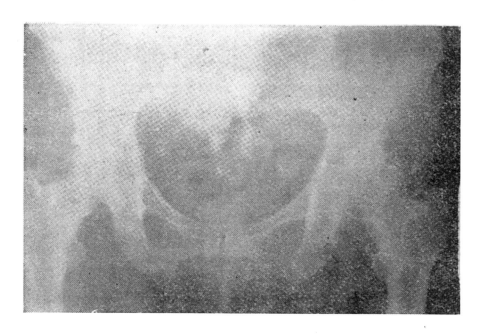

寫眞 7　變形性 股關節症의 렌트겐線像

意가 必要하다.　또한 小兒의 5歲～10歲 程度까지의 사이에는 페르터스病이라고 하는 難症이 있다는 것을 잘 記憶하여 注意하여 두지 않으면 안 된다.

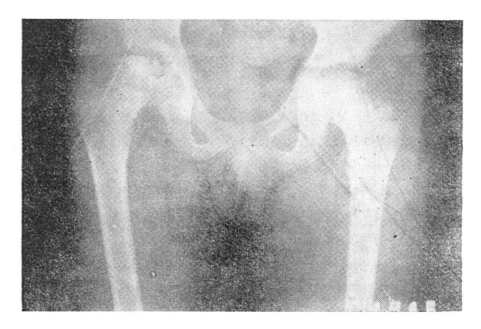

寫眞 8　페르테스病의 렌트겐線像(가장 惡化되었을 때의 렌트겐線像)

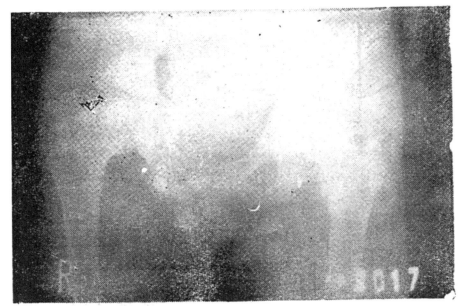

寫眞 9 페르테스病의 렌트겐線像(回復後)

이 寫眞(8, 9)은 M 整形外科의 것으로 페르테스病의 한 症例이다. 2年에 걸쳐서 裝具를 使用한 保存療法을 行하였던 것으로, 그 結果 이 療法이 成功하여 相當한 程度까지 症狀은 回復되어 오고 있다. 이와 같은 것에 對해서는 整形外科의 專門醫에게 맡기고, 針灸療法 따위는 行하지 않는 편이 좋다. 參考하기 바란다.

B 針灸療法

위에서 記述한 것과 같은 輕度의 外傷後遺症이나 老人性의 變形性 股關節症에 對해서는 針灸治療는 姑息的인 對症療法에 지나지 않으나, 그래도 相當한 效果를 거둘 수가 있다. 그 方法으로서는 伏臥位 或은 側臥位로 臀部의 大轉子의 윗쪽 或은 앞쪽 또는 뒷쪽에 나타나는 壓痛을 目標로 寸 6의 3番針으로 3cm 乃至 4cm 刺入한다. 壓痛部에서는 鈍한 痛症을 느낀다. 刺針點은 外胞肓, 環跳, 臀壓, 大轉子의 약간 윗쪽이다(寫眞 10). 步行 異常 때문에 腰部나 大腿에 筋의 緊張을 볼 수 있다. 이것은 所謂 代償性筋緊張이다. 그것을 緩解시키는 것도 重要한 方法이다. 또 股關節部에서의 循環障害의 改善策으로서 針灸治療를 行하는 일도 하나의 方法일 것이다.

寫眞 10 股關節症臀部의
壓痛點

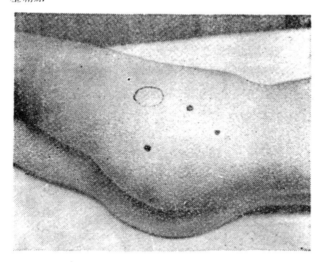

C 併用해야 하는 治療法

股關節症에서 重要한 것은 이것을 保存療法으로 고치는가, 刺激療法으로 고치는가 하는 일이다. 保存療法의 경우는 페르테스病과 같이 股關節의 運動을 極度로 制限하듯이 裝具를 使用하지 않으면 안 된다. 運動療法의 適否는 매우 어려우나, 起立, 步行 等의 自動運動은 關節에 커다란 負擔이 되므로 他動運動 쪽이 治療的으로는 有效하다. 背臥位로 발목을 잡고 股關節을 屈伸하는 運動은 대단히 有效하다.

症例 1　55歲　여　主婦　變形性股關節症

4～5年 前에 股關節의 疼痛으로 2個月쯤 通院하여 輕快하게 되었다. 그 後 1年에 1～2回는 股關節의 痛症이 있어서 그럴적마다 來院, 몇 回의 治療로 輕快, 今年은 8月에 같은 股關節의 痛症이 있어서 來院, 特히 步行이 어렵다. 壓痛은 外胞肓, 臀壓, 髀關, 風市, 血海의 약간 윗쪽, 伏兎 等에 있다. 이 밖에 臀節 및 大腿四頭筋에 약간의 筋萎縮이 있었다. 이들의 壓痛點에 中國針 32號로 4～5cm 刺入, 壓痛은 거의 輕快하였으나 步行할 때는 體重을 걸면 亦是 아프다고 한다. 4個月 남짓한 治療로 症狀은 一進一退이다.

症例 2　　35歲　여　主婦　外傷後遺性 股關節症

腰部에서 臀部에 걸쳐 疲勞感이 있고, 무겁고 나른한 느낌이 있다고 한다.　步行에는 그다지 支障이 없다. 4字테스트(＋) 股關節을 屈伸하면 뚝딱거리는 雜音이 있다. 高校時代 스케이트를 타다가 넘어진 뒤부터 가끔 아프다고 한다.　左腰部에 過緊張이 있고, 側臥位로는 臀部에 緊張을 볼 수 있고, 外胞肓, 髀關, 環跳에 壓痛, 大腿 外側에서 膝部에 걸쳐 牽引痛이 있다. 腰部의 腎俞, 大腸俞, 臀部의 外胞肓, 環跳, 臀壓에 寸 6의 3番針으로 3cm 刺入, 3回의 治療로 輕快, 이 患者는 疲勞해지면 再發하지만 別로 重症으로는 생각되지 않는다.

症例 3　　34歲　여　主婦

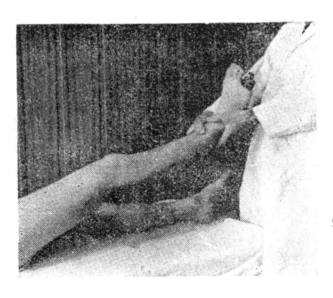

寫眞 11　徒手牽引法

여섯살 때 先天性 股關節脫臼의 手術을 받았다.　先天的으로 扁平臼이 있다고 한다. 臀部의 外側에서 大腿外側으로 걸쳐 牽引痛이 있다. 4字테스트(＋), 側臥位로 壓痛點을 取한다. 環跳, 髀關, 風市, 제각기에 寸 3의 2番針으로 2~3cm 刺入, 3回의 治療로 輕快, 이 患者도 亦是 疲勞가 쌓이면 再發할 것이다.

以上의 3個 症例에 對해서는 가벼운 徒手牽引(寫眞 11)을 行하였으나, 이것은 相當히 有效하다고 생각된다. 自發痛이 있을 때는 목욕은 嚴禁해야 한다.

9. 膝關節症

A 適應의 鑑別

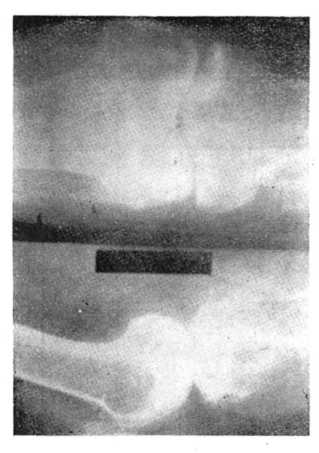

寫眞 12 關節間隙狹小化

膝關節症은 關節症 가운데 서 제일 많은 것으로, 나의 臨床에서는 關節症 가운데서 50.7%로 約 半數를 차지한다. 따라서 每日每日 거의 膝關節 症이 없는 일이 없다 해도 좋 을 程度이다. 흔히 볼 수 있 는 膝關節症으로서는 우선 첫 째는 류우마치性의 膝關節症 이다. 이어서 老化性의 膝關 節症, 아울러 變形性 膝關節 症이다. 다음에 外傷性의 것 으로서 內側半月板損傷, 內側 靭帶障害 等이 있다. 이 밖에 單獨으로 發症하는 일은 적으 나, 滑液膿炎이 있다. 症狀에

對해서는 먼저 腫脹, 疼痛, 運動 制限의 세 가지를 들 수가 있을 것이다.

a) 腫 脹

腫脹은 많은 경우에 볼 수 있는 것인데, 急性류우마치性의 것을 除外하고서는 그다지 著明하지 않다. 류우마치性의 것은 關節 全體에 볼 수 있으나, 外傷性의

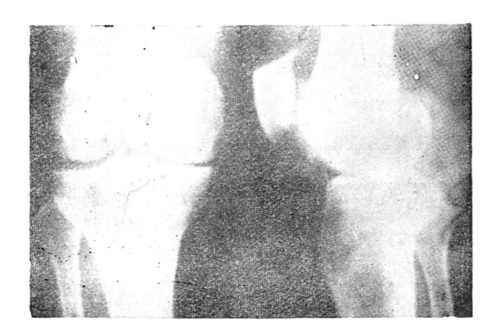

寫眞 13 骨棘形成의 심한 것

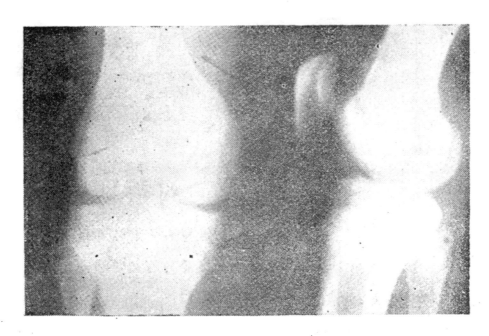

寫眞 14 膝關節의 正常렌트겐線像

것은 局限하는 것이 普通이다. 따라서 腫脹의 模樣으로 어느 程度 鑑別이 可能하다.

b) 疼 痛

疼痛에는 自發痛과 壓痛이 있어서 炎症이 심한 것으로는 勿論 自發痛이 있다. 壓痛은 모든 膝關節症에 存在한다 해도 좋다. 또 重要한 것은 運動痛이다. 運動할 때에 限하여 疼痛이 나타난다. 그 周邊을 차근차근 살펴보면, 이 關節症의 正確한 診斷에 매우 도움이 된다.

c) 運動制限

말한 것도 없는 일이지만, 이 疾患에서는 運動의 制限이 極히 著明하다. 屈曲, 伸展, 內旋, 外旋, 제각기에 障害가 일어난다. 또 靭帶의 過緊張이나 筋의 緊張, 萎縮 等, 이 關節의 付屬器의 障害에도 充分히 注目하지 않으면 안 된다.

B 針灸治療

우선 류-우마치性의 膝關節症은 急性期에서는 腫脹症도 自發痛도 심하므로 針灸治療는 適應이 아니다. 오히려 安靜, 保存療法이나 消炎劑를 投與하는 편이 適切하다. 針灸治療는 慢性化하여 腫脹이 약간 남고, 關節이나 筋의 拘縮이 있다는 段階에서 受療하는 수가 많고, 또 그 段階라면 針灸治療가 크게 活躍할 餘地가 있다. 通常 壓痛點은 關節 周圍의 筋이나 腱의 附着部에 發現한다(寫眞 14,15 16).

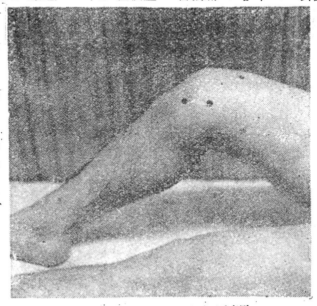

寫眞 15 膝關節症의 壓痛點

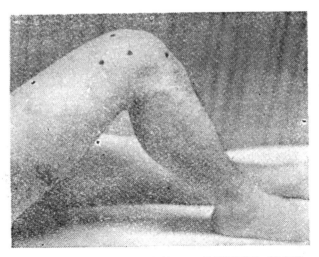

寫眞 16 膝關節症의 壓痛點

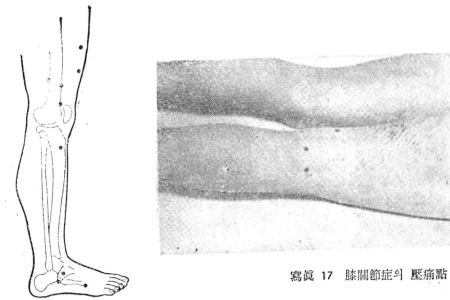

寫眞 17 膝關節症의 壓痛點

圖 7 筋拘縮을 同伴하는 壓痛點

또. 筋의 拘縮이 있을 때에는 拘縮된 筋에 硬結 或은 過緊張이 나타나, 거기에
도 壓痛이 出現한다(圖 7). 또 皮電點도 (圖 8)과 같은 모양으로 나타난다. 그들
의 場所는 모두다 針灸의 治療點이 될 수 있다. 寸 3의 2番針으로 2cm 乃至 3cm

刺入. 緩慢한 刺拔法 或은 置針法을 10分間 行한다. 무릎을 45°∼60° 屈曲位로
行하는 것이 가장 좋다. 膝蓋骨의 下部, 即 外膝眼, 内膝眼(寫眞 18, 圖 9)에서
關節의 中心으로 向하여 3cm 乃至 4cm 刺入한다. 이 方法은 關節内의 腫脹을 治
療하는 데에 極히 有效하다. 먼 곳이라 通院 治療가 不可能한 者에게는 이들의

圖 8 膝關節内側의 皮電點

圖 9 膝關節内腔刺入方向

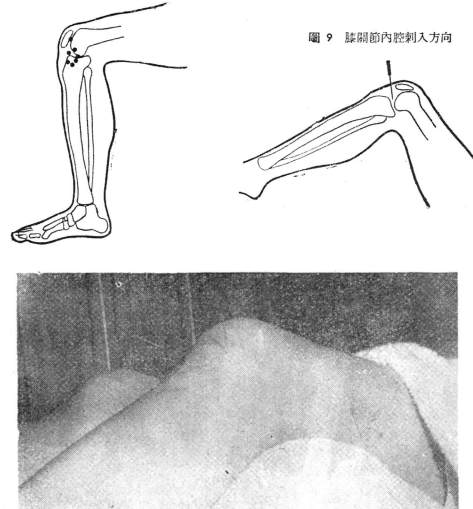

寫眞 18 關 節 腔 内 刺 針

點에 쌀알만한 크기의 施灸를 行한다. 다시 寫眞 (19,20)과 같이 한쪽 손을 患者
의 무릎에 얹고 加減하면서(調節하면서) 발목을 잡고 屈伸運動을 反復한다. 이
運動은 患者가 屈曲할 수 있는 範圍에서 스므스하게 行할 必要가 있다. 함부로
대중없이 運動을 하면 오히려 疼痛을 增惡케 할 危險이 있으므로 조심을 해야
한다.

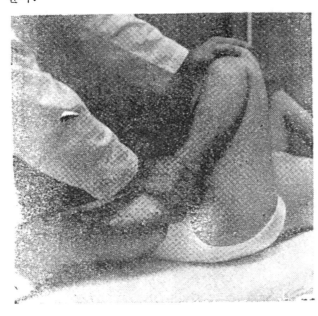

寫眞 19 屈伸運動

寫眞 20 屈伸運動

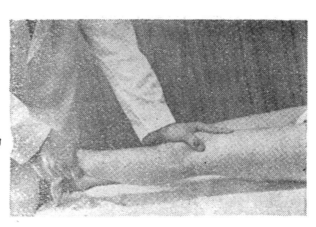

a) 內側半月板 및 內側靭帶의 損傷

　普通, 膝關節에 外力이 加하여진 損傷으로서는 內側의 半側月板 및 內側靭帶의

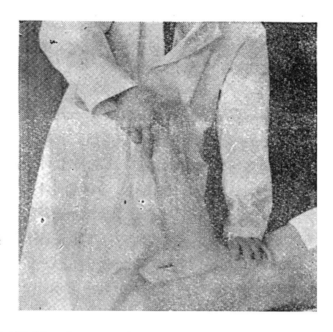

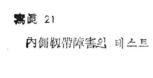

寫眞 21

內側靱帶障害의 테스트

損傷이 많다. 이 兩者를 區別하는 것은 반드시 容易하지는 않다. 治療로서는 大體로 같은 樣相이기 때문에, 針灸治療의 段階에서는 兩者의 鑑別에 그다지 拘碍될 必要는 없다. 外傷의 狀況을 잘 問診하면, 그 痛症이 外傷의 事故에 依한 것이라는 것은 理解할 수 있다. 寫眞 (21)과 같이 伏臥位로 무릎을 굽히고 大腿部를 固定하여 발목을 잡고, 잡아당기듯이 外旋을 하면 內側靱帶 附着部에 强한 疼痛을 느낀다. 그 部에는 限局性의 腫脹도 볼 수 있으며, 壓痛도 存在한다. 勿論이지만 下腿가 外旋할 때, 그 運動은 顯著하게 障害된다. 針灸治療는 膝關節內側의 壓痛部(血海, 大輪, 曲泉, 陰谷, 膝關)에 行한다. 그 部에 寸 3의 2番針으로 1cm~2cm 刺入, 置針 10分, 或은 內側靱帶를 따라 橫刺한다. 그 外의 治療로서는 患部의 眞綿, 或은 고무性包帶 等에 依한 溫包가 效果的이다. 運動療法은 他動運動으로 가볍게 行하는 것이 좋다. 運動法은 上述한 關節症의 運動法에 準한다.

b) 老化性骨關節炎

老化性骨節炎이라는 것은, 44, 5歲에서 50歲 程度인 閉經期의, 特히 肥滿한 婦人에게 많이 보이는 것이다. 아마 뼈의 老化 現象과 오랫 동안의 體重의 무거운 무게에 依한 退行性 病變의 一種일 것이다. 慢性關節류우마치에 準하는 治療法으로 比較的 간단하게 고쳐진다.

c) 變形性膝關節症

이 疾患은 腫脹, 疼痛은 그렇게 顯著하지 않으나, 關節의 變形이 일찍부터 보이고, 運動障害가 著明하게 나타난다. 그와 同時에 膝關節에 附屬하는 筋이나 腱에 萎縮이 보이며, 關節을 構成하는 骨端軟骨에도 石灰化가 나타난다. 이런 것에 對하는 針灸治療는 決定的인 治療라고는 하기 어려우나, 膝關節류우마치에 準하는 治療를 行하면 相當히 有效하다. 特히 筋이나 腱이 拘縮하기 때문에 運動障害가 나타나는 것이므로 이들의 拘縮을 豫防·改善하는 데에는 그들의 部에 對하는 針灸治療는 버리지 못할 點이 있다. 同時에 他動運動, 自動運動을 繼續하여 膝關節의 拘縮을 豫防하는 일은 이 治療에 있어서는 뺄 수 없는 것이다. 이 疾患은 單純하게 膝關節에 限하는 것이 아니라, 腰部나 股關節 等에도 마찬가지의 拘縮이 보이므로, 그것에 對하여서도 適切한 針灸治療를 行하여야 한다.

症例 1   65歲 여 主婦

慢性關節류우마치 때문에 約 10個月 治療, 처음에는 腫脹도 있고, 自發痛도 있었으나, 이들은 漸次 改善되어, 단지 運動痛만이 남았다. 그러나, 季節의 變化期나 過勞가 되면 때때로 再發하여 近來 4~5年은 週 1回의 疾患管理的인 治療를 行하고 있다. 症狀은 때로 惡化할 때도 있으나, 針灸治療에 依하여 輕快해지고 關節의 變形도 조금씩 改善되어 있다.

症例 2   68歲 여 內側半月板損傷後遺症

老人인데 洗濯이나 家事 勞動을 부지런하게 하고 있는 健康한 婦人이다. 右膝關節內側에 疼痛이 있고, 가벼운 腫脹도 있었다. 半月板테스트(+), 膝關節內側의 壓痛點에 置針을 10分間 行하고, 隔日로 約 8回의 治療로 輕快해졌다.

症例 3   70歲 여 農婦 變形性膝關節症

腰痛과 膝關節痛으로 來院, 關節에 滑液이 고여서 몇 차례를 醫師에게 穿刺除去 治療를 받았다. 腰部 및 膝關節部에 變形이 보이고, 大腿四頭筋, 그 밖에 筋의 萎縮이 보이며, 下腿後側에 靜脈怒脹이 顯著하다. 腰部, 臀部, 大腿前面, 後

面, 膝關節部에 가벼운 單刺와 가벼운 膝關節의 屈伸運動을 行하였다. 約 5回의 治療로 症狀은 顯著하게 輕快.

10. 足關節症 其他

A 足關節症

足關節의 痛症에는 이른바 關節症인 것은 적고, 外傷性의 捻挫가 主가 된다. 足關節의 構造는 內側靭帶는 매우 强大하여, 外傷의 경우, 捻挫라기 보다는 오히려 骨折하는 경우가 많다. 따라서, 普通 捻挫라고 하는 경우, 外側靭帶의 過伸展 或은 斷裂이라는 것이 된다. 발목은 새끼발가락쪽이 아래로 되어 뒤집는 形狀이 되어 捻挫가 일어난다. 外側靭帶는 强度로 伸展되는 셈이다. 그러할 때에는 脛骨과 腓骨下端의 骨間靭帶인 脛腓靭帶에도 損傷이 일어난다. 이들의 捻挫는 病歷을 詳細하게 물어보면 大體로 짐작이 간다. 또 이 捻挫는 反復하여 再發하는 수가 많다. 外顆의 骨端 或은 그 아랫쪽에 심한 壓痛이 있다. 單純한 捻挫로 靭帶의 過伸展에 依한 것이라면, 腫脹이나 皮下 울血은 대단하지 않다. 腫脹이 심하고 自發痛이 있는 것은 骨折로 보고 整形外科에 精診을 依賴해야 한다. 發症했을 때와 같은 모양으로 발목을 잡고, 伸展시키면 痛症은 增强한다. 壓痛點은 解谿, 丘墟, 僕參, 地五會 等(圖 10)에 나타난다. 이 밖에 발의 痛症으로서는 踵痛이 있어서 이것은 針灸療의 適應이 된다. 또한 이 部에 가끔 일어나는 關節蜂巢炎은 化膿性疾患이므로 不適應症이다.

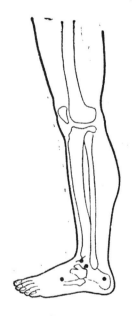

圖 10

足關節捻挫의 壓痛點

B 針灸治療

捻挫의 治療는 上記의 壓痛點에 寸 3의 2番針으로 2~3cm 刺入, 特히 丘墟는

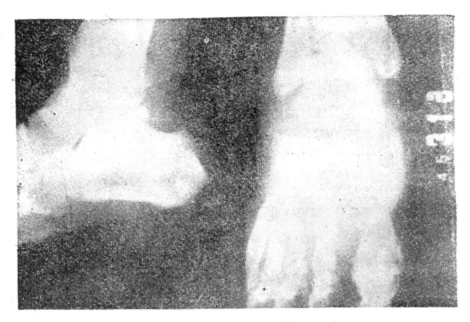

寫眞 22 足關節의正 常렌트겐線像

壓痛이 잘 나타나는 點으로, 骨隙에 3cm쯤 刺入하면 무겁고 나른한 울림이 있으며, 捻挫의 痛症은 그것만으로도 相當히 輕快해진다. 普通 4〜5回로 治癒된다. 만일 輕快해지지 않을 때는 骨折이나 그 밖의 損傷으로 보지 않으면 안 된다. 그 밖의 治療로서는 될 수 있는 대로 足關節을 固定시키는 保存的療法과 아울러 가벼운 伸展法을 加하는 것은 治癒를 顯著하게 促進시킨다.

11. 뒤꿈치의 病症

뒤꿈치(踵)의 痛症도 대단히 많은 것이다. 9歲에서 12歲의 아이로는 踵骨의 骨端이 이 時期에 成長하므로 때때로 그 部에 循環障害가 일어나, 痛症이 생긴다. 또 足蹠筋膜의 短縮 때문에 뒤꿈치가 아플 때도 있다. 이럴 때에는 뒤꿈치는 强한 過緊張 狀態가 된다. 또 蜂巢炎이 이 部에서 가끔 일어난다. 普通 조그마한 水包같은 것이 생겨나서 發症한다. 임파腺의 腫脹도 있다. 신발에 닿여서 생기는

外傷에 依한 것이·많다.

踵痛의 治療

保存的 治療만으로도 4～5日로 痛症이 사라지는 일도 있으나, 가벼운 針治療도 매우 奏効가 크다. 아무튼 過敏한 곳이므로 가늘은 毛針으로 얕게 刺入하는 것이 좋다.

12. 多發性 關節炎

多發性 關節炎이라 하는 것은 所謂 慢性의 關節류우마치를 이르는 것으로, 하나의 關節에 局限되는 일은 우선 없다. 全身病으로서 여러 곳의 關節, 特히 對稱 關節이 同時에 侵害된다. 아침의 硬結, 腫脹이 보이는 것이 하나의 特徵이다. 經過는 極히 慢性的이어서, 어떠한 治療이더라도 半年 乃至 數年을 要하는 것으로 생각된다. 지금까지 記述하여 온 가운데에서도 그러한 症例가 몇 개 있다. 그리하여, 어느 것이나 그 經過는 極히 길다. 針灸治療는 이와 같은 慢性的인 疼痛에 對해 反復하여 治療를 行하여도 아무런 副作用도 없고, 그럴적마다 相當한 成果를 올릴 수가 있다. 但, 決定的인 治療法이 아니라, 對症的인 治療인 것은 또한 어쩔 수 없는 일이다. 그럴 때마다 이것을 차분하고 알뜰하게 行하면 漸次 快癒케 할 수가 있다.

症例 1　　55歲

지금부터 數年 前, 頸部, 肩關節, 腕關節, 膝關節, 足關節 等에 炎症이 있고, 거의 運身할 수가 없는 狀態였다. 雪上加霜으로 스테로이드劑의 多年間 服用에 依하여, 문폐이스같은 症狀을 나타내고, 血壓低下, 心悸亢進, 脈拍頻數, 食欲不振 等으로 相當한 重態였다. 服藥을 全廢하고, 모름지기 針灸治療를 行하였다. 勿論 罹患關節의 治療도 차분하게 行하였으나, 體力 回復을 위한 全身的인 治療도 考慮하였다. 約 3年 걸려서 自身이 通院할 수 있게 되어, 지금은 家事를 도울 수 있게 되었다. 勿論 이 患者는 全治된 것은 아니나. 針灸治療에 依하여, 그 瀕死의 狀態에서 回復시킨 功績은 充分히 자랑하여도 좋으리라 생각한다.

13. 痛　　風

痛風은 갑자기 右足關節 및 右母指에 심한 自發痛과 腫脹을 가져오는 疾患이다 손가락, 그 밖의 部에도 發症하지만, 가장 많은 것에 對해서만 記述키로 한다). 發病當初는 거의 밤에도 잠을 잘 수 없고, 움직일 수도 없다. 1週日쯤 되면 疼痛은 減退하고 足關節과 母指의 硬結만 남는다. 처음에는 1年에 1回 程度로 發症하지만, 점점 慢性化하면 1年에 3~4回나 發症한다. 一種의 代謝性疾患으로, 핏속에 尿酸鹽이 蓄積하는 것이 原因이라고 한다. 高蛋白食의 過剩攝取者가 많다고 한다. 前述의 多發性 關節炎은 女性이 壓倒的으로 많으나, 이 痛風은 壯年期 或은 初老期의 男性에게 많다. 이 痛風의 痛症에는 코르허친이라고 하는 特效藥이 있다. 그래서, 自發痛은 일단 鎭靜되지만, 腫脹이나 硬結, 壓痛은 웬만해서 사라지지 않는다.

針灸治療

急性期의 腫脹이 심할 때에는 上記의 特效藥 或은 濕布 治療에 依하는 수 밖에 없다. 亞急性期로서 發赤腫脹이 어느 程度 消退하면 針灸治療를 行할 수 있다. 患部에 對한 毛針 等의 가늘은 針에 依한 置針 및 罹患部에서 약간 떨어진 部位, 예를 든다면 地機, 懸鐘, 三里 等에 20~30壯의 多壯灸를 行한다. 經過는 앞에서 말한 것처럼 急性期는 1週日 쯤으로 消退하지만 完全하게 살아지려면 3週日 程度는 걸린다. 또한 이 疾患은 再三, 再四 反復하여 發症하면, 腎臟障害를 일으키므로, 그 點도 充分하게 考慮하여 治療하지 않으면 안 된다.

대한민국 법률서적 최고의 인터넷 서점으로
법률서적과 그 외 서적도 제공하는

각종법률서적 신간서적도 보시고
정보도 얻으시고
홈페이지 이벤트를 통해서
상품도 받아갈 수 있는

핵심 법률서적 종합 사이트
www.lawb.co.kr

(모든 법률서적 특별공급)

대표전화 (02) 2636 - 2911

◆ 편저 박 종 갑 ◆

▌전(前) 대한역학풍수연구학회 회장
▌저서 : 지리대전(공저)
　　　　대운전산만세력
　　　　마의상법
　　　　기학의총감
　　　　택일명감
　　　　사주명리학 외 다수

침구치료의 원조

통증과 침구치료
　　　　　　　　　　　　　　　　　　　정가 28,000원

2020年 06月 10日 2판 인쇄
2020年 06月 15日 2판 발행

편 저 : 박 종 갑
발행인 : 김 현 호
발행처 : 법문 북스
공급처 : 법률미디어

1 5 2 - 0 5 0
서울 구로구 경인로 54길 4
TEL : (대표) 2636-2911, FAX : 2636~3012
등록 : 1979년 8월 27일 제5-22호
Home : www.lawb.co.kr

▌ISBN 978-89-7535-352-9 93510
▌이 도서의 국립중앙도서관 출판예정도서목록(CIP)은 서지정보유통지원시스템 홈페이지
　(http://seoji.nl.go.kr)와 국가자료공동목록시스템(http://www.nl.go.kr/kolisnet)에서
　이용하실 수 있습니다.(CIP제어번호: CIP2016011417)